Werk en gezondheid

Werk en gezondheid

Inleiding in de bedrijfsgezondheidszorg

Onder redactie van:
Dr. J. H. A. M. Verbeek
Dr. P. B. A. Smits

Vierde, herziene druk

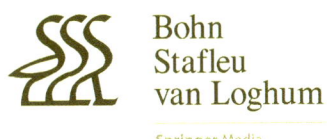

Bohn
Stafleu
van Loghum

Springer Media

Houten 2010

© 2010 Bohn Stafleu van Loghum, onderdeel van Springer Media

Alle rechten voorbehouden. Niets uit deze uitgave mag worden verveelvoudigd, opgeslagen in een geautomatiseerd gegevensbestand, of openbaar gemaakt, in enige vorm of op enige wijze, hetzij elektronisch, mechanisch, door fotokopieën of opnamen, hetzij op enige andere manier, zonder voorafgaande schriftelijke toestemming van de uitgever.

Voor zover het maken van kopieën uit deze uitgave is toegestaan op grond van artikel 16b Auteurswet j° het Besluit van 20 juni 1974, Stb. 351, zoals gewijzigd bij het Besluit van 23 augustus 1985, Stb. 471 en artikel 17 Auteurswet, dient men de daarvoor wettelijk verschuldigde vergoedingen te voldoen aan de Stichting Reprorecht (Postbus 3051, 2130 KB Hoofddorp). Voor het overnemen van (een) gedeelte(n) uit deze uitgave in bloemlezingen, readers en andere compilatiewerken (artikel 16 Auteurswet) dient men zich tot de uitgever te wenden.

Samensteller(s) en uitgever zijn zich volledig bewust van hun taak een betrouwbare uitgave te verzorgen. Niettemin kunnen zij geen aansprakelijkheid aanvaarden voor drukfouten en andere onjuistheden die eventueel in deze uitgave voorkomen.

ISBN 978 90 313 8294 1
NUR 870

Ontwerp omslag: Peter Walvius BNO, Nijmegen
Ontwerp binnenwerk: TEFF (www.teff.nl), Hurwenen
Automatische opmaak: Crest Premedia Solutions, Pune

Eerste druk 1998
Tweede druk 2001
Derde druk 2005
Vierde, herziene druk 2010

Bohn Stafleu van Loghum
Het Spoor 2
Postbus 246
3990 GA Houten

www.bsl.nl

Inhoud

	Lijst van auteurs	**IX**
	Inleiding	**XI**
1	**De relatie tussen werk en gezondheid**	**1**
	J.H.A.M. Verbeek en P.B.A. Smits	
	1.1 Gezondheidsrisico's in het werk	1
	1.2 Model arbeidsbelasting	3
	1.3 Beroepsziekte	4
	1.4 Gevolgen van ziekte voor het werk	8
	1.5 ICF-model	8
	1.6 Langdurige arbeidsongeschiktheid en re-integratie in het werk	12
	1.7 Arbeidsanamnese	13
	1.8 Consult van de bedrijfsarts	16
	1.9 De plaats van de bedrijfsarts en de verzekeringsarts in de ketenzorg	17
	1.10 De beoordeling van de verzekeringsarts	18
	1.11 Evidence-based bedrijfsgezondheidszorg	19
	Literatuur	20
2	**Ziek door het werk? Werknemers met werkgerelateerde aandoeningen**	**21**
	J.H.A.M. Verbeek en P.B.A. Smits	
	2.1 Komen beroepsziekten nog voor?	21
	2.2 Beroepsziekte en werkrelatie: een zinvolle extra diagnose?	23
	2.3 Beroepslongziekten	26
	2.3.1 Beroepsastma	26
	2.3.2 Extrinsieke allergische alveolitis en toxische koorts	30
	2.3.3 Andere beroepslongaandoeningen	32
	2.4 Beroepsgebonden huidaandoeningen	33

2.4.1	Diagnostiek bij handeczeem	34
2.4.2	Allergisch contacteczeem	34
2.4.3	Ortho-ergisch contacteczeem	35
2.4.4	Andere beroepsgebonden huidaandoeningen	36
2.4.5	Voorkomen van beroepshuidaandoeningen	36
2.4.6	Preventieve maatregelen	37
2.5	Lawaaidoofheid	38
2.5.1	Voorkomen van lawaaidoofheid	40
2.6	Organisch psychosyndroom of chronische toxische encefalopathie	40
2.7	Kanker door het werk	42
2.7.1	Mesothelioom en longkanker door asbestblootstelling	42
2.7.2	Andere vormen van kanker door het werk	45
2.8	Vruchtbaarheidsstoornissen en zwangerschapsproblemen door het werk	46
2.9	Infecties door het werk	47
2.10	Werkgebonden klachten van het bewegingsapparaat	48
2.10.1	Werkgerelateerde klachten van arm, schouder en nek	49
2.10.2	Werkgerelateerde rugklachten	52
2.11	Psychische problemen door het werk	53
2.11.1	Werkgerelateerde overspannenheid	53
	Literatuur	56

3 Kan deze patiënt werken? Begeleiding van zieke werknemers 57
J.H.A.M. Verbeek en P.B.A. Smits

3.1	Begeleiding bij arbeidsongeschiktheid zinvol?	57
3.2	Actieve begeleiding bij ziekte en werkhervatting	59
3.3	Begeleiding van werknemers met rugklachten	62
3.3.1	Diagnostiek	63
3.3.2	Probleeminventarisatie	64
3.3.3	Interventies	64
3.4	Begeleiding van overspannen werknemers	65
3.4.1	Diagnostiek	67
3.4.2	Probleeminventarisatie	67
3.4.3	Interventies	67
3.5	Begeleiding bij een hartinfarct	69
3.5.1	Diagnostiek	70
3.5.2	Probleeminventarisatie	71
3.5.3	Interventies	72
3.6	Begeleiding bij kanker	73
3.6.1	Diagnostiek	74
3.6.2	Probleeminventarisatie	74
3.6.3	Interventies	75

3.7	Regels in het bedrijf	76
3.8	Taakverdeling tussen bedrijf en bedrijfsarts	77
	Literatuur	77

4   Is dit werk ongezond? Gezondheidsrisico's in het werk   79
M.H.W. Frings-Dresen, A.J. van der Beek, M.M. Verberk, J.B.A. Kipp en P.B.A. Smits

4.1	Herkennen en beoordelen van gezondheidsrisico's	79
4.1.1	Werkplekonderzoek	80
4.1.2	Risico-inventarisatie en -evaluatie (RI&E)	81
4.1.3	Risicogroepen en bijzondere groepen in de bedrijfsgezondheidszorg	83
4.2	Fysieke gezondheidsrisico's	86
4.2.1	Energetische belasting	87
4.2.2	Statische belasting	91
4.2.3	Mechanische belasting	93
4.3	Psychologische gezondheidsrisico's	98
4.4	Fysische gezondheidsrisico's	103
4.4.1	Lawaai	104
4.4.2	Trillingen	108
4.4.3	Klimaat	111
4.4.4	Ioniserende straling	115
4.5	Giftige stoffen	124
4.5.1	Wat zijn giftige stoffen?	125
4.5.2	Effecten van giftige stoffen	127
4.5.3	Risicogroepen	130
4.5.4	Meten van de blootstelling	131
4.5.5	Preventie	133
4.5.6	Acute behandeling	135
4.6	Biologische gezondheidsrisico's	135
4.6.1	Wat zijn biologische gezondheidsrisico's?	135
4.6.2	Effecten van biologische gezondheidsrisico's	135
4.6.3	Blootstelling en transmissie	136
4.6.4	Risicogroepen	137
4.6.5	Preventie en bestrijding	137
4.6.6	Tot slot	139
4.7	Werken in ploegendienst	139
	Literatuur	140

5   Hoe blijven werknemers gezond aan het werk? Arbo- en verzuimbeleid in het bedrijf   143
F.J.H. van Dijk en J.H. Kwantes

5.1	Zorg in de bedrijven	143
5.1.1	Arbeidsinspectie	146
5.1.2	Voorkómen van seksuele intimidatie, pesten, agressie en geweld, discriminatie en werkdruk	148

	5.1.3	Keuze van maatregelen	148
	5.1.4	Arbozorgsystemen	150
	5.1.5	Werkgever, leidinggevenden en werknemers	150
	5.1.6	Werken en gezondheid, een complexe relatie	152
	5.2	Arbodiensten	152
	5.2.1	Wettelijke achtergronden	154
	5.2.2	Eisen die aan arbodiensten gesteld worden	155
	5.2.3	Certificering	156
	5.2.4	Werkwijze en strategie van de arbodienst	156
	5.2.5	Een paar instrumenten nader bekeken	157
	5.3	Bedrijfsarts	159
	5.3.1	Activiteiten van de bedrijfsarts	159
	5.4	Arbeidsomstandighedenwet	159
		Literatuur	161

6 Is deze sollicitant geschikt voor dit werk? Keuringen 163
C.T.J. Hulshof en J.H.A.M. Verbeek

6.1	Keuring	163
6.2	Soorten keuringen	164
6.3	Validiteit van keuringen	165
6.4	Juridische aspecten	168
6.5	Algemene keuringsmethodiek	171
6.6	Keuring levensverzekering	172
6.7	Aanstellingskeuringen	172
6.8	Rijbewijskeuringen	175
	Literatuur	176

7 Hoe blijft deze werknemer of groep van werknemers gezond? Preventief Medisch Onderzoek bij werknemers 179
C.T.J. Hulshof en J.H.A.M. Verbeek

7.1	Waarom preventief medisch onderzoek?	179
7.2	Richtlijnen voor preventief medisch onderzoek	182
7.3	Preventief Medisch Onderzoek in de praktijk	183
	Literatuur	184

Bijlage 185

Register 187

Lijst van auteurs

Prof. dr. A.J. van der Beek,
bewegingswetenschapper, afdeling Sociale Geneeskunde en Instituut voor
Extramuraal Geneeskundig Onderzoek van het VUMC (par. 4.2 en 4.3)

Prof. dr. F.J.H. van Dijk,
bedrijfsarts, hoogleraar Coronel Instituut voor Arbeid en Gezondheid AMC
(hoofdstuk 5)

Prof. dr. M.H.W. Frings-Dresen,
bewegingswetenschapper, hoogleraar Coronel Instituut voor Arbeid en
Gezondheid AMC (par. 4.1, 4.4.1, 4.4.2, 4.4.3 en 4.7)

Dr. C.T.J. Hulshof,
bedrijfsarts, Coronel Instituut voor Arbeid en Gezondheid AMC, hoofd richt-
lijnontwikkeling kwaliteitsbureau NVAB (hoofdstuk 6 en 7)

Dr. J.B.A. Kipp,
radiobioloog (par. 4.4.4)

Mr. J.H. Kwantes,
onderzoeker, TNO-arbeid (hoofdstuk 5)

Dr. P.B.A. Smits,
bedrijfsarts, Coronel Instituut voor Arbeid en Gezondheid AMC (hoofdstukken 1, 2, 3 en par. 4.6)

Dr. J.H.A.M. Verbeek,
bedrijfsarts, Coronel Instituut voor Arbeid en Gezondheid AMC en Finnish
Institute for Occupational Health (hoofdstukken 1, 2, 3, 6 en 7)

Dr. M.M. Verberk,
toxicoloog (par. 4.5)

Inleiding

Problemen op het gebied van werk en gezondheid hebben grote invloed op de volksgezondheid. Het grote aantal arbeidsongeschikten dat om medische redenen geen werk heeft, is hiervan een goed voorbeeld. Ook kunnen werk en werkomstandigheden tal van gezondheidsproblemen veroorzaken zoals slechthorendheid, overspannenheid of spier- en gewrichtsklachten. Dit betekent dat vrijwel iedereen in de medische beroepspraktijk met deze problemen wordt geconfronteerd.

Veel problemen kunnen worden voorkomen door een betere organisatie van het werk en verbetering van arbeidsomstandigheden. De medische beroepsgroep kan een belangrijke bijdrage leveren door de problemen voortdurend te blijven signaleren, er over te adviseren en waar mogelijk aan te pakken. Het is vervolgens aan werkgevers, werknemers en overheid om concrete maatregelen te treffen.

Dit boek is er nu meer dan tien jaar en heeft zijn plek bewezen. Het is geschikt voor onderwijs aan medische studenten, bedrijfs- en verzekeringsartsen in opleiding en andere medische specialisten in opleiding. Maar het is ook bedoeld voor hen die zich vanuit een (para)medische invalshoek willen oriënteren op werk en gezondheid. Elk hoofdstuk heeft als uitgangspunt een vraag zoals die in de (para)medische praktijk kan voorkomen. De werknemer komt bijvoorbeeld met vragen of klachten op het spreekuur omdat hij zich ongerust maakt over gezondheidsrisico's op het werk of omdat hij zich afvraagt of het verantwoord is om weer te gaan werken met bepaalde gezondheidsklachten. In dit boek wordt beschreven wat de beste aanpak is om dit soort vragen te beantwoorden.

Het veld van werk en gezondheid blijft voortdurend in beweging. Met steeds meer nadruk wordt de beoordeling van problemen met werk en gezondheid gekoppeld aan behandeling en begeleiding, de drie B's. En in richtlijnen is de 'factor werk' tegenwoordig een vast onderdeel. We hebben echter geprobeerd de inhoud van dit boek zo veel mogelijk los te zien van de steeds veranderende wet- en regelgeving en opvattingen, door vooral een inhoudelijke aanpak van problemen weer te geven die is gestoeld op wetenschappelijk onderzoek. Hierdoor was het mogelijk dat de opzet van het boek in grote lijnen ongewijzigd bleef ten opzichte van vorige drukken. Wel zijn onderdelen herzien en in overeenstemming gebracht met de laatste inzichten en ontwikkelingen. Bij alle hoofdstukken zijn recente reviews of studieboeken vermeld die als basis voor verdere studie kunnen dienen. Waar nodig zijn essentiële websites genoemd met richtlijnen voor bedrijfsartsen op het terrein van begeleiding en beroepsziektediagnostiek. We gaan ervan uit dat medische professionals zelf in staat zijn de recentste literatuur te vinden, bijvoorbeeld in richtlijnen en met behulp van PubMed.

De aanpak van problemen op het gebied van werk en gezondheid, zoals werkgerelateerde aandoeningen, ziekteverzuim en arbeidsongeschiktheid, is voor vele beroepsgroepen van belang. Daarom hebben we dit als hoofdtitel van het boek gekozen.

Amsterdam/Kuopio, 2010
Paul Smits
Jos Verbeek

1 De relatie tussen werk en gezondheid

J.H.A.M. Verbeek en P.B.A. Smits

De relatie tussen werk en gezondheid is medisch interessant en complex. Werk heeft voor de meeste mensen een positieve functie die het welzijn vergroot. Maar belastende factoren in het werk kunnen ook tot beroepsziekten leiden. En gezondheidsproblemen kunnen de mogelijkheden om te werken ernstig beperken. Voor beide relaties worden in dit hoofdstuk modellen beschreven en verklaringen gegeven. De relatie tussen werk en gezondheid is het aandachtsgebied van de bedrijfsarts en de verzekeringsarts.

1.1 Gezondheidsrisico's in het werk

Casus

Jan Klinkhamer is 50 jaar. Hij komt op het spreekuur van zijn huisarts omdat hij gemerkt heeft dat hij de laatste tijd slechter hoort. Hij heeft vooral aan het linkeroor last van oorsuizen.
   Na uitsluiting van andere oorzaken kan vastgesteld worden dat het hier gaat om perceptieslechthorendheid. Vervolgens komt de vraag aan de orde wat hiervan de oorzaak is.

Al lang is bekend dat lawaai een belangrijke oorzaak van slechthorendheid is. Elke arts zal meneer Klinkhamer daarom vragen of hij tijdens zijn werk of hobbies is blootgesteld aan lawaai. Jan Klinkhamer blijkt al 25 jaar als lasser werkzaam te zijn in een metaalconstructiebedrijf waar compressoren worden gemaakt. Of zijn klachten door het werk zijn ontstaan, hangt af van het niveau en de duur van de blootstelling aan lawaai. Is het lawaainiveau zo hoog en de blootstelling zo langdurig geweest dat er sprake is van overschrijding van de gezondheidskundige norm, waardoor gevaar voor de gezondheid ontstaat? Geluid is schadelijk voor het gehoor als het luider is dan 80 dB(A). Boven het niveau van 80 dB(A) moet iemand al op een meter afstand van een ander met stemverheffing gaan praten om zich verstaanbaar te maken. Door Klinkhamer in de anamnese te vragen of dat in zijn werksituatie het geval is, kan dus een grove schatting van het lawaainiveau worden gemaakt en een oordeel worden verkregen over dit gezondheidsrisico. Vanzelfsprekend zijn nauwkeurige metingen met behulp van een geluidsmeter nodig om het precieze geluidsniveau te bepalen. Lawaai is een voorbeeld van een gezondheidsrisico in het werk waardoor een beroepsziekte kan ontstaan. Door vragen te stellen aan de patiënt/werknemer kan een indruk verkregen worden van de gezondheidsrisico's die het werk met zich meebrengt. Dat kan vervolgens een aanleiding zijn om beroepsziekten op het spoor te komen of om preventieve maatregelen te nemen.

De precieze werkzaamheden in allerlei beroepen verandert snel door organisatieveranderingen en moderne technologie. In de meeste situaties zullen we daarom slechts een globaal idee hebben van het werk dat iemand doet. Om een betere indruk te krijgen, vragen we iemand een normale werkdag te beschrijven: 'U komt 's morgens op uw werk. En dan?' Gezondheidsrisico's in het werk kunnen het best ingedeeld worden naar arbeidsinhoud, arbeidsomstandigheden, arbeidsverhoudingen en arbeidsvoorwaarden.

> **Box 1.1 Gezondheidsrisico's en belastende factoren in het werk**
>
> *Arbeidsinhoud*
> fysieke belasting
> psychische belasting
>
> *Arbeidsomstandigheden*
> *fysisch*: lawaai, trillingen, straling, stof, licht, klimaat
> *chemisch*: vaste stoffen, vloeistoffen, dampen/gassen, aërosolen
> *biologisch*: virussen, bacteriën, parasieten
>
> *Arbeidsvoorwaarden*
> werktijden, ploegendienst, beloning, loopbaan, vrije dagen
>
> *Arbeidsverhoudingen*
> met collega's, met boven- en ondergeschikten, hiërarchie, organisatiestructuur

De *arbeidsinhoud* betreft vooral de belasting op lichamelijk en geestelijk terrein als gevolg van het uitvoeren van de voorgeschreven taken. Het werk kan bijvoorbeeld lichamelijk zwaar, geestelijk vermoeiend of emotioneel belastend zijn. Daarnaast zijn de *omstandigheden* van belang waaronder het werk wordt uitgevoerd, zoals het werken in koude of bij lawaai. Verder kunnen de *arbeidsverhoudingen en -voorwaarden* een belangrijke invloed hebben op gezondheid en welzijn. Aan de hand hiervan is het mogelijk een vrij volledig beeld te krijgen van de arbeidsbelasting die iemand in een bepaalde werksituatie te verwerken heeft. Bijvoorbeeld, het werk van een zweminstructrice kan gezondheidsrisico's op alle vier de terreinen met zich meebrengen. Ze kan risico lopen door de psychische belasting van het lesgeven, de onregelmatige werktijden, het lawaai, het warme binnenklimaat of de chloorverbindingen in de lucht. Conflicten, gebrek aan loopbaanmogelijkheden of lage salariëring kunnen in haar situatie ook tot overbelasting en vermoeidheid leiden. Vooral bij aspecifieke gezondheidsklachten is een brede inventarisatie van belastende factoren zinvol.

1.2 Model arbeidsbelasting

Het denken over de invloed van gezondheidsrisico's in het werk is vooral beïnvloed door de inspanningsfysiologie. Inspanningsfysiologen hebben lichamelijke belasting door het werk gesimuleerd op de fietsergometer en vervolgens de gevolgen gemeten in termen van belasting voor hart en longen, en het optreden van vermoeidheid. Zware inspanning op de fietsergometer (belastende factor) leidt tot een verhoogde hartslag (belastingsverschijnsel), met vermoeidheid (belastingsgevolg) als resultaat. De mate waarin belastingsgevolgen optreden, is echter ook afhankelijk van de trainingstoestand. Hoe beter de trainingstoestand, hoe minder de belastingsgevolgen. Bovendien zal de trainingstoestand verbeteren onder invloed van de belasting. Hieruit blijkt dat lichamelijke en psychische belasting in het werk niet per se een gezondheidsrisico inhouden. Belasting in het werk kan ook leiden tot een vergroting van de fysieke en psychische mogelijkheden. Daarom worden belastende factoren wel ingedeeld in lichaamseigen belasting en lichaamsvreemde belasting.

Bij *lichaamseigen belasting* gaat het erom de belasting te optimaliseren. Lichamelijke inspanning is nodig voor iedere werknemer en is daarmee een goed voorbeeld van lichaamseigen belasting. Te weinig lichamelijke inspanning kan leiden tot overgewicht en andere gezondheidsproblemen. Ook een teveel aan lichamelijke inspanning is ongunstig omdat het kan leiden tot oververmoeidheid en ongelukken. Vandaar dat het soms duidelijker is om over belastende factoren te spreken, dan over gezondheidsrisico's.

Bij *lichaamsvreemde belasting* is er sprake van een factor die uitsluitend negatief werkt, bijvoorbeeld de blootstelling aan asbest. We proberen dan om de blootstelling aan de stof helemaal te voorkomen en zo het gezondheidsrisico te verminderen.

Naar analogie van het spierbelastingsmodel uit de inspanningsfysiologie wordt in plaats van trainingstoestand wel gesproken over de belastbaarheid van een werknemer. Met name vanuit de stresstheorie heeft een verdere invulling plaatsgevonden, zoals de introductie van het begrip 'regelmogelijkheden'. Hiermee wordt aangegeven dat het van belang is dat mensen de mogelijkheid hebben om controle te houden over hun werk, bijvoorbeeld door de arbeidsomstandigheden te verbeteren of het werk op een andere, minder belastende manier uit te voeren.

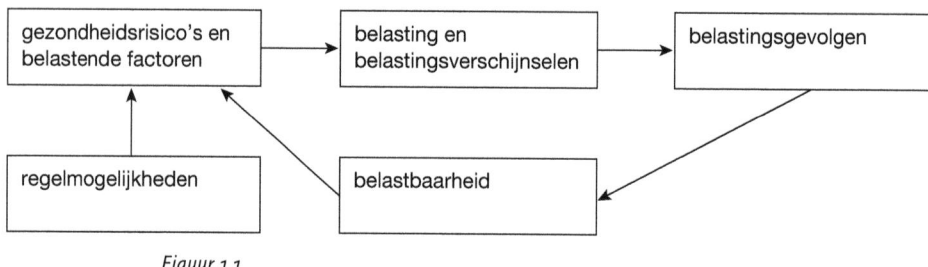

Figuur 1.1
Model arbeidsbelasting.

Het ontbreken van regelmogelijkheden vergroot dus de nadelige effecten van belastende factoren. Het verwerkingsvermogen is het geheel van lichamelijke en geestelijke eigenschappen die nodig zijn om te kunnen presteren en belastende factoren te trotseren. Een andere term voor verwerkingsvermogen is belastbaarheid. Wanneer het verwerkingsvermogen tekortschiet en de belasting te groot wordt, kunnen beroepsziekten optreden.

1.3 Beroepsziekte

De meest bruikbare definitie van een beroepsziekte is 'een klinisch waarneembare aandoening waarvan de oorzaak geheel of gedeeltelijk in het werk ligt'. In de Nederlandse Arbowet is vastgelegd dat het moet gaan om een ziektegeval 'dat het gevolg is van belasting die *in overwegende mate* in arbeid of arbeidsomstandigheden heeft plaatsgevonden'. Ook wordt vaak aangehouden dat de blootstelling tijdens werktijd ten minste voor 50% aan het ontstaan van het ziektegeval moet hebben bijgedragen, wil er sprake zijn van een beroepsziekte.

Box 1.2 Beroepsziekte

Beroepsziekte
Klinisch waarneembare aandoening waarvan de oorzaak geheel of gedeeltelijk in het werk ligt.

Beroepsziekte in de Arbowet
Ziekte als gevolg van een belasting die in overwegende mate in arbeid of arbeidsomstandigheden heeft plaatsgevonden.

Op individueel niveau is het moeilijk aan te geven wat de hoofdoorzaak van een ziekte is. Er zijn altijd meer, vaak deels onbekende, factoren die een ziektegeval veroorzaken. Welke oorzaak als de belangrijkste wordt gezien, is afhankelijk van het gebruikte referentiekader en de professionele afweging. Als voorbeeld kan het ulcus duodeni genoemd worden. Voor de gastro-enteroloog is de belangrijkste oorzaak hypersecretie van maagzuur en de aanwezigheid van de *Helicobacter pylori*. Een geneticus zal meer de nadruk willen leggen op een positieve familieanamnese. De bedrijfsarts kijkt op zijn beurt naar werken in onregelmatige diensten als oorzaak van de klachten.

Sommige van deze factoren zijn noodzakelijk voor het ontstaan van een ulcus, zoals de vorming van een overmaat aan zoutzuur in de maag. Op zich is dit vaak niet voldoende en zal een ulcus pas ontstaan in combinatie met het werken in ploegendienst. De verstoring van het circadiane ritme is dan 'de druppel die de emmer doet overlopen'. Het benoemen van ploegendienst als de hoofdoorzaak voor het ontstaan van een ulcus bij een individu is daarmee meer een kwestie van consensus dan van een plausibele redenering. Daar staat tegenover dat het wegnemen van die 'druppels' vaak wel een belangrijke bijdrage aan preventie zal leveren.

Om in de praktijk tot de professionele vaststelling van een beroepsziekte te komen, is een beslissingsschema ontworpen met vijf stappen. Dit vijfstappenplan wordt gehanteerd door het Nederlands Centrum voor Beroepsziekten. Het gaat om:
1 aantonen van de ziekte of de gezondheidsschade: medisch onderzoek en diagnose;
2 vaststellen van een mogelijke relatie met het werk: eigen kennis, uit literatuur;
3 vaststellen van de hoogte en de duur van de blootstelling aan gezondheidsrisico's in het werk: anamnese, werkplekonderzoek;
4 uitsluiten van andere oorzaken: bijvoorbeeld hobby's;
5 komen tot een afgewogen oordeel over de mate van werkgerelateerdheid.

> **Box 1.3 Vijfstappenplan beroepsziekte beslissing**
>
> 1 omschreven ziektebeeld en medische diagnose
> 2 relatie met werk: in literatuur beschreven, collega's met dezelfde klachten?
> 3 vaststelling blootstelling: blootstelling voorafgaand aan klachten, blootstelling voldoende hoog en lang, provocatie mogelijk, blootstelling biologisch aantoonbaar?
> 4 andere oorzaken onwaarschijnlijk?
> 5 afweging en conclusie over werkgerelateerdheid

Bij een concrete ziekte en een goed vast te stellen unieke blootstelling lijdt het weinig twijfel dat er sprake is van een ziekte die in hoofdzaak is ontstaan door blootstelling op het werk. Het beslissingsschema kan verder uitgebreid worden in specifieke situaties. Bijvoorbeeld als de klachten reversibel zijn, is het gewenst om te vragen naar provocatie van de klachten door blootstelling op het werk. Daarvoor is inzicht nodig in de pathogenese en de situatie waarin een werknemer zich bevindt. Bij kanker als gevolg van het werk zal de argumentatie voor het stellen van de diagnose beroepsziekte dus op andere argumenten berusten dan bij beroepsastma. In hoofdstuk 2 wordt verder ingegaan op de diagnostiek van specifieke beroepsziekten.

Stap 1: Een duidelijke omschrijving van het ziektebeeld of de klachten is mogelijk door diagnostische criteria te hanteren waaraan een specifiek geval van beroepsziekte minimaal moet voldoen. Het criterium in het geval van lawaaidoofheid is bijvoorbeeld dat er voor de frequentie van 4000 Hz een gehoorverlies is dat groter is dan voor de leeftijd gebruikelijk. Deze klinische criteria zijn te vinden op de site van het Nederlands Centrum voor Beroepsziekten (NCvB): www.beroepsziekten.nl.

Stap 2: In de tweede plaats moet er een aantoonbare relatie zijn tussen de ziekte of de klachten enerzijds en blootstelling aan een belastende factor in het werk anderzijds. Hiervoor kunnen de volgende criteria worden gebruikt. In de literatuur moet op groepsniveau aannemelijk zijn dat er een verband bestaat tussen de ziekte en de blootstelling. In het algemeen geldt: hoe hoger het relatieve risico, hoe sterker het verband is. Soms wordt hiervoor wel als criterium gehanteerd dat er sprake moet zijn van een relatief risico van 2 of hoger. Vanaf dat relatieve risico is, onder voorwaarden, 50% van de incidentie toe te schrijven aan de specifieke blootstelling. Dit kan natuurlijk niet een absoluut criterium zijn. Het moet immers mogelijk blijven nieuwe gevallen te signaleren, op grond waarvan nieuw onderzoek gestart kan worden. Meer collega's op het werk met dezelfde ziekte of klachten vormen ook een aanwijzing voor een relatie met het werk. Clusters van ziektegevallen zijn echter niet gemakkelijk te interpreteren en zullen vaak niet meer opleveren dan een aanwijzing dat er mogelijk wat aan de hand is. Op grond hiervan kan dan gericht onderzoek gestart worden.

Stap 3: Vervolgens moet duidelijkheid verkregen worden over de blootstelling in dit specifieke geval. Het is een voorwaarde voor de erkenning van een geval als beroepsziekte dat de blootstelling vooraf is gegaan aan de ziekte en in overeenstemming is met de medisch-biologische kennis over het ontstaan van die ziekte, bijvoorbeeld wat betreft de latentietijd. Het niveau van de blootstelling moet op grond van kennis uit de literatuur voldoende hoog én voldoende langdurig zijn geweest om de ziekte te kunnen veroorzaken. Het gaat erom te beoordelen of er sprake is geweest van overschrijding van gezondheidskundige normen, bijvoorbeeld een maximaal aanvaarde concentratie (MAC-waarde) voor chemische stoffen. Op grond van onderzoek is immers bekend dat boven die waarde het gezondheidsrisico onaanvaardbaar groot is. De hoogte van de blootstelling wordt ook beïnvloed door de omstandigheden op een werkplek. Belangrijke vragen zijn: 'Wordt er netjes gewerkt?', 'Wordt er gegeten of gedronken op de werkplek?', 'Is er sprake van adequate afzuiging en worden er persoonlijke beschermingsmiddelen gebruikt, zoals handschoenen of adembescherming?' Een schatting van de duur van de blootstelling kan verkregen worden uit de duur van het dienstverband bij een bedrijf of de duur van het vervullen van een functie op een afdeling of specifieke werkplek. Bij sommige aandoeningen is een meer sluitende bewijsvoering mogelijk doordat de ziekteverschijnselen geprovoceerd worden door blootstelling aan specifieke factoren op het werk, zoals bij beroepsastma. Ook kunnen vragen naar die provocatie gesteld worden, zoals: 'Worden de klachten in weekends of vakanties minder?' Soms is het mogelijk om met behulp van aanvullend onderzoek te bewijzen dat er sprake is geweest van blootstelling. De pathogene stof of de (patho)fysiologische gevolgen ervan kunnen dan in het lichaam worden aangetoond. Asbestlichaampjes in de longen vormen bijvoorbeeld een bewijs dat er blootstelling is geweest aan asbest. Ook de criteria voor diverse blootstellingen zijn te vinden op de site van het NCvB.

Stap 4: Ook moet uitgesloten worden dat andere factoren of extreme individuele gevoeligheid een belangrijke rol hebben gespeeld bij het ontstaan van de ziekte. Hierdoor blijft de blootstelling in het beroep over als de waarschijnlijkste oorzaak.

Stap 5: De beoordeling wordt afgesloten met een beoordeling van de verschillende stappen en een gewogen oordeel over de mate van waarschijnlijkheid dat het werk een belangrijke rol heeft gespeeld bij het ontstaan van de ziekte.

Sommige beroepsziekten treden vrijwel alleen op na blootstelling aan belastende factoren in het werk. Bij het mesothelioom is in 80% van de gevallen blootstelling aan asbest aantoonbaar. Bij de meeste andere aandoeningen is dat echter niet het geval. Ook buiten het werk zijn dan vrijwel altijd andere belastende factoren aanwijsbaar, bijvoorbeeld bij rugklachten. Het is waarschijnlijk dat belasting tijdens het werk een oorzaak is van rugklachten. Daarbuiten treedt echter ook altijd rugbelasting op, zodat het moeilijk is om in een individueel geval de oorzaak in het werk als dé oorzaak aan te wijzen. Wel hebben rugklachten een grote invloed op de mogelijkheid om te werken als ze eenmaal ontstaan zijn en bovendien komen de klachten zeer vaak voor. Dus ook al is het niet gemakkelijk om rugklachten als een beroepsziekte te duiden, toch bestaat er een belangrijke relatie met het werk. In zo'n geval wordt vaak de term 'werkgerelateerde aandoening' gebruikt in plaats van beroepsziekte.

1.4 Gevolgen van ziekte voor het werk

> **Casus**
>
> Mevrouw Davids, 43 jaar en werkzaam als medewerkster op de vleeswaren-afdeling van een supermarkt, heeft last van een tenniselleboog. Zij kreeg vier weken geleden pijn in haar rechterelleboog, op grond waarvan zij zich ziek moest melden bij haar werk. Door haar huisarts werd de diagnose tenniselleboog gesteld. Hij gaf haar uitleg en het advies om gedoseerd rust te houden. Bij specifieke bewegingen doet haar elleboog nog steeds pijn. Ze twijfelt of ze haar werk wel kan hervatten.

Het beoordelen van gezondheidsproblemen bij arbeidsongeschiktheid gebeurt vanuit een ander perspectief dan bij de voorgaande ziektegevallen. Het gaat niet zozeer om de vraag of de oorzaak van de klachten in het werk gezocht moet worden, maar vooral of de klachten het uitvoeren van taken in de werksituatie verhinderen. Werk en gezondheid hebben een wederkerige relatie. Werkomstandigheden kunnen tot gezondheidsproblemen leiden, maar andersom kunnen gezondheidsproblemen ook het werk onmogelijk maken.

Arbeidsgeschiktheid kan vanuit verschillende invalshoeken worden beoordeeld. Zo besluit een werknemer bij ziekte in eerste instantie zelf of hij of zij zich in staat voelt om te werken. Met het oog op de organisatie van het werk zal echter ook een leidinggevende beoordelen of een werknemer vanwege ziekte terecht thuisblijft of niet. De huisarts wordt op grond van therapeutische overwegingen geacht het al dan niet werken in zijn beleid te betrekken. De bedrijfsarts zal beoordelen door welke problemen werkhervatting (re-integratie) eventueel wordt belemmerd. In hoeverre een langdurig zieke werknemer een terecht beroep doet op bijvoorbeeld een verzekering voor arbeidsongeschiktheid, wordt weer beoordeeld door de verzekeringsgeneeskundige. Van de medisch specialisten is het vooral de revalidatiearts die zich bezighoudt met herstel van functioneren, ook in het werk. Ze gebruiken allemaal hun eigen definities en criteria bij het beoordelen van arbeidsongeschiktheid. Daarbij spelen ook persoonlijke normen en waarden een rol. Toch is het mogelijk om een beoordeling in objectieve zin te geven. Daarvoor wordt hier een algemeen kader gegeven, zonder direct in te gaan op de specifieke gezichtspunten van betrokken deskundigen.

1.5 ICF-model

Bij de beoordeling van de gevolgen van ziekte wordt een afweging gemaakt tussen de eisen die vanuit de maatschappij aan iemand worden gesteld en de mogelijkheden die iemand ondanks zijn ziekte heeft. In de discussie wordt het medische model vaak afgezet tegen het sociale model. In het medische model is er een persoon die een handicap heeft en daarmee een individueel probleem. In het sociale model wordt erop gewezen dat de maatschappij medeverantwoordelijk is voor het functioneren van mensen met een handicap door zorg te dragen voor voldoende aanpassingen in de omgeving. Op die manier kan iedereen volwaardig deelnemen aan de maatschappij. De Wereldgezondheidsorganisatie (WHO) heeft een model ontwikkeld voor het beoordelen van ziekte in relatie tot de rollen die iemand kan vervullen in de maatschappij. Op basis van dit model wordt ervan uitgegaan dat ziekte leidt tot een stoornis die gedefinieerd wordt als een afwijking in functie of anatomische eigenschappen. Bij herstel verdwijnt de stoornis en verdwijnen ook de gevolgen. Medische behandeling is er vooral op gericht de stoornis op te heffen. Een stoornis kan leiden tot beperkingen in activiteiten die de basis vormen van het menselijk handelen. De interactie tussen die beperkingen en deelname aan het maatschappelijk leven kan leiden tot een participatieprobleem. Wanneer de eisen die vanuit maatschappelijke rollen worden gesteld groter zijn dan iemand op grond van zijn beperkte mogelijkheden kan leveren, is er een participatieprobleem. Diverse externe factoren, zoals omgevingsfactoren en persoonlijke factoren en opvattingen, kunnen het ontstaan van beperkingen in activiteiten en een participatieprobleem beperken of bevorderen. Die factoren vormen een goed handvat voor interventie.

> **Box 1.4 ICF-model ziektegevolgen**
>
> *stoornis:* in functie en anatomische eigenschappen
> *beperkingen:* in functionele mogelijkheden en het uitvoeren van dagelijkse activiteiten
> *problemen*: bij het deelnemen aan maatschappelijke activiteiten
> *persoonlijke factoren*: opleiding, ervaring, coping, motivatie
> *omgevingsfactoren:* werkdruk, arbeidsomstandigheden, sociale steun

In het licht van dit model moet men ziekteverzuim en arbeidsongeschiktheid als een participatieprobleem zien. Om hierover een min of meer objectief oordeel te kunnen geven, moet daarom op verschillende niveaus beoordeeld worden wat de gevolgen van de ziekte zijn.

Een voorbeeld ter verduidelijking. Een buschauffeur verzuimt van zijn werk vanwege pijn op de borst. Bij nadere beschouwing blijkt dat hij angina pectoris heeft. Dit leidt tot een stoornis van de hartfunctie, met als gevolg pijn op de borst bij inspanning. Hij is daardoor beperkt in het leveren van fysieke inspanning en minder goed bestand tegen stressvolle (werk)situaties en activiteiten die hij nodig heeft om te kunnen functioneren op allerlei levensterreinen. Omdat hij nog slechts kleine stukjes kan lopen, kan hij niet langer deelnemen aan het maatschappelijk leven zoals hij dat gewend was. Zijn werk vereist dat hij ook onder stressvolle omstandigheden een volle bus met passagiers veilig kan besturen. Daarin is hij beperkt door zijn ziekte. Hij

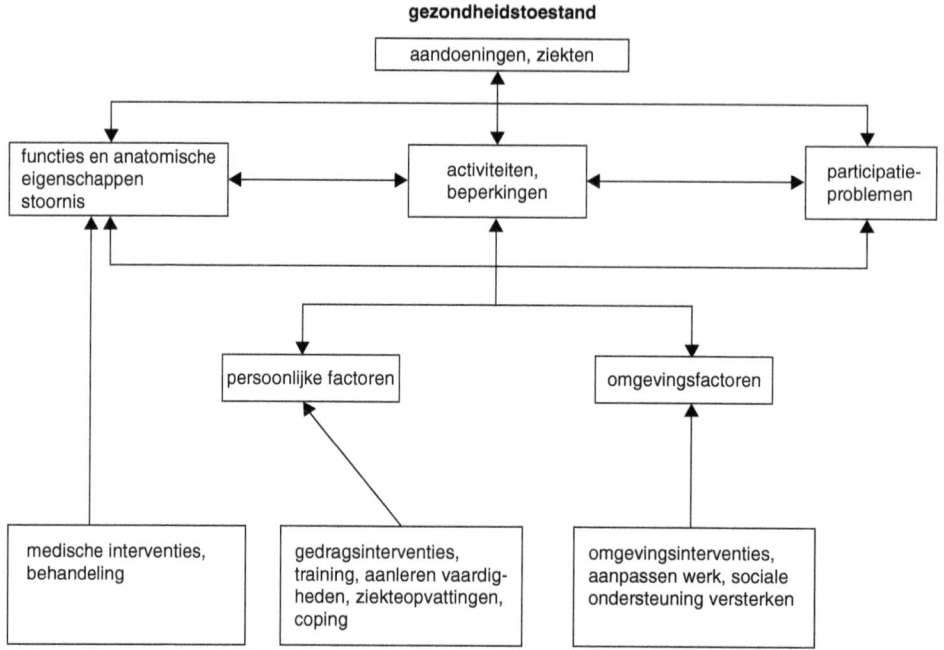

Figuur 1.2
ICF-model en interventiemogelijkheden.

heeft hierdoor een participatieprobleem op het terrein van mobiliteit en op het terrein van werk.

Het begrip 'beperking in activiteiten' moet ruim worden geïnterpreteerd, zoals uit dit voorbeeld blijkt. Het gaat niet alleen om beperkingen in de capaciteit om een taak uit te voeren, maar ook om de capaciteit om situaties te hanteren die een gezondheids- of veiligheidsrisico opleveren. De buschauffeur is niet meer in staat een lange afstand te lopen; zijn capaciteit hiervoor is verminderd. In stressvolle situaties loopt hij een te groot risico op hartritmestoornissen, waardoor niet alleen zijn eigen gezondheid bedreigd wordt, maar ook de veiligheid van de passagiers die hij vervoert op het spel staat.

Beperkingen in activiteiten leiden niet vanzelfsprekend tot een participatieprobleem, maar ontstaan in interactie met bevorderende en belemmerende factoren van de persoon en de omgeving. Het gaat dan bijvoorbeeld om factoren als een hoog werktempo aan de lopende band; dit kan snel tot een probleem leiden bij verminderd functioneren. Op persoonlijk niveau heeft iemand met een brede opleiding en ervaring minder snel een functioneringsprobleem dan iemand met een beperkte en specialistische opleiding. Ook de motivatie en de manier van omgaan met beperkingen en ziekte (coping) spelen een belangrijke rol. Dat levert tegelijkertijd ook aanknopingspunten voor interventies op die het ontstaan van een participatieprobleem kunnen voorkomen, bijvoorbeeld door de eisen in het werk aan te passen of iemand beter te leren omgaan met zijn beperkingen.

In de revalidatiegeneeskunde wordt een uitgebreide versie van het ICF-model gebruikt. In de verzekeringsgeneeskunde wordt gebruikgemaakt van een checklist om de beperkingen in activiteiten van zieke werknemers te beoordelen, de zogenaamde functionele-mogelijkhedenlijst (FML). De lijst geeft per vaardigheid of mogelijkheid criteria aan voor de mate van beperkingen die een patiënt kan hebben.

Het model ziektegevolgen is door de Wereldgezondheidsorganisatie (WHO) ontwikkeld als een classificatiesysteem ter aanvulling van de classificatie van ziekten (ICD) en wordt naar analogie de International Classification of Functioning, Disability and Health (ICF) genoemd. Het model ziektegevolgen maakt ook een zekere objectivering mogelijk van de beoordeling van de gezondheidsproblemen van een patiënt met bijvoorbeeld een tenniselleboog die werkzaam is op de vleeswarenafdeling van een supermarkt. Deze patiënte heeft een stoornis in de elleboog. Die beperkt haar in haar activiteiten, bijvoorbeeld bij het duwen en trekken met die arm. Daardoor is ze niet goed in staat om vleeswaren te snijden. Als deze toestand lang blijft duren en er geen alternatieve functies (omgevingsfactor) beschikbaar zijn, loopt ze een risico op langdurige arbeidsongeschiktheid. Als ze niet in staat is ander werk te vinden waarmee ze evenveel verdient, heeft ze vanwege haar ziekte een sterk verminderde mogelijkheid om in haar levensonderhoud te voorzien. In termen van de ICF heeft ze een participatieprobleem op het terrein van economische zelfstandigheid. Zover mag het hier natuurlijk niet komen.

Het model ziektegevolgen is echter niet altijd gemakkelijk toe te passen. Beperkingen in activiteiten zijn soms moeilijk objectief vast te stellen, bijvoorbeeld bij pijnklachten. Is er bij elke pijnintensiteit sprake van een beperking in het gebruik van de arm of is een beetje pijn nog als normaal te beschouwen? En hoeveel koorts moet je hebben om niet naar het werk te hoeven gaan? De opvattingen hierover zijn sterk persoonlijk, maatschappelijk en cultureel bepaald.

Een ander probleem dat de beoordeling van arbeidsongeschiktheid bemoeilijkt, is dat de risico's voor de gezondheid of de veiligheid bij ziekte moeilijk kwantificeerbaar zijn. Een buschauffeur die het risico loopt op hartritmestoornissen ten gevolge waarvan hij plotseling het bewustzijn kan verliezen, is arbeidsongeschikt. Het veiligheidsrisico voor de passagiers is immers te groot. Een risico op hartritmestoornissen treedt op na een doorgemaakt hartinfarct. De kans dat ritmestoornissen optreden, is in de meeste gevallen echter klein. Er zal dus een afweging gemaakt moeten worden tussen de nadelige gevolgen van de arbeidsongeschiktheid voor de chauffeur en de veiligheidsbelangen van de passagiers.

Bij vage ziektebeelden of aspecifieke klachten, zoals hoofdpijn, buikpijn, of vermoeidheid, is het moeilijker om specifieke beperkingen aan te geven. Het is dan lastig aan te geven welke specifieke beperkingen in activiteiten er zijn.

De algemene politieke opvattingen over de beoordeling van arbeidsongeschiktheid zijn terug te vinden in de voorwaarden voor een arbeidsongeschiktheidsuitkering. Daarin is geprobeerd persoonlijke en subjectieve elementen zo veel mogelijk te vermijden. In de Ziektewet is geformuleerd dat 'onder ongeschiktheid tot werken dient te worden verstaan het op medische gronden naar objectieve maatstaven niet kunnen of mogen verrichten van de in aanmerking komende arbeid'. Ook bij de voorwaarden voor een WIA-uitkering komt die objectieve maatstaf weer terug. Zo'n objectieve maatstaf is echter niet eenvoudig vast te stellen, in sommige gevallen zelfs onmogelijk. Bij patiënten die lijden aan het chronisch vermoeidheidssyndroom (CVS) is het niet eenvoudig om aan te tonen dat ze medisch objectief gezien niet kunnen werken. Sommigen zijn daarom van mening dat een objectieve beoordeling niet mogelijk is en dat het beter is om de rol van normen en waarden van de beoordelaar expliciet aan de orde te stellen. Zij willen het beoordelen van arbeidsongeschiktheid beperken tot een plausibele argumentatie van een zieke werknemer. Die moet voldoende overtuigend kunnen aantonen dat hij al het mogelijke heeft gedaan om te herstellen en dat er een logisch verband bestaat tussen de ziekte en de beperking in activiteiten die door de ziekte worden veroorzaakt.

1.6 Langdurige arbeidsongeschiktheid en re-integratie in het werk

Casus

Trudy van der Leer is 31 jaar en maatschappelijk werkster van beroep. Ze heeft al ruim vijf jaar geen werk. Na twee jaar in een nieuwe baan bij een gezondheidscentrum raakte zij vrij plotseling in de war. Ze hoorde stemmen die haar opdracht gaven te gaan stelen en aan de armen te geven. Ze werd op heterdaad betrapt op winkeldiefstal en uiteindelijk in verwarde toestand in een psychiatrisch centrum opgenomen. Met antipsychotische medicatie is het goed gegaan, hoewel ze in tijden van spanning nog tweemaal een psychose doormaakte. Twee jaar na haar ziekmelding werd Trudy door haar werkgever ontslagen, omdat duidelijk was dat ze haar oude werk niet meer aan zou kunnen. Ze voelt zich nu weer goed en heeft inmiddels veel sollicitatiebrieven verstuurd, maar het lukt haar niet om weer aan de slag te komen.

Hoewel hierboven veel problemen en negatieve effecten van werk aan bod zijn gekomen, is het belangrijk te beseffen dat werk voor de meeste mensen een positieve en stimulerende invloed heeft op hun gezondheid en welzijn. Werklozen en arbeidsongeschikten hebben over het algemeen een slechtere gezondheidstoestand en voelen zich minder gelukkig dan personen die wel werk hebben. Uit oogpunt van volksgezondheid wordt daarom een groot belang toegekend aan het hebben van betaald werk.

Op verschillende manieren kan werk bijdragen aan de kwaliteit van het leven. Het geeft voldoening door het leveren van een product. Het vergroot het gevoel van eigenwaarde door deelname aan één van de belangrijkste maatschappelijke processen. Door het werk worden in het algemeen sociale contacten bevorderd. Het hebben van betaald werk is in toenemende mate van belang voor voldoende inkomen, waardoor een volwaardige deelname aan de maatschappij mogelijk wordt gemaakt. Werk geeft bovendien invulling en structuur aan de dagelijkse activiteiten. Voor de meeste mensen vormen deze aspecten een belangrijke voorwaarde voor gezondheid en welzijn.

> **Box 1.5 Positieve effecten van werk**
>
> – inkomen
> – structuur dagelijkse activiteiten
> – contacten
> – voldoening
> – maatschappelijke waardering

In de psychiatrie wordt al langer aandacht besteed aan de terugkeer van patiënten in de maatschappij. Onder de noemer arbeidsrehabilitatie wordt geprobeerd gebruik te maken van de positieve aspecten van werk en de psychiatrische patiënt ondanks zijn handicap nieuwe kansen te bieden in de maatschappij.

In Nederland is arbeidsongeschiktheid op grond van gezondheidsproblemen nog steeds de belangrijkste reden waarom mensen buiten het arbeidsproces staan. Veel pogingen worden ondernomen om de re-integratie van arbeidsongeschikten te bevorderen. Naar schatting heeft twee derde van alle (ex-)psychiatrische patiënten geen reguliere, betaalde baan. Juist voor hen is het heel moeilijk om weer aan de slag te komen. Hetzelfde geldt voor jonge mensen met een psychiatrische of verstandelijke handicap die het niet lukt een eerste baan te vinden en aangewezen zijn op een Wajong-uitkering. Re-integratie is ook moeilijk voor mensen die met lichamelijke problemen, bijvoorbeeld borstkanker, langdurig arbeidsongeschikt zijn geworden. Na twee jaar arbeidsongeschiktheid heeft de werkgever het recht om iemand te ontslaan, waardoor betrokkenen hun werk kwijtraken. Er zijn dan geen prikkels meer voor werkgevers om hen weer in dienst te nemen.

1.7 Arbeidsanamnese

In het kader van vrijwel elke ziekte of medische behandeling speelt werk een rol. Daarom is het van belang dat op een adequate wijze informatie verzameld wordt over relevante aspecten van het werk. Dit wordt veelal aangeduid met de term beroepsanamnese. Vroeger was het mogelijk om direct een beeld te krijgen van iemands arbeidsomstandigheden door te vragen naar diens beroep. Tegenwoordig is de inhoud van veel beroepen veranderd en kunnen binnen eenzelfde beroep veel verschillende functies worden uitgeoefend. Daarom spreken we liever van arbeidsanamnese. De huisarts of specialist vraagt in ieder geval naar het werk van de patiënt, of de patiënt een relatie ziet tussen klachten en werk, en of er sprake is van belemmeringen in functioneren of van verzuim. De bedrijfsarts en de verzekeringsarts zullen in de arbeidsanamnese altijd doorvragen naar blootstelling in het huidige en vroegere werk, de relatie tussen de blootstelling en de gezondheid, de relatie tussen de aandoening en belemmeringen in functioneren en de onderdelen van taken waarvoor beperkingen bestaan. De informatie uit de arbeidsanamnese draagt zo bij aan het oordeel over potentiële gezondheids- of welzijnsrisico's, beroepsziekte of arbeidsgeschiktheid. Op grond hiervan is een meer gerichte behandeling mogelijk en wordt een onderbouwde beslissing genomen over vervolgonderzoek, bijvoorbeeld een uitgebreide meting op de werkplek, de melding van een beroepsziekte of een verwijzing.

> **Box 1.6 Arbeidsanamnese**
>
> *Doel*
> - signaleren potentiële gezondheidsrisico's
> - bijdrage aan diagnostiek beroepsziekte
> - bijdrage aan oordeel arbeidsgeschiktheid
> - bijdrage aan gerichte behandeling en preventie
>
> *Informatie over*
> - blootstelling vroeger en nu
> - samenhang blootstelling en ziekte
> - samenhang aandoening en functioneren
> - beperkingen bij specifieke taakonderdelen

De gegevens die met de arbeidsanamnese worden verzameld, zijn niet altijd direct vergelijkbaar met objectieve metingen. Werknemers blijken sommige gezondheidsrisico's beter te kunnen beoordelen dan andere. Uit onderzoek blijkt dat werknemers betrekkelijk goed in staat zijn relatieve verschillen in blootstelling aan chemische stoffen in te schatten. Ze weten of er sprake is van een hoge of lage blootstelling. Ook blootstelling aan lawaai kan redelijk goed worden beoordeeld door werknemers. De beoordeling verbetert bovendien als bij het bevragen ook een referentiekader wordt geboden. In het eerdergenoemde voorbeeld van lawaai is een referentiekader te geven door te vragen naar situaties waarin zoveel lawaai is dat er met stemverheffing moet worden gesproken. Bij blootstelling aan trillingen daarentegen wordt gemakkelijk een overschatting gemaakt van de blootstellingsduur op een dag. Ook blijkt dat werknemers lichamelijke belasting minder goed kunnen beoordelen. Het is voor hen moeilijk om belastende houdingen te beoordelen, ze maken gemakkelijk een onderschatting van pauzetijd en overschatten de daadwerkelijk geleverde lichamelijke inspanning.

Op grond van aanwijzingen uit de arbeidsanamnese zal besloten worden om eventueel verder onderzoek te doen en aanvullende informatie te verzamelen. Voor de huisarts of de specialist in het ziekenhuis kan dat door de bedrijfsarts naar objectieve meetgegevens te vragen. De bedrijfsarts op zijn beurt zal naar aanleiding van de arbeidsanamneses in het bedrijf metingen moeten laten verrichten door een arbeidshygiënist. In tabel 1.1 zijn de belangrijkste vragen uit de arbeidsanamnese opgenomen.

Tabel 1.1	Inhoud arbeidsanamnese
Elke arts vraagt de patiënt	Wat is uw beroep of functie, wat is uw opleiding? Werkt u? Verzuimt u, hoe lang?
Doorvragen over *de relatie werk - ziekte*	Wat voor werk doet u precies? Denkt u dat uw ziekte met uw werk te maken heeft? Hebben collega's van u dezelfde klachten? Heeft u in het weekend minder last? In de vakanties? Is er onlangs iets veranderd in uw werk?
Doorvragen over de *blootstelling*: intensiteit, duur, boven norm, regelmogelijkheden	Op welke afdelingen, in welke functies werkt u of hebt u gewerkt? Hoe ziet/zag uw dag eruit? Werkt u met giftige stoffen? Welke? Kunnen deze stoffen vrijkomen bij uw werk? Is er afzuiging? Persoonlijke bescherming? Zijn er weleens metingen verricht? Is uw werk fysiek zwaar? Moet u meer dan 23 kg tillen en vaak buigen en draaien met de romp? Is uw werkplek instelbaar? Is uw werk psychisch zwaar? Hoge werkdruk, reorganisatie, sociale ondersteuning, pesten? Ervaart u de situatie als onrechtvaardig? Moet u met stemverheffing praten of schreeuwen? Werkt u in een onregelmatige dienst? Kunt u zelf uw werktempo (mee)bepalen?
Doorvragen naar	Gebeuren er weleens ongelukken? Krijgt u vuil- of zwaarwerktoeslag? Gebruikt u beschermingsmiddelen, zoals een stofkapje, veiligheidsbril en dergelijke? Eet en/of rookt u op de werkplek?
Doorvragen naar *andere blootstellingen buiten het werk*	Wat voor hobby's hebt u? Wat doet u zoal in uw vrije tijd?
Doorvragen naar *beperkingen voor specifieke taken*	Werkt u volledig of gedeeltelijk? Zijn er al langere tijd functioneringsproblemen? Wat kunt u nu niet meer dat u vroeger wel kon? Wat kunt u nog wel doen? Kunt u goed tegen ... Wat gaat er mis wanneer u ...

1.8 Consult van de bedrijfsarts

De bedrijfsarts is een deskundige op het terrein van werk en gezondheid. Hij werkt in de eerste lijn, dat wil zeggen dat werknemers zonder tussenkomst van andere deskundigen met hun vragen en problemen bij de bedrijfsarts terechtkunnen. Het consult zal een probleemgeoriënteerd karakter hebben, wat inhoudt dat een vraag of probleem het uitgangspunt vormt en dat het doel is tot een oplossing te komen. In het consult zal de bedrijfsarts daarom eerst onderzoeken of het een probleem betreft dat tot zijn deskundigheid behoort en zich afvragen of het wel gaat om een kwestie op het terrein van werk en gezondheid.

In essentie betreft het twee soorten problemen: is het werk slecht voor de gezondheid en/of wordt werken door de gezondheid belemmerd?

Box 1.7 Consult van de bedrijfsarts

Probleemgeoriënteerd
- Is het werk slecht voor de gezondheid?
- Belemmert de gezondheid het werken?

Structuur
- probleeminventarisatie
- probleembeoordeling: beroepsziekte, arbeidsongeschiktheid?
- interventies
- evaluatie

Bij gezondheidsproblemen vormt een medische diagnose een belangrijk vertrekpunt. Bij veel problemen zal de bedrijfsarts in staat zijn door middel van anamnese en lichamelijk onderzoek zelf een diagnose te stellen. De arbeidsanamnese zal het belangrijkste instrument zijn waarmee de bedrijfsarts in zijn consult de werkproblemen inventariseert en mogelijk ook al beoordeelt. Als een beoordeling nog niet mogelijk is, moet hij beslissen of het nodig is om meer informatie te verzamelen, door bijvoorbeeld een werkplekbezoek, arbeidshygiënische metingen in het bedrijf, overleg met de leiding of personeelschef.

Als blijkt dat het werk gezondheidsrisico's met zich meebrengt of dat er belemmeringen voor terugkeer naar het werk bestaan, intervenieert de bedrijfsarts. De arts kan dan therapeutische of preventieve adviezen geven. Ook kan hij de werkgever adviseren om aanpassingen in het werk te realiseren.

Aan het eind van het consult wordt geëvalueerd of het probleem tot tevredenheid van de patiënt en bedrijfsarts is aangepakt en een oplossing dichterbij is gebracht. De cyclus van probleeminventarisatie tot evaluatie herhaalt zich in elk consult.

1.9 De plaats van de bedrijfsarts en de verzekeringsarts in de ketenzorg

Met ketenzorg wordt bedoeld dat patiënten of cliënten worden geholpen door zorgverleners die de zorg op elkaar afstemmen. De cliënt staat centraal. De bedrijfsarts richt zich op het (blijven) functioneren van werknemers met gezondheidsproblemen. Waar nodig wordt geadviseerd het werk aan te passen. De bedrijfsarts werkt samen met de huisarts in de eerste lijn en soms met de specialist in de tweede lijn. Een werknemer die langdurig arbeidsongeschikt is (meer dan twee jaar), zal een arbeidsongeschiktheidsuitkering aanvragen bij het Uitvoeringsinstituut Werknemersverzekeringen (UWV). De verzekeringsarts beoordeelt de functionele mogelijkheden van de arbeidsongeschikte werknemer. Er is dan altijd sprake van langdurige en ingewikkelde medische problematiek, waarbij één en vaak meer specialisten betrokken zijn uit de tweede lijn. Afstemmen van zorg is van belang voor een optimale re-integratie. In ICF-termen (zie figuur 1.2) behandelen de huisarts en de specialist vooral de ziekte en de stoornis, en kijken daarbij of de persoon zich kan redden in zijn dagelijkse omgeving. Door de fysiotherapeut en de revalidatiearts wordt breder naar stoornissen, activiteiten en beperkingen gekeken. De bedrijfs- en verzekeringsarts 'behandelen' de mogelijkheden en de participatie in (betaald en onbetaald) werk. De ketens van het ICF zijn onlosmakelijk met elkaar verbonden; ketenzorg is dus essentieel voor een goede zorg voor de patiënt/werknemer.

Er zijn ook centra voor 'klinische arbeidsgeneeskunde' ontstaan, meestal gelieerd aan universitaire medische centra. Bedrijfsartsen, maar ook andere artsen, kunnen patiënten hiernaar verwijzen bij ingewikkelde diagnostische vragen, zoals bij chronische toxische encefalopathie (zie hoofdstuk 2), maar ook bij moeilijke re-integratievragen. Een medisch specialist én een gespecialiseerde bedrijfsarts werken dan samen aan beoordeling en advies voor de werknemer (en werkgever), bijvoorbeeld bij een patiënt met allergisch beroepsastma, eczeem, depressie of gehoorproblematiek.

Tabel 1.2	Plaats van de bedrijfsarts en de verzekeringsarts in de ketenzorg			
In ICF-termen vooral zorg voor:	*Eerste lijn*	*Tweede lijn*	*UMC's*
Ziekte, stoornis en activiteiten in het dagelijkse leven (ADL)	Huisarts	Medisch specialist	Top medische zorg
Stoornis en activiteiten	Fysiotherapeut	Revalidatiearts	Specialist/klinisch arbeidsgeneeskundige
Activiteiten en participatie in werk	Bedrijfsarts	Verzekeringsarts	Klinisch arbeidsgeneeskundige

1.10 De beoordeling van de verzekeringsarts

De verzekeringsarts maakt ook gebruik van het ICF-model en beoordeelt patiënten die door ziekte of gebrek meer dan twee jaar verzuimen en aanspraak maken op een arbeidsongeschiktheidsuitkering (WIA). Het gaat hierbij altijd om ingewikkelde medische problematiek met gevolgen voor het kunnen werken. Het doel van de beoordeling van de verzekeringsarts is inzicht te krijgen in de (beperkte) activiteiten en 'functionele mogelijkheden' van de patiënt en de samenhang met ziekte en stoornissen. Belangrijk instrument daarbij is de functionele-mogelijkhedenlijst, de FML. De FML bevat zes categorieën (zie box 1.8).

Box 1.8 Functionele-mogelijkhedenlijst met voorbeelden

1 *Persoonlijk functioneren:* concentreren, aandacht, zelfstandig handelen, tempo
2 *Sociaal functioneren:* zien, horen, spreken, schrijven, emotionele problemen hanteren
3 *Aanpassing aan fysieke omgevingseisen:* hitte, kou, geluid, stof, trillingen
4 *Dynamische handelingen:* reiken, buigen, tillen, duwen, lopen, werken met toetsenbord
5 *Statische houdingen:* zitten, staan, hurken, bepaalde houding
6 *Werktijden:* uren per dag, per week

Na de beoordeling door de verzekeringsarts wordt met behulp van de FML door de arbeidsdeskundige voor elke patiënt aangegeven welk werk nog wel gedaan zou kunnen worden. Voor de arbeidsongeschiktheidsbepaling is daarbij van belang wat de patiënt met dat werk zou kunnen verdienen. Deze verdiencapaciteit, afgezet tegen hetgeen verdiend werd met het eigen werk, bepaalt het arbeidsongeschiktheidspercentage. Het is in Nederland dus niet zo dat de medische aandoening of de grootte van de handicap de hoogte van de uitkering bepaalt. Het gaat om de verdiencapaciteit. Een uitgebreide beschrijving is te vinden op de site van het UWV (www.uwv.nl).

Tabel 1.3	Beoordeling arbeidsgeschiktheid in Nederland		
Verzekeringsarts	*Arbeidsdeskundige*	*Verdiencapaciteit*	*Arbeidsgeschiktheid*
functionele mogelijkheden (FML) van de patiënt in relatie tot ziekte en stoornis	selectie van werk dat past bij de mogelijkheden van de patiënt	ten opzichte van het oude werk	percentage arbeidsgeschiktheid

1.11 Evidence-based bedrijfsgezondheidszorg

De bedrijfsgezondheidszorg is een beetje een buitenbeentje in het palet van medische disciplines. Behalve een wetenschappelijke basis in de medische wetenschap zijn de activiteiten ook in sterke mate gebaseerd op consensus van sociale partners, de werkgevers- en werknemersorganisaties, en wetgeving. Een dergelijke organisatie is de afgelopen honderd jaar ongetwijfeld succesvol geweest en heeft bijvoorbeeld bijgedragen aan de drastische reductie van ernstige arbeidsongevallen in die periode.

Box 1.9 Evidence-based bedrijfsgezondheidszorg

- veel informatie over gezondheidsrisico's in het werk
- evaluatie aan de hand van incidentie beroepsziekten
- informatie over gevolgen van (chronische) ziekten
- evaluatieonderzoek om interventies te onderbouwen

Het wetenschappelijk onderzoek op het gebied van werk en gezondheid heeft tot een indrukwekkende hoeveelheid kennis over gezondheidsrisico's in het werk geleid. Een simpele zoekopdracht in Medline met de zoekterm *occupational exposure* levert ruim 50.000 wetenschappelijke artikelen op. Het is die massa aan kennis die aanleiding heeft gegeven tot een grote stroom wettelijke maatregelen die de gezondheidsrisico's in het werk moeten beperken. Het vóórkomen van beroepsziekten is een belangrijke maat om te evalueren of die maatregelen succesvol zijn. Als beroepsziekten nog steeds vóórkomen, is de conclusie immers dat er onvoldoende effectieve maatregelen zijn genomen. Bij de interpretatie van deze gegevens moet wel rekening worden gehouden met de vaak lange tijd tussen het moment van blootstelling en het optreden van de ziekteverschijnselen die aanleiding zijn voor de diagnose beroepsziekte. Zo is de incidentie van mesothelioom momenteel op een hoogtepunt, terwijl de blootstelling door een verbod op het gebruik van asbest al tientallen jaren drastisch is verminderd in Nederland. Lawaai is een voorbeeld van een gezondheidsrisico waarbij waarschijnlijk wel sprake is van een falende preventie. Hoewel het aantal gevallen van lawaaidoofheid flink is afgenomen in de afgelopen decennia, is het nog steeds een zeer frequent gediagnosticeerde beroepsziekte. Lawaaidoofheid komt nog altijd voor, ondanks uitgebreide preventieprogramma's die wettelijk verplicht worden uitgevoerd. Er is echter een relatief gebrek aan evaluatieonderzoek in de bedrijfsgezondheidszorg. De oorzaak hiervan ligt in het vertrouwen in het effect van wettelijk verplichte preventieve maatregelen en in de registratie van beroepsziekten als evaluatie-instrument. Hierdoor is niet goed duidelijk welke maatregelen wel en welke niet effectief zijn. De laatste jaren is er ook op het terrein van arbeid en gezondheid aandacht gekomen voor de samenvatting van evaluatieonderzoek in de vorm van *systematic reviews*, systematische kennisoverzichten. Binnen de Cochrane Collaboration is een groep opgericht die zich speciaal bezighoudt met reviews op het gebied van werk en gezondheid, het Cochrane Occupational Health Field (www.cohf.fi).

De Nederlandse Vereniging voor Arbeids- en Bedrijfsgeneeskunde vat bestaand evidence-based onderzoek samen in richtlijnen voor de praktijk (zie www.nvab-online.nl en verdere hoofdstukken in dit boek).

Literatuur

Crowther R, Marshall M, Bond G, Huxley P. Vocational rehabilitation for people with severe mental illness. Cochrane Database Syst Rev 2001;2:CD003080.

Netherlands WHO-FIC Collaborating Centre. ICF (Nederlandse vertaling van de International Classification of Functioning, Disability and Health). Houten: Bohn Stafleu van Loghum, 2002. http://www.rivm.nl/whofic/.

Newman LS. Occupational illness. N Engl J Med. 1995;333(17):1128-34.

Verbeek J, Husman K, Dijk F van, Jauhiainen M, Pasternack I, Vainio H. Building an evidence base for occupational health interventions. Scand J Work Environ Health 2004;30(2):164-70.

Verma DK, Purdham JT, Roels HA. Translating evidence about occupational conditions into strategies for prevention. Occup Environ Med 2002;59(3):205-13.

Westerholm P, Nisltun T, Ovretveit J (eds.). Practical ethics in occupational health. Abingdon UK: Radcliffe, 2004.

Websites

Nederlandse Vereniging voor Arbeids- en Bedrijfsgeneeskunde, www.nvab-online.nl
Nederlandse Vereniging voor Verzekeringsgeneeskunde, www.nvvg.nl
Uitvoeringsinstituut Werknemersverzekeringen, www.uwv.nl

2 Ziek door het werk? Werknemers met werkgerelateerde aandoeningen

J.H.A.M. Verbeek en P.B.A. Smits

Het is belangrijk om beroepsziekten te herkennen. Het vaststellen van de relatie met het werk is de aanleiding voor preventieve maatregelen in de werksituatie. De diagnose beroepsziekte is nodig voor therapie, begeleiding, preventie, erkenning en financiële compensatie. In dit hoofdstuk worden de belangrijkste werkgerelateerde aandoeningen behandeld.

2.1 Komen beroepsziekten nog voor?

Casus

Meneer Ten Brinke is in de loop van de avond steeds benauwder geworden en belt zijn huisarts. De benauwdheid is de afgelopen dagen ontstaan en die avond in één keer een stuk verslechterd. De huisarts treft een man aan met ernstige dyspnoe. Bij onderzoek stelt de huisarts vast dat er sprake van een sterk verlengd expirium en verspreide rhonchi. De benauwdheid reageert goed op inhalatie van een bèta-2-sympathicomimeticum, dat de bronchoconstrictie doet verminderen. De huisarts concludeert dat er sprake is van astma, schrijft medicatie voor en adviseert patiënt de volgende dag op het spreekuur te komen voor longfunctieonderzoek. Het longfunctieonderzoek bevestigt de diagnose. Ondanks uitgebreide medicatie nemen de klachten niet af, waarop verwijzing naar de longarts volgt. Dan blijkt pas dat meneer Ten Brinke in een middelgrote bakkerij werkt en een overgevoeligheid heeft voor meel en alfa-amylase, een enzym dat gebruikt wordt om de kwaliteit van brood te verbeteren. Aanvankelijk verminderen de klachten aanzienlijk door te stoppen

> met werken. In tweede instantie blijkt overplaatsing naar een andere afdeling mogelijk, waardoor de blootstelling vermindert en werken mogelijk blijft.

Van benauwdheid bij bakkers is al sinds jaren bekend is dat er een relatie met het beroep en het werk bestaat. Ook bij veel andere beroepen en werkzaamheden is een verband met ziekte beschreven. Al in de Oudheid was bekend dat blootstelling aan lood of kwik tot ernstige ziekte kon leiden. Pas veel later, in de zeventiende eeuw, werd ook een verband met blootstelling in het beroep gelegd. Op grond daarvan werd de beroepsanamnese aanbevolen als een belangrijk onderdeel van de diagnostiek. Ten tijde van de Industriële Revolutie in de negentiende eeuw kwamen beroepsziekten op grote schaal voor en leidden ze onder andere tot grote verschillen in levensduur van werknemers uit de diverse beroepsgroepen. De excessen die toen bestonden, hebben de aanleiding gevormd tot een aanzienlijke verbetering van de arbeidsomstandigheden in de industrie. Daardoor is een aantal klassieke beroepsziekten vrijwel volledig verdwenen. Ziekten ten gevolge van bijvoorbeeld blootstelling aan hoge concentraties zware metalen, zoals lood of kwik, komen tegenwoordig in Nederland dan ook niet meer voor. Dit is vooral te danken aan de invoering van maximaal aanvaarde concentraties lood op de werkplek door de overheid, het toezicht op de naleving ervan door de Arbeidsinspectie en een adequate bewaking van de gezondheid van werknemers die met lood werken door de arbodiensten.

> **Box 2.1 Beroepsziekten en werkgerelateerde aandoeningen**
>
> – deels verdwenen door betere arbozorg: loodintoxicaties
> – verplaatst naar de derde wereld vanwege strengere normen: asbestproductie
> – treden opnieuw op ten gevolge van nieuwe technologie: klachten van arm, nek en schouder
> – zijn multicausaal: psychische aandoeningen
> – nog niet verdwenen ondanks maatregelen: lawaaidoofheid

Ondanks de veranderde omstandigheden is een aantal klassieke beroepsziekten die op grote schaal voorkomen, zoals lawaaidoofheid, (nog steeds) niet verdwenen. Bij sommige ziekten, zoals mesothelioom, kampen we nog met de blootstelling uit het verleden die door de lange latentietijd nu pas tot ziekte aanleiding geeft. De blootstelling aan asbest is inmiddels vrijwel verdwenen door een verbod op het werken met deze stof. Dat verbod heeft er helaas wel toe geleid dat een deel van de productie van asbest zich naar de derde wereld heeft verplaatst, waar de normstelling minder streng is.

De invoering van nieuwe technologie leidt er soms toe dat er nieuwe beroepsziekten optreden. Luchtbevochtigers in kantoren bleken gemakkelijk verontreinigd te worden met schimmels en bacteriën, die vervolgens met de vochtige lucht door het gebouw geblazen werden. In sommige situaties leidt dit tot de zogenoemde *luchtbevochtigerskoorts*, een vorm van toxische inhalatiekoorts door inhalatie van endotoxinen, die zich uit in griepachtige verschijnselen.

Ook kan het zijn dat beroepsziekten die vroeger al zijn beschreven, weer frequent optreden bij hernieuwde introductie van vergelijkbare arbeidssituaties. Een voorbeeld hiervan zijn pijnklachten van de handen en onderarmen ten gevolge van repeterende bewegingen. In de achttiende eeuw werd een vergelijkbaar beeld door Ramazzini beschreven als schrijverskramp. Bij de invoering van de telegraaf werden deze klachten benoemd als *telegrafists cramp*. Bij de grootschalige invoering van computertechnologie werden deze klachten ook wel 'muisarm' genoemd. Nu spreken we van klachten van arm, nek en schouder (KANS). De oorzaak wordt gezocht in de frequente aanslagen op het toetsenbord, de ongunstige houding bij het werken met een computer en het werken onder tijdsdruk. Het is overigens zaak om nieuwe beroepsziekten kritisch te benaderen, hetgeen mag blijken uit het voorbeeld van de *railway spine*. Bij de introductie van het treinvervoer weet men het optreden van rugklachten bij mensen die met de trein hadden gereisd aan de grote snelheid die de trein kon bereiken en werden de klachten naar die vermeende oorzaak benoemd.

Naast de term beroepsziekten spreken wij van werkgerelateerde aandoeningen. Deze term geeft weer dat er sprake kan zijn van multicausaliteit. Een voorbeeld daarvan zijn de stressgerelateerde psychische aandoeningen, waarbij factoren in de privésituatie of bij de persoon altijd meespelen. Deze term geeft ook beter dan de term beroepsziekte aan dat de aandoening kan worden behandeld en tijdelijk kan zijn.

Het vóórkomen van beroepsziekten is gekoppeld aan de arbeidsomstandigheden waardoor ze worden veroorzaakt. Dat betekent dat ze sterk plaatsgebonden zijn. In steden met zware industrie, zoals scheepsbouw of metaalindustrie, zullen werkgerelateerde longklachten veel vaker voorkomen dan in steden waar deze industrie niet aanwezig is.

In dit bestek is ernaar gestreefd zo veel mogelijk voorbeelden te geven van algemeen voorkomende beroepsziekten en werkgerelateerde aandoeningen. Omdat ze zo nauw samenhangen met specifieke arbeidsomstandigheden is het soms onvermijdelijk dat een wat minder frequent voorkomende beroepsziekte als voorbeeld is gekozen.

2.2 Beroepsziekte en werkrelatie: een zinvolle extra diagnose?

Om in individuele gevallen te concluderen dat er sprake is van een beroepsziekte en er een relatie met het werk is, is het in de eerste plaats belangrijk om de mogelijke consequenties van zo'n extra diagnose vast te stellen. Acties die uit de diagnose beroepsziekte volgen, kunnen op de volgende vier terreinen liggen. Er kan sprake zijn van een specifieke therapie, van specifieke problemen bij de begeleiding, het nemen van preventieve maatregelen of van erkenning en financiële compensatie voor de werknemer.

> **Box 2.2 Beroepsziekte diagnose**
>
> De diagnose beroepsziekte heeft consequenties voor:
> - specifieke therapie
> - problemen bij begeleiding
> - preventieve maatregelen
> - erkenning en financiële compensatie

Bij de in de casus beschreven bakker Ten Brinke is de relatie met het werk van belang voor de therapie en de begeleiding. In zijn geval werden de klachten onderhouden door de blootstelling op zijn werk. Ze verdwenen toen de blootstelling gestopt werd. Het belang van de diagnose beroepsziekte is hier evident. Dat is in het algemeen zo bij ziektebeelden waarvan de symptomen reversibel zijn, zoals longaandoeningen en huidaandoeningen. Wanneer een werknemer echter blaaskanker heeft gekregen door het werk, bijvoorbeeld ten gevolge van blootstelling aan kankerverwekkende kleurstoffen, heeft de diagnose beroepsziekte geen therapeutische consequenties. Het therapeutisch beleid zal bij blaaskanker door het werk niet anders zijn dan bij blaaskanker in het algemeen. Daar staat tegenover dat er meestal grote emotionele problemen ontstaan wanneer een werknemer een levensbedreigende of invaliderende ziekte oploopt door zijn werk. Hij voelt zich dan het slachtoffer van een onzorgvuldig en nalatig veiligheidsbeleid van de werkgever. Dat is vaak een belangrijk motief voor werknemers met kanker om in een juridische procedure erkenning en financiële compensatie te eisen. Hiermee moeten de schade aan de gezondheid, ook wel *letselschade* genoemd, de kosten en gederfde inkomsten worden vergoed. In zo'n procedure moet vanzelfsprekend worden aangetoond dat de ziekte door het werk is veroorzaakt. De moeilijke bewijsvoering van blootstelling aan specifieke factoren in het werk leidt vaak tot langdurige juridische procedures. De overheid heeft daarom besloten een asbestinstituut op te richten, waar de expertise die voor de bewijsvoering van asbestslachtoffers nodig is, geconcentreerd wordt.

Nederland neemt een uitzonderingspositie in wat betreft de financiële compensatie van het beroepsrisico ten gevolge van arbeidsongevallen en beroepsziekten. In alle andere EU-landen is het een historische vanzelfsprekendheid dat er een aparte regeling voor het beroepsrisico bestaat. Ook in internationale ILO-verdragen is vastgelegd dat landen in hun sociale stelsels regelingen treffen voor de preventie, rehabilitatie en compensatie van beroepsziekten. In Nederland is met de invoering van de WAO in 1967 de Ongevallenwet vervangen en het *risque social* ingevoerd: *onafhankelijk* van de oorzaak van de ziekte wordt financiële compensatie geregeld indien er sprake is van gehele of gedeeltelijke arbeidsongeschiktheid.

Systemen van financiële compensatie van beroepsziekten in andere landen hebben de volgende kenmerken. De financiële risico's van arbeidsongevallen en beroepsziekten worden gedekt. Het gaat om een verplichte verzekering waarbij de werkgever de premie betaalt. Er is bovendien geld voor zorg en preventie, op grond waarvan de kosten van medische zorg en revalidatie worden vergoed. De werkgeversaansprakelijkheid wordt door de verzekering uitgesloten. Alleen bij grove schuld is het nog wel mogelijk om de werkgever aansprakelijk te stellen. Hierbij is het probleem om tot een sluitend bewijs te komen meestal ondervangen door ziektegevallen die aan bepaalde criteria voldoen zonder meer te erkennen als beroepsziekten en als zodanig op een lijst te plaatsen. In België hebben bijvoorbeeld werknemers met degeneratieve afwijkingen van de lumbale wervelkolom op de röntgenfoto en een blootstelling aan lichaamstrillingen van ten minste 0,75 m/s^2 gedurende vijf jaar recht op een uitkering vanwege een beroepsziekte. De beoordeling van ziekten die niet op de lijst voorkomen en waarvoor een zwaardere bewijslast geldt, brengt vaak omvangrijke en langdurige beoordelingsprocedures (inclusief beroepszaken) voor individuele claims met zich mee, wat tot frustraties leidt bij verzekerden en hun belangengroepen. Hierdoor werd het Nederlandse WIA-systeem door andere landen aanvankelijk als een sociaal paradijs gezien. Inmiddels heeft zich door de omvang van het aantal werknemers in de WIA en de daarmee samenhangende geleidelijke teruggang van het niveau van de uitkeringen in Nederland, een groeiende praktijk van aansprakelijkheidsstellingen van werkgevers bij (inkomens)schade van werknemers bij arbeidsongevallen en beroepsziekten ontwikkeld. Mogelijk wordt ook in Nederland een Extra Garantieregeling Beroepsrisico's ingevoerd. Momenteel bestaat er in Nederland geen uitkering die aan de diagnose beroepsziekte gekoppeld is.

Vooral in de Angelsaksische landen wordt ervan uitgegaan dat het aansprakelijk stellen van werkgevers voor de schade ten gevolge van beroepsziekten een sterke prikkel vormt voor het nemen van preventieve maatregelen. In Nederland is de werkgever wettelijk verplicht om met preventieve maatregelen veiligheid en gezondheid op het werk te waarborgen. Het optreden van werkgerelateerde aandoeningen kan een belangrijk signaal zijn dat preventieve maatregelen ontbreken of onvoldoende effectief zijn. Vooral het op grote schaal registreren van beroepsziekten kan zo'n signalerende werking hebben. In dit geval is een individuele bewijsvoering van het beroep als de enige oorzaak van de ziekte minder belangrijk. Het gaat nu niet meer om de gevolgen van de diagnose voor de betreffende individuele werknemer, maar om de preventie van nieuwe gevallen.

Het wegnemen van een oorzaak zal altijd in meerdere of mindere mate een bijdrage leveren aan het verminderd voorkomen van de ziekte. Op die manier kan het signaleren van beroepsziekten een belangrijke aanleiding zijn tot het nemen van preventieve maatregelen. Een goed voorbeeld hiervan was het optreden van een epidemie van huidaandoeningen ten gevolge van het oogsten van bleekselderij in de volle zon. Bleekselderij is familie van de berenklauw en kan onder inwerking van zonlicht ernstige blaarvorming met blijvende littekens veroorzaken. Dit vormde de aanleiding tot preventieve maatregelen in de vorm van een betere bescherming van de huid. Zo'n signaleringssysteem is vergelijkbaar met het melden van bijwerkingen van geneesmiddelen. Ook hier is het op individueel niveau moeilijk om aan te tonen dat een bepaald symptoom het gevolg is van het innemen van een geneesmiddel. Toch is het systeem van melding van bijwerkingen van geneesmiddelen al jarenlang geaccepteerd en effectief.

Op grond van de Arbowet zijn bedrijfsartsen verplicht om beroepsziekten te melden aan het Nederlands Centrum voor Beroepsziekten, dat in opdracht van het ministerie van Sociale Zaken en Werkgelegenheid de registratie van beroepsziekten bijhoudt. Het Centrum brengt jaarlijks een rapport uit (www.beroepsziekten.nl). Hierin wordt het vóórkomen van nieuwe beroepsziekten gesignaleerd en worden de trends in het vóórkomen van bestaande beroepsziekten beschreven. Het Centrum is gevestigd in het AMC in Amsterdam en beschikt ook over een uitgebreide helpdeskfunctie.

2.3 Beroepslongziekten

2.3.1 Beroepsastma

Casus

De 27-jarige mevrouw Eleveld is sinds vijf jaar werkzaam als proefdierverzorgster. Toen ze een half jaar aan het werk was, kreeg ze klachten van benauwdheid en kortademigheid. Ook als kind had ze een periode met bronchitis doorgemaakt. Op grond van de typische anamnese en de reversibel verminderde longfunctie werd de diagnose astma gesteld. De klachten treden vooral 's avonds op, maar zijn met bèta-2-sympathicomimetica goed onder controle te houden. Zij komt nu met de vraag om ander werk op het spreekuur van de bedrijfsarts.

Box 2.3 Diagnose beroepsastma als aanvulling op klinische diagnose

Anamnese
- collega's met klachten?
- klachten in vakanties/weekeinden minder?
- in het verleden allergie of eczeem (atopie)?
- soort werk, specifieke blootstelling in het werk of hobby's

Onderzoek
- peak flow-meting gedurende twee werkweken en twee vrije weken 4 dd
- specifieke huidtest, RAST
- inhalatie-provocatietest

Een uitgebreide arbeidsanamnese leert dat het werk van mevrouw Eleveld bestaat uit het verzorgen van ratten en het schoonmaken van kooien. Voor het schoonmaken wordt gebruikgemaakt van een schoonmaakmiddel dat vooral bestaat uit chlooramine-T, een stof die bekend is vanwege zijn sterk allergene werking. Mevrouw Eleveld kent collega's met klachten en haar eigen klachten nemen aanzienlijk af in de vakanties. Op grond van deze anamnese is de diagnose beroepsastma al zeer waarschijnlijk. Ter onderbouwing van de diagnose voert de bedrijfsarts het volgende onderzoek uit.

Zij geeft haar een peak flow-meter mee, met het verzoek gedurende de komende twee weken vier keer per dag te blazen en vervolgens twee weken thuis te blijven en ook dan vier keer per dag te meten. Daarnaast moeten ook de omstandigheden op het werk en de medicatie genoteerd worden. Tegelijkertijd wordt in overleg met de huisarts verder laboratoriumonderzoek verricht. Als mevrouw na vier weken op het spreekuur terugkomt, brengt zij de gegevens van de peak flow-meting mee. De waarde van de peak flow blijkt zowel in de loop van de dag als in de loop van de week af te nemen. In de periode waarin ze niet werkte, is een verbetering zichtbaar. Het laboratorium gaf de volgende uitslagen:
– huidpriktest positief voor hond, kat, huisstof en sterk positief voor rattenallergeen;
– RAST-test voor rattenallergeen met klasse 4 sterk positief.

Wanneer het beslissingsschema beroepsziekte wordt toegepast, ontstaat het volgende beeld.

Stap 1: Aantonen van de ziekte. Er is op grond van de criteria uit de NHG-standaard astma sprake van duidelijk omschreven astma.

Stap 2: Relatie met werk. Uit de literatuur is bekend dat allergie bij proefdierverzorgers vooral optreedt ten gevolge van blootstelling aan een sterk allergeen eiwit in rattenurine. Het eiwit verspreidt zich door de lucht en door contact met de huid. Het relatieve risico op het ontstaan van beroepsastma bij proefdierverzorgers ligt op ongeveer 5.

Stap 3: Hoogte en duur blootstelling. De klachten en symptomen treden gemiddeld een half tot drie jaar na indiensttreding op. Op grond van de literatuur is het aannemelijk dat bij deze werkzaamheden de blootstelling voldoende hoog is om klachten te veroorzaken. De positieve huidtest en de RAST-test laten zien dat er ook in het lichaam sprake is van een specifieke reactie op rattenurineallergeen. Gezien de grote belasting van een provocatieproef en de gegevens van de peak flow-metingen die al verzameld zijn, wordt daarom van een dergelijke proef afgezien. Hiervoor zou mevrouw namelijk ten minste 24 uur in het ziekenhuis opgenomen en geobserveerd moeten worden in verband met een mogelijke late astmatische reactie.

Stap 4: Geen andere oorzaken aantoonbaar. Mevrouw Eleveld is niet alleen allergisch voor rattenurine, maar ook voor chlooramine-T. Beide allergieën duiden op beroepsastma. Daarnaast had zij als kind last van bronchitis, hetgeen wijst op een verhoogde gevoeligheid. Daardoor is zij extra gevoelig voor een allergie met dit specifieke karakter. In dit geval wordt de gevoeligheid niet als een argument tegen het bestaan van een beroepsziekte beschouwd.

Stap 5: Afgewogen oordeel. Op grond van het bovenstaande is voldoende aannemelijk dat de allergenen waaraan mevrouw Eleveld in haar werk is blootgesteld de astmatische reactie hebben veroorzaakt.

Om verschillende redenen is het hier van belang om de diagnose beroepsziekte te stellen. In de eerste plaats therapeutisch. De klachten verdwijnen in de meeste, maar niet in alle, gevallen wanneer de blootstelling wordt gestopt. In de tweede plaats uit het oogpunt van begeleiding. Het stoppen van de blootstelling betekent verandering van werk: een ingrijpende beslissing. In de derde plaats kan het signaleren van een geval van beroepsziekte hier een extra impuls vormen tot het ontwikkelen van preventieve maatregelen. In Nederland speelt het verlenen van financiële compensatie bij beroepsastma geen rol.

> **Box 2.4 Beslissingsschema veranderen van werk bij beroepsziekte**
>
> – Diagnose beroepsziekte zeker?
> – Blootstelling niet te elimineren?
> – Geen werk erger dan dit werk?
> – Werken met persoonlijke beschermingsmiddelen mogelijk?

Er is nu dus alle reden om van werk te veranderen. De patiënt heeft hierin ook een stem. De consequenties van het stoppen met het huidige werk kunnen echter ongunstiger zijn dan doorgaan. Als er geen alternatief werk zonder blootstelling aan allergenen voorhanden is, zal er in de meeste gevallen een aanzienlijke inkomensachteruitgang optreden. In principe kunnen er oplossingen gezocht worden in de vorm van persoonlijke beschermingsmiddelen. Bij proefdierallergie is het allergeen zo verspreid in de werkomgeving en wordt het zo gemakkelijk overgebracht dat het niet goed mogelijk is werknemers ertegen te beschermen. Ondanks de klachten kan iemand echter zo gemotiveerd zijn dat hij of zij wil doorwerken. Het lijkt verstandig deze beslissing goed te documenteren, zodat achteraf duidelijk is dat een beslissing om door te gaan op vrijwillige basis tot stand is gekomen.

Vóórkomen van beroepsastma

Vanwege het ontbreken van een adequate registratie zijn in Nederland geen precieze gegevens bekend over het vóórkomen van beroepsastma. Bij het Nederlands Centrum voor Beroepsziekten worden per jaar ongeveer 30 gevallen gemeld, waarvan bakkersastma de meest voorkomende vorm van beroepsastma is. Op basis van de literatuur kan worden aangenomen dat dit een onderschatting is en er 500 gevallen gemeld zouden moeten worden. In box 2.5 zijn blootstellingen opgenomen die een verhoogd risico op beroepsastma geven. Kennis van die beroepen en stoffen is noodzakelijk voor het vroegtijdig onderkennen van oorzaken in het werk. Hierbij is het bovendien van belang om inzicht te hebben in de verschillende processen die kunnen leiden tot een astmatische reactie. Het kan gaan om een immunologische reactie, waarbij onderscheid gemaakt kan worden tussen een vroege en een late reactie. De vroege reactie treedt ongeveer tien tot twintig minuten na blootstelling op en de late reactie manifesteert zich na drie tot acht uur. Naast de immunologische reactie kan er sprake zijn van een directe toxische reactie, waarschijnlijk door prikkeling van de zenuwuiteinden in de bronchiën.

Box 2.5	Oorzaken allergisch beroepsastma
oorzaak	vóórkomen
latexdeeltjes	gezondheidszorg, handschoengebruik
ratten, cavia's	laboratoria
garnalen	voedselindustrie
meel, graan	bakkerij, graanoverslag
biologische enzymen	bakkerij, wasmiddelen-, farmaceutische industrie
di-isocyanaten	polyurethaan-, verfverwerking
zuuranhydriden	epoxyhars-, plasticverwerking
plicaatzuur in hout	houtzagerij
aminen	epoxyhars-, plasticverwerking
nikkel, chroom	galvanische industrie
fluoriden	aluminiumindustrie
antibiotica	farmaceutische industrie, gezondheidszorg

Preventieve maatregelen

Preventie van beroepsastma is mogelijk door het wegnemen van de allergenen uit de werksituatie. Er bestaat een dosis-responsrelatie. Naarmate werknemers langduriger aan een hogere concentratie van het allergeen worden blootgesteld, is er een veel groter risico op sensibilisatie en het optreden van klachten. Het heeft dus altijd zin om door middel van arbeidshygiënische maatregelen de werksituatie te saneren. De blootstelling zou ook verminderd of weggenomen kunnen worden met behulp van persoonlijke beschermingsmiddelen. Dit is echter in slechts een beperkt aantal gevallen mogelijk.

2.3.2 Extrinsieke allergische alveolitis en toxische koorts

Casus

Meneer Van Broekhoven werkt sinds drie maanden op een champignonkwekerij in Noord-Limburg. Hij verricht alle voorkomende werkzaamheden. Hij klaagt over hoesten en benauwdheid, vooral als hij aan het werk is. 's Avonds en 's nachts transpireert hij veel. Hij heeft de temperatuur opgenomen en die bleek 38,5 °C te bedragen. Hij denkt zelf dat zijn klachten met het werk te maken hebben.

Box 2.6 Diagnose extrinsieke allergische alveolitis (EAA)

Anamnese
- griepachtige symptomen: koorts
- kortademigheid
- blootstelling aan bekend allergeen

Onderzoek
- restrictieve longfunctiedaling
- verhoogd gehalte aan antilichamen in serum

Het werken in de champignonteelt in combinatie met deze klachten doet denken aan een extrinsieke allergische alveolitis. De extrinsieke allergische alveolitis (EAA) is een immunologisch gemedieerde ontsteking van het longparenchym als gevolg van blootstelling aan specifieke stofdeeltjes of chemicaliën, zoals schimmels, bacteriën of isocyanaten. In veel gevallen heeft het ziektebeeld daardoor de naam van het beroep gekregen waarin veel blootstelling voorkomt, zoals de champignonkwekerslong of de boerenlong. Het ziektebeeld uit zich in griepachtige symptomen met koorts, spierpijn, hoesten en benauwdheid die aansluitend aan de blootstelling optreden. Stoffen en situaties die EAA veroorzaken, zijn opgenomen in box 2.7.

In tegenstelling tot beroepsastma is er bij EAA sprake van restrictieve longfunctieveranderingen (VC en FEV_1 dalen in gelijke mate). De symptomatologie in combinatie met blootstelling aan specifieke agentia moet doen denken aan de diagnose. Verdere aanwijzingen voor een EAA worden gevonden in het, na blootstelling, optreden van een restrictieve longfunctiedaling, een stijging van lichaamstemperatuur, leukocytose en eventueel een verhoogde bezinking. In het serum van patiënten zijn precipitinen, antilichamen, aantoonbaar tegen specifieke antigenen. Voor meneer Van Broekhoven is het van belang dat onderzocht wordt of deze verschijnselen optreden na blootstelling. Na een blootstellingsvrije periode wordt de patiënt dan tijdens een

Box 2.7	Voorkomen extrinsieke allergische alveolitis (EAA) en toxische koorts	
beroep, activiteit	*blootstelling allergeen*	*bron*
extrinsieke allergische alveolitis (EAA)		
champignonkwekers, boeren, greenhouseworkers	thermofiele actinomyceten	hooi, compost
kantoren, grote gebouwen	diverse micro-organismen	luchtbevochtigers
bouwvakkers, schilders	isocyanaten	lijm, schuim, verf
compostverwerking	Aspergillus species	compost
tabaksbewerking	Aspergillus species	schimmel op tabak
kaasbewerking	Penicillium casei	schimmel op kaas
slijpers	kobalt	kobalt
toxische koorts		
	metaaldamp	zink-, koperoxide
kunststofindustrie, toepassing	polymeren-'damp'	fluorkoolstof
verwerking organisch materiaal	endotoxinen	organisch stof

korte periode van blootstelling op deze parameters onderzocht. Er zijn geen pathognomonische kenmerken; de diagnose wordt gesteld op grond van een combinatie van symptomen en blootstelling.

Een correcte diagnose in een vroeg stadium is van belang omdat de symptomen binnen een periode van dagen tot maanden verdwijnen na het stoppen van de blootstelling. Bij voortdurende blootstelling kan het ziektebeeld chronisch worden. Er is dan geen koorts meer, maar er ontstaan kortademigheid en vermagering, hetgeen de diagnostiek niet vergemakkelijkt.

Een enigszins vergelijkbaar ziektebeeld is de toxische koorts of metaaldampkoorts. Na een eenmalige hoge blootstelling aan dampen van zink of koperoxide treedt een griepachtig beeld op met koorts, algehele malaise en hoesten. Na het stoppen van de blootstelling verdwijnen de klachten binnen 24 uur. Verondersteld wordt dat eenzelfde mechanisme werkzaam is als bij EAA.

2.3.3 Andere beroepslongaandoeningen

Blootstelling aan een scala van stoffen, gassen of dampen in het werk kan een reactie van de longen veroorzaken. Beroepsastma en EAA zijn daar de belangrijkste voorbeelden van in Nederland. In het verleden werd het spectrum vooral bepaald door de pneumoconiosen; de verzamelnaam voor longaandoeningen die worden veroorzaakt door depositie van stofdeeltjes in de longen. In Nederland betrof het vooral pneumoconiose ten gevolge van blootstelling aan kolenstof in de mijnen, dat onder andere kwarts bevat. Na langdurige hoge blootstelling treedt bij een deel van de mijnwerkers een geleidelijk progressieve fibrose op. Op den duur veroorzaakt de fibrose een ernstige dyspnoe en een cor pulmonale met een ernstige invaliditeit. Ex-mijnwerkers in Limburg hebben nu nog te maken met de gevolgen van de blootstelling in hun vroegere werk. De belangrijkste reden voor correcte diagnosticering is gelegen in financiële compensatie en adequate begeleiding van deze beroepsgroep. Andere pneumoconiosen zijn silicose ten gevolge van blootstelling aan stof bij steenbewerking, bijvoorbeeld in de bouw. Vooral gesteenten die een hoog gehalte aan kwarts of vrij silica (SiO_2) bevatten, vergroten het risico op silicose. Evenals bij de mijnwerkerslong leidt jarenlange blootstelling tot progressieve fibrose met alle gevolgen van dien. In Nederland kwam blootstelling vooral voor bij schoonmaakwerk met behulp van zandstralen. Dergelijk werk is aan strenge veiligheids- en gezondheidsvoorschriften gebonden. Met voldoende persoonlijke beschermingsmiddelen is inademing van het stof te voorkomen. Bij werknemers in de bouwnijverheid die aan hoge niveaus kwartstof zijn blootgesteld, is onderzocht of de huidige beschermingsmaatregelen voldoende effect sorteren. Er bleken geen klinische gevallen van silicose aantoonbaar, ondanks afwijkingen op de röntgenfoto. Blootstelling aan kwartstof wordt echter ook geassocieerd met een verhoogd risico op longkanker. Het risico is reeds verhoogd bij veel lagere concentraties dan die waarbij pneumoconiose optreedt. Het is niet duidelijk of de huidige veiligheidsvoorschriften ook daarvoor voldoende bescherming bieden.

Box 2.8	Pneumoconiosen
beroep, activiteit	*stof*
mijnwerkers	kolenstof
zandstralers, steenhouwers	kristallijn kwarts (SiO_2)
scheepsbouwers, isoleerders	asbest

In het verleden trad asbestose op ten gevolge van blootstelling aan hoge doses asbeststof, eveneens met progressieve fibrose tot gevolg. Door het feit dat al tientallen jaren geleden de blootstelling aan asbeststof is verlaagd, is het niet waarschijnlijk dat er nog nieuwe gevallen optreden. Toch moet rekening gehouden worden met een lange latentieperiode, van soms wel twintig jaar na de oorspronkelijke blootstelling, waarna zich nog asbestose als specifieke vorm van longfibrose kan ontwikkelen. Ook dan nog kan de ziekte een progressief verloop hebben en in bijvoorbeeld tien jaar leiden tot ernstige invaliditeit.

Ook depositie van andere stoffen in de longen komt voor, zoals van ijzer en ijzeroxiden bij siderose. Bij deze stoffen heeft de depositie in de longen echter geen pathologische gevolgen.

2.4 Beroepsgebonden huidaandoeningen

Casus

Mevrouw Ligtvoet is 32 jaar en sinds zeven jaar werkzaam als Z-verpleegkundige. Ze heeft aan beide handen een eczemateuze aandoening waarvan ze zelf denkt dat het 'door het werk' komt. Ze hoeft met haar klachten niet te verzuimen, zo erg is het niet. Er is in enkele maanden tijd roodheid en schilfering aan beide handen ontstaan die tijdens het werk verergert. Ze verzorgt verstandelijk gehandicapten. Haar huid wordt veel belast door frequent contact met water, zeep en desinfectantia.

Huidaandoeningen, zoals die van mevrouw Ligtvoet, vormen een belangrijk gezondheidsprobleem in relatie tot het werk. Sommige aandoeningen, zoals atopisch of constitutioneel eczeem, kunnen bij belastende arbeidsomstandigheden zo beperkend zijn dat een werknemer er arbeidsongeschikt door raakt. Constitutioneel eczeem komt bovendien frequent voor. De prevalentie wordt geschat op 1% van de bevolking. Daardoor vormen huidaandoeningen één van de meest voorkomende beroepsziekten. In sommige bedrijfstakken, zoals de bouwnijverheid, de gezondheidszorg en de metaalindustrie, wordt de prevalentie van beroepsgebonden huidaandoeningen zelfs op 5 tot 10% van alle werknemers geschat. De belangrijkste redenen om beroepsgebonden huidaandoeningen te diagnosticeren, zijn van therapeutische en preventieve aard. Wanneer de blootstelling tijdig gestopt wordt, verdwijnen de klachten en symptomen. Het wegnemen van belastende stoffen voorkomt dat ook andere werknemers klachten krijgen.

Box 2.9 Diagnostiek handeczeem

Anamnese
- constitutioneel eczeem, atopie
- begonnen tijdens of na blootstelling
- blootstelling aan irritantia, allergenen
- verbetering buiten het werk, in vakanties

> *Onderzoek*
> – huidpriktest
> – epicutane huidtest (lapjesproef)

In het werk zijn er grofweg twee belangrijke mechanismen die huidaandoeningen veroorzaken: irritatie en allergie. In Nederland wordt voor beide – nogal verwarrend – de term 'contacteczeem' gebruikt. Vervolgens wordt er een onderscheid gemaakt in ortho-ergisch contacteczeem en allergisch contacteczeem. In de Engelstalige literatuur worden respectievelijk de termen *irritant contact eczema* en *allergic contact eczema* gebruikt. Lang niet altijd is er een scherp onderscheid te maken tussen irritatie, constitutie of allergie. De diagnostiek wordt soms nog verder vertroebeld door een infectie van het eczemateuze gebied met *Staphylococcus aureus*.

2.4.1 Diagnostiek bij handeczeem

In het overgrote deel van de gevallen gaat het bij beroepshuidaandoeningen om eczeem van de handen. Bij een patiënt die zich presenteert met handeczeem moet daarom altijd aan het beroep gedacht worden. Om de relatie met het werk waarschijnlijker te maken, kan het beoordelingsschema voor beroepsziekten weer worden gehanteerd. Het is niet goed mogelijk om op basis van alleen het klinische aspect een onderscheid te maken tussen ortho-ergisch en allergisch handeczeem. Meestal is daarvoor aanvullend onderzoek nodig. Het overgrote deel van de gevallen van beroepshuidaandoeningen manifesteert zich als eczeem aan de handen. De aanwezigheid van meerdere van de volgende vijf risicofactoren maakt de diagnose beroepshuidaandoening waarschijnlijker: werkzaam in een risicoberoep, dermatitis aan de handen alleen of in combinatie met het gezicht, preëxistente huidaandoening (zoals atopische dermatitis, droge schilferende huid of psoriasis), de klachten nemen af in vakanties en meer werknemers met vergelijkbare aandoeningen.

2.4.2 Allergisch contacteczeem

Allergisch contacteczeem komt voor op de plaats die contact heeft met het allergeen. Meestal begint het bij de handen en verspreidt het zich van daaruit naar het gezicht of andere plaatsen die aangeraakt worden. Het gaat om een overgevoeligheidsreactie van het type IV. Na het eerste contact vindt sensibilisatie plaats. Hiervoor is een minimumperiode van ten minste tien dagen nodig. De allergenen hebben over het algemeen een laag moleculair gewicht. Ze dringen daardoor gemakkelijk door de huid, waar ze zich aan dragereiwitten hechten. De bekendste vormen zijn nikkel- en chroomallergie. Nikkelallergie komt weinig beroepsgebonden voor. Het betreft meestal vrouwen die al jong gesensibiliseerd zijn door het dragen van sieraden. Bij een bestaande contactallergie worden de symptomen vaak geëxacerbeerd door irritantia.

Door de beschadiging van de huid ten gevolge van veel nat werk of door irriterende stoffen kan nikkel gemakkelijker door de huid dringen.

Hetzelfde geldt voor de combinatie van contactallergie en constitutioneel eczeem. Allergisch contacteczeem komt veel voor als cementeczeem bij bouwvakkers. Er bestaat dan een allergie voor chroomverbindingen die in het cement aanwezig zijn. Bovendien is cement sterk alkalisch, waardoor een ortho-ergisch eczeem ontstaat. De irriterende werking van cement is al sinds het begin van het gebruik bekend. Pas sinds de jaren vijftig is ook de allergische component bekend. In de bouwnijverheid wordt aan preventie gewerkt door ferrosulfaat aan cement toe te voegen. Deze stof reduceert het 6-waardig chroom, waardoor de allergene eigenschappen afnemen.

Box 2.10	Type IV-allergenen en type I-allergenen in het werk
beroep, activiteit	*stof*
type IV-allergenen	
rubberindustrie, gebruik rubberproducten	diverse antioxidantia, zoals p-fenyleendiamine, mercaptobenzothiazol, carbamaten, thiuram, chroom, formaldehyde
kappers	glycerolthioglycolaat (zure permanentvloeistof)
bouwvakkers	chroom in cement
land- en tuinbouw	plantenallergenen in o.a. tulpen, chrysanten, primula's
verven, schilderen	teer, epoxy's
laboratoria	formaldehyde, proefdieren
type I-allergenen	
gezondheidszorg, handschoengebruik	latexdeeltjes

2.4.3 Ortho-ergisch contacteczeem

Ortho-ergisch contacteczeem ontstaat door irritatie van de huid en is sterk dosisafhankelijk. Een belangrijke predisponerende factor is constitutioneel eczeem. Dit komt bij voorkeur voor op plaatsen waar de huid het dunst is. Op de handen zijn dit de interfalangeale plooien en de handrug en juist niet de handpalmen. Wanneer de blootstelling aan de irriterende stof in het acute stadium gestopt wordt, verdwijnt het eczeem meestal zonder verdere gevolgen. Bij een voortdurende blootstelling kan echter chronisch eczeem ontstaan. In dat geval verdwijnen ook na het stoppen van de blootstelling de huidklachten niet of keren ze zelfs bij een geringe blootstelling snel weer terug. Bij mevrouw Ligtvoet is waarschijnlijk sprake van ortho-ergisch contacteczeem. Een uitgebreide arbeidsanamnese zal aan het licht moeten brengen of ze toch niet in haar werk of vrije tijd is blootgesteld aan allergene stoffen. Op grond van de arbeidsanamnese kunnen lapjesproeven worden uitgevoerd.

2.4.4 Andere beroepsgebonden huidaandoeningen

Naast allergisch contacteczeem en ortho-ergisch contacteczeem moeten nog de fotoallergische en fototoxische aandoeningen genoemd worden. Eerder is al de fototoxische reactie van de berenklauwfamilie genoemd. De toxische reactie van de furocoumarinen uit de berenklauw wordt in grote mate versterkt onder invloed van UV-straling in zonlicht. Bij sommige stoffen, zoals fenothiazinen, wordt gesproken van een fotoallergische reactie, omdat ze alleen een allergische huidreactie kunnen veroorzaken wanneer er ook sprake is van blootstelling aan UV-straling in zonlicht. Licht is dan nodig om een actief allergeen tot stand te laten komen.

Een andere allergische reactie die in toenemende mate voorkomt, is de latexallergie. Het betreft een overgevoeligheid van het type I, dus IgE-gemedieerd, voor latexdeeltjes zoals die onder andere in latex onderzoekshandschoenen voorkomen. Naar schatting 5% van het personeel dat werkzaam is in de gezondheidszorg zou overgevoelig zijn. Een latexallergie kan zich uiten in de vorm van een urticariële reactie op de plek van het contact of kan met een astmatische reactie gepaard gaan. In extreme gevallen, waarin een gesensibiliseerd persoon fors wordt blootgesteld bij een operatie, kan een anafylactische shock optreden.

Het aantonen van een latexallergie gebeurt met een huidpriktest, in tegenstelling tot de lapjesproef die alleen voor een type-IV-allergie bruikbaar is.

2.4.5 Voorkomen van beroepshuidaandoeningen

Beroepshuidaandoeningen komen veel voor. Gegevens uit gericht onderzoek geven aan dat bijvoorbeeld in de gezondheidszorg huidaandoeningen bij ongeveer 30% van de werknemers voorkomen. Dat is tien keer zo vaak als bij kantoorpersoneel.

Zeker in risicoberoepen is het zinvol om gevallen van handeczeem gericht op te sporen. Met behulp van een vragenlijst kunnen werknemers met huidproblemen geïdentificeerd worden. Vervolgens dient er onderzoek gedaan te worden naar de huid van al deze werknemers, waarna de problemen nader medisch gediagnosticeerd moeten worden. In individuele gevallen of ten behoeve van hele groepen werknemers kunnen vervolgens preventieve maatregelen worden voorgesteld.

2.4.6 Preventieve maatregelen

De belangrijkste vorm van preventie is het elimineren van de belastende factoren in het werk, bijvoorbeeld door het productieproces te veranderen of stoffen te vervangen. Pas als dat niet mogelijk is, kan gezocht worden naar mogelijkheden om de huid te beschermen door bijvoorbeeld het dragen van handschoenen.

Wanneer het om specifieke allergenen gaat, moet het contact daarmee vermeden worden. In veel gevallen gaat het echter niet om specifieke stoffen, maar meer om algemene in het werk aanwezige factoren, bijvoorbeeld 'nat' werk. Hiermee wordt werk bedoeld waarbij de handen regelmatig in contact komen met vloeistoffen, zoals water, oplosmiddelen, oliën, verf, enzovoort. Omdat de huid slecht bestand is tegen de inwerking van chemicaliën dient 'nat' werk zo veel mogelijk te worden vermeden of te worden vervangen door 'droog' werk. Wanneer dat niet mogelijk is, moet men trachten de huid te beschermen met handschoenen of met een betere arbeidshygiëne.

Het is belangrijk om te beseffen dat waterproof handschoenen niet de oplossing zijn voor elke stof. Ze beschermen bijvoorbeeld goed tegen water en zeep, maar helemaal niet tegen organische oplosmiddelen. Juist bij allergenen kunnen kleine hoeveelheden die door een handschoen heen dringen al een eczeem veroorzaken. Er moet dus een soort handschoen gebruikt worden waarbij de minste kans op penetratie van de toxische stof bestaat. De fabrikanten van handschoenen kunnen hierover de juiste informatie verstrekken. Verder kunnen handschoenen, door het feit dat ze de huid afsluiten, zelf ook weer huidproblemen veroorzaken. Deels kan dit worden voorkomen door gebruik te maken van een katoenen binnenvoering en de handschoenen regelmatig te verwisselen. Het gebruik van zogenaamde *barrier crèmes* in plaats van handschoenen biedt onvoldoende bescherming.

> **Box 2.11 Preventie huidaandoeningen**
>
> - substitutie van oorzakelijke stof
> - nat door droog werk vervangen
> - handschoenen
> - kennis van beperkingen handschoenen
> - zo mild mogelijk reinigingsproduct
> - crèmes voor het werk en na het reinigen

Het reinigen van de huid speelt een belangrijke rol bij het ontstaan van huidproblemen. Huidreinigers bevatten vaak schuurmiddelen en/of oplosmiddelen die de huid niet alleen schoonmaken, maar ook beschadigen. Op basis hiervan ontstaat dan een ortho-ergisch contacteczeem. Daarom wordt aangeraden een zo mild mogelijke zeep te gebruiken die de handen nog wel reinigt. Het aanbrengen van een crème voor het werk vergemakkelijkt het reinigen. Schuurmiddelen mogen alleen voor de handpalmen gebruikt worden. De huid moet na het reinigen goed worden afgespoeld met water en moet goed gedroogd worden. Na het reinigen vermindert een crème het uitdrogende effect van het reinigen.

2.5 Lawaaidoofheid

> **Casus**
>
> Meneer Berends werkt al 25 jaar als drukker bij een krantendrukkerij. Hij heeft het afgelopen jaar gemerkt dat hij slechter is gaan horen. Vooral bij vergaderingen van de voetbalvereniging, waarvan hij voorzitter is, kan hij de discussie vaak moeilijk volgen. Ook op feestjes heeft hij veel moeite om anderen te verstaan. Bij preventief medisch onderzoek van het gehoor had hij in het verleden altijd al een zogenoemde 'lawaaidip' in het audiogram.

Dat lawaai schadelijk is voor het gehoor, beschreef Ramazzini al in 1718 aan de hand van de problemen van de koperslagers: 'Ze wonen allemaal in één wijk bij elkaar omdat niemand anders in het lawaai wil wonen. Hun werk bestaat eruit dat ze met houten en vervolgens met ijzeren hamers het koper in vorm kloppen. Daardoor worden deze vaklui eerst hardhorend en als ze oud zijn, worden ze helemaal doof.' Ramazzini weet de oorzaak toen aan de afnemende spanning van het trommelvlies.

Slechthorendheid door lawaai komt nog regelmatig voor. Tegenwoordig is bekend dat lawaai de haarcellen van het orgaan van Corti in de cochlea onherstelbaar beschadigt, waardoor een perceptief gehoorverlies ontstaat. Blootstelling aan lawaai van 80 dB(A) gedurende tien jaar veroorzaakt reeds enige decibellen gehoorverlies. Bij een grotere intensiteit van het geluid en een langduriger blootstelling neemt het gehoorverlies verder toe. De spreiding van de invloed van lawaai bij een groep werknemers is groot en kan gemakkelijk een factor 2 tot 3 bedragen. Dat wil zeggen dat sommige werknemers veel gevoeliger zijn voor de invloed van lawaai dan andere.

> **Box 2.12 Diagnostiek lawaaidoofheid**
>
> *Symptomen, kenmerken*
> - moeite met verstaan in gezelschap
> - horloge niet meer horen tikken
> - gehoorverlies vooral rond 4 kHz
>
> *Lawaaidoofheid als beroepsziekte*
> - perceptief gehoorverlies
> - gehoorverlies vooral bij 4 kHz en meer dan voor leeftijd, 'lawaaidip'

- minimaal half jaar gewerkt bij > 80 dB(A)
- geen andere oorzaken

Lawaaidoofheid ontstaat geleidelijk in de loop der jaren. In combinatie met de achteruitgang van het gehoor als gevolg van de leeftijd treedt echter op den duur zodanige slechthorendheid op dat een werknemer er problemen van ondervindt. Werknemers krijgen dan moeite met het volgen van sprekers op bijeenkomsten of vergaderingen, waarschijnlijk ten gevolge van competitie met achtergrondgeluiden. Een ander symptoom is het niet meer kunnen horen van zachte, hoogfrequente geluiden, zoals het tikken van het horloge. In veel gevallen treedt oorsuizen op en het fenomeen van recruitment. Dat laatste wil zeggen dat bij een bepaalde geluidssterkte geluiden plotseling onaangenaam hard klinken. Naarmate het gehoorverlies toeneemt, wordt de handicap groter.

Het is belangrijk om een onderscheid te maken in de effecten van lawaai op het gehoor en het ontstaan van slechthorendheid als een handicap in het communiceren. Lawaai veroorzaakt vooral gehoorverlies rond de frequentie van 4000 Hz, onafhankelijk van de frequentie van het omgevingsgeluid. In de lagere frequentiebereiken kan het gehoor nog lange tijd goed blijven. Dit veroorzaakt de voor lawaai typische 'dip' in het audiogram bij 4000 Hz. Pas bij langdurige en intensieve blootstelling aan lawaai treedt er gehoorverlies bij de lagere frequenties op. Audiometrie is daarom een geschikte methode om in een vroeg stadium de effecten van lawaai op te sporen, nog voordat een werknemer hierover klachten heeft.

Slechthorendheid treedt echter vooral op wanneer iemand gehoorverlies heeft in het lage frequentiebereik van 1000 tot 3000 Hz. Wanneer er in die frequenties een gemiddeld gehoorverlies is van meer dan 20 dB, is er sprake van een handicap. Bij 50 dB gehoorverlies is men aangewezen op liplezen of spraakafzien om spraak nog te kunnen volgen.

Voor de diagnose lawaaidoofheid of slechthorendheid door lawaai zijn door het Nederlands Centrum voor Beroepsziekten de volgende criteria geformuleerd in overeenstemming met het beoordelingsschema beroepsziekten. Er moet bij 4000 Hz meer gehoorverlies zijn dan bij de slechtsthorende 10% van de normale populatie in dezelfde leeftijdscategorie. Het gehoorverlies bij 1000 Hz mag niet groter zijn dan dat van leeftijdgenoten. Het verschil tussen linker- en rechteroor mag bij 4000 Hz niet meer dan 15 dB bedragen. Er moet een langdurige blootstelling geweest zijn van meer dan 80 dB(A) gedurende minimaal een half jaar. Er mogen verder geen andere oorzaken aanwezig zijn voor perceptief gehoorverlies, zoals blootstelling aan lawaai in hobby's, militaire dienst of het gebruik van geneesmiddelen, zoals tuberculostatica of antibiotica, die perceptief gehoorverlies kunnen veroorzaken.

Perceptieve gehoorverliezen zijn niet gemakkelijk op te lossen door versterking met een gehoorapparaat. Ook bij gebruik van een hoortoestel blijft de slechthorende afhankelijk van spraakafzien en luisterstrategieën, hetgeen zeer vermoeiend is en het functioneren in hoge mate kan belemmeren.

Oplossingen kunnen gezocht worden in technische voorzieningen, zoals hoortoestellen met een externe handmicrofoon, luisterstrategieën om de communicatie te verbeteren, aanpassingen op de werkplek in de vorm van een ringleiding of een waarschuwingslamp, of veranderingen in het takenpakket. Voor deskundige beoordeling en advies is verwijzing naar een audiologisch centrum nodig.

2.5.1 Voorkomen van lawaaidoofheid

Lawaaidoofheid is één van de meest gemelde beroepsziekten bij het Nederlands Centrum voor Beroepsziekten. Ook blootstelling aan te hoge lawaainiveaus komt nog steeds frequent voor. Tien jaar geleden nog waren een half miljoen werknemers alleen al in de industrie blootgesteld aan lawaai luider dan 80 dB(A) en bij honderdduizend van hen was dit lawaainiveau zelfs hoger dan 90 dB(A). Daarnaast zijn ook in andere branches, zoals de bouwnijverheid en de landbouw, werknemers blootgesteld aan hoge geluidsniveaus. Al met al lopen nog steeds vele honderdduizenden werknemers het risico op slechthorendheid door lawaai. Vooral gezien de hogere blootstellingsniveaus in het verleden zal dit de komende tientallen jaren vele duizenden onnodig slechthorenden tot gevolg hebben. Vooral om die gevolgen beter zichtbaar te maken, moet lawaaidoofheid als beroepsziekte beter geregistreerd worden.

Gehoorbeschadiging door lawaai is een onomkeerbaar en niet te genezen proces. De enige oplossing is voorkómen dat werknemers aan schadelijke geluidsniveaus worden blootgesteld.

2.6 Organisch psychosyndroom of chronische toxische encefalopathie

Casus

Meneer Krol, 49 jaar, werkt al jarenlang in een autospuiterij. Een paar jaar geleden begon hij last te krijgen van vermoeidheid en vooral van vergeetachtigheid. Uiteindelijk ging hij fouten maken in zijn werk en werd de kwaal zo erg dat hij zich heeft ziek gemeld. Zijn vrouw klaagt nu dat hij een ander mens is geworden. In het begin was hij na de vakantie wel weer een beetje opgeknapt, maar de laatste tijd blijven de moeheid en vergeetachtigheid. De arbeidsanamnese leert dat hij tien jaar huisschilder is geweest en daarna twintig jaar als autospuiter heeft gewerkt. In de autospuiterij ging hij vaak met een dronken gevoel naar huis. Pas sinds vijf jaar wordt er met adequate ademescherming gewerkt.

Acute effecten van organische oplosmiddelen zijn reeds lang bekend. Bij een hoge blootstelling aan bijvoorbeeld xyleen of andere oplosmiddelen ontstaan symptomen vergelijkbaar met een alcoholintoxicatie: een dronken gevoel, coördinatiestoornissen en bij nog hogere blootstelling zelfs bewusteloosheid. Minder bekend zijn de effecten van langdurige blootstelling. Op langere termijn treedt een beschadiging van het centrale zenuwstelsel op; dit uit zich in een ziektebeeld dat bekend staat als organisch psychosyndroom of *toxische encefalopathie*. Er worden drie fasen van de ziekte onderscheiden.

1 In de eerste fase van de ziekte zijn de symptomen nog reversibel; deze fase wordt wel aangeduid als *organic affective syndrome* of *neurasthenic syndrome*. Er zijn alleen subjectieve klachten die niet met neuropsychologisch onderzoek zijn te objectiveren: vermoeidheid, geheugen- en concentratieproblemen, en stemmingsveranderingen. Daarnaast is er vaak sprake van een depressieve stemming, geprikkeldheid, emotionele labiliteit, hoofdpijn, irritatie, slaapstoornissen en duizeligheid. De klachten verdwijnen na enkele weken of maanden na het stoppen van de blootstelling.
2 In de tweede fase wordt de ziekte aangeduid als *mild chronic toxic neuropathy*. De bovengenoemde klachten zijn dan ook te objectiveren met behulp van neuropsychologische tests.
3 In de derde en laatste fase, die wordt aangeduid als *chronic toxic encephalopathy*, is er sprake van een dementie met een algehele aantasting van het intellectuele en emotionele functioneren.

Box 2.13 Diagnostiek chronische toxische encefalopathie

Anamnese
- vergeetachtig, vermoeid, niet kunnen concentreren
- langdurige blootstelling aan organische oplosmiddelen boven MAC-waarde
- acute intoxicatie in verleden

Onderzoek
- afwijkende score neuropsychologische test
- geen andere neurologische/psychiatrische ziekten (bijv. dementie, depressie)
- multidisciplinair team: bedrijfsarts, neuroloog, neuropsycholoog, psychiater, arbeidshygiënist

Vanwege de aspecifieke klachten is een differentiële diagnose van groot belang. Andere neurologische aandoeningen, zoals een maligniteit of ziekte van Alzheimer in een beginstadium, die vergelijkbare klachten kunnen geven, moeten uitgesloten worden. Dezelfde klachten zijn beschreven na chemotherapie en bestraling.

Om de klachten met enige waarschijnlijkheid aan de werksituatie te kunnen wijten, moet er gedurende minimaal vijf jaar blootstelling geweest zijn aan hoge doses organische oplosmiddelen. Als er in het verleden regelmatig acute intoxicatieverschijnselen zijn geweest, zoals een dronken gevoel na het werk, kan men aannemen dat er sprake is geweest van een hoge dosis.

Voorbeelden van organische oplosmiddelen zijn: tolueen, xyleen, styreen, pentaan, white spirit, 1-1-2-trichloorethaan. Voor deze stoffen geldt een wettelijk vastgestelde maximaal aanvaarde concentratie of MAC-waarde. Bij overschrijding van die MAC-waarde zijn gezondheidseffecten te verwachten.

Vanwege de lastige differentiële diagnose en arbeidsanamnese heeft een multidisciplinaire aanpak bij de diagnostiek de voorkeur. In navolging van de aanpak in Scandinavië wordt zo'n multidisciplinair team een *solvent team* genoemd. Een dergelijk team bestaat uit een neuroloog, een neuropsycholoog, een bedrijfsarts en een arbeidshygiënist. Artsen kunnen patiënten verwijzen naar het solvent team.

Meneer Krol heeft een aantal kenmerken die bij hem de diagnose organisch psychosyndroom waarschijnlijk maken. Om met meer zekerheid van een beroepsziekte te kunnen spreken, is diagnostiek door een solvent team aangewezen, waarbij neuropsychologische tests worden uitgevoerd, de differentiële diagnose wordt uitgewerkt en de arbeidsanamnese verder wordt uitgediept.

De diagnose beroepsziekte is belangrijk voor de begeleiding en de preventie. Voor veel werknemers die vaak al een langdurige gang door het medische circuit hebben gemaakt, is het een erkenning van hun klachten. Het signaleren van deze beroepsziekte, vooral door een actieve patiëntenvereniging en de vakbeweging, is een belangrijke stimulans geweest voor de discussie over vervanging van oplosmiddelen door minder gezondheidsbedreigende stoffen.

2.7 Kanker door het werk

2.7.1 Mesothelioom en longkanker door asbestblootstelling

> **Casus**
>
> Op het spreekuur van zijn huisarts vertelt de 67-jarige meneer Meydam dat hij zich zo ongerust maakt over zijn rokershoest. Hij heeft veertig jaar in de scheepsbouw gewerkt, waarvan vele jaren met asbest. Een flink aantal van zijn maten van vroeger zijn inmiddels overleden aan kanker. Hij vraagt zich af of hij de volgende is.

Mesothelioom, kanker van de pleura van de longen, en bronchuscarcinoom ten gevolge van het werken met asbest zijn tegenwoordig de meest voorkomende vormen van kanker die door blootstelling op het werk zijn veroorzaakt. Jaarlijks sterven er in Nederland ongeveer 300 mensen aan een mesothelioom. In de periode 1945-1995 zijn zo'n tienduizend mensen blootgesteld geweest aan asbest bij het verwerken van het ruwe product. Enige honderdduizenden werknemers zijn daarnaast nog blootgesteld geweest aan asbest doordat ze asbesthoudende producten bewerkten. De zorg van meneer Meydam is dan ook terecht; er dient direct een thoraxfoto gemaakt te worden. Klachten waarmee patiënten met een mesothelioom zich presenteren, zijn kortademigheid, pijn op de borst, gewichtsverlies en hoesten. Op de röntgenfoto komt meestal pleuravocht voor in combinatie met pleuraverbreding. Door een punctie van het pleuravocht en cytologisch onderzoek kan in 80% van de gevallen de diagnose gesteld worden. Een andere mogelijkheid is histologisch onderzoek van materiaal dat verkregen is door pleurabiopsie of thoracoscopie.

Het mesothelioom kan ook uitgaan van het peritoneum of het pericard.

Box 2.14 Diagnostiek mesothelioom

Anamnese
– blootstelling aan asbest in het verleden (80%)

Onderzoek
– thoraxfoto
– cytologie pleuravocht
– histologie biopt

Tweejaarsoverleving: 10%

In het geval van een mesothelioom is het verband met het werk meestal wel aantoonbaar. De tumor ontstaat vrijwel alleen na blootstelling aan asbest en is daarmee een van de weinige die specifiek aan blootstelling op het werk te relateren zijn. In Nederland worden vooral clusters van mesothelioom-gevallen gezien in gebieden waar veel scheepsbouw heeft plaatsgevonden. Asbest werd namelijk als brandwerend middel op scheidingswanden in schepen gespoten, waarbij een zeer hoge blootstelling optrad. In 1969 beschreef de bedrijfsarts Stumphius een serie gevallen van mesothelioom bij werknemers van de scheepswerf De Schelde in Vlissingen, waardoor de politieke discussie over een asbestverbod in Nederland op gang kwam. Daarnaast werd asbest op allerlei andere plaatsen in de industrie en in de woningbouw als brandwerend isolatiemiddel gebruikt. Blootstelling kan dus in allerlei beroepen plaatsvinden en een zorgvuldige arbeidsanamnese is vaak nodig om dit aan het licht te brengen.

Er bestaan verschillende soorten asbest: blauwe asbest of crocidoliet, bruine asbest of amosiet en witte asbest of chrysotiel. De eerste twee soorten geven het grootste risico op mesothelioom.

Diagnostiek van een mesothelioom als beroepsziekte heeft geen therapeutische of preventieve betekenis. Het mesothelioom heeft een slechte prognose en is therapeutisch nauwelijks te beïnvloeden; 80% van de patiënten is twee jaar na diagnose overleden.

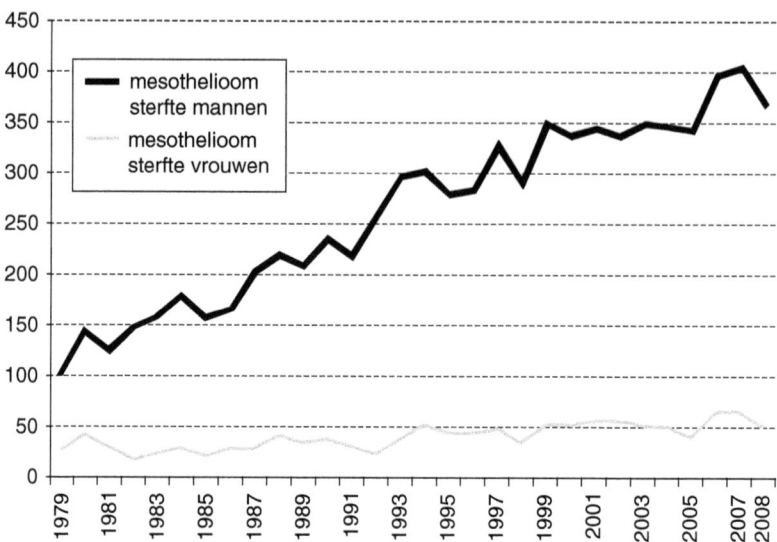

Figuur 2.1
Sterfte aan mesothelioom in Nederland 1979-2008. (Bron: CBS, Statline)

Het verwerken van asbest is in Nederland sinds 1993 verboden en in situaties waarin wel contact mogelijk is, zoals bij sloopwerkzaamheden, gelden strenge veiligheidsvoorschriften. Het is daarom onwaarschijnlijk dat zich nog nieuwe gevallen voordoen. Bovendien zouden die zich pas na een lange latentietijd van 10-50 jaar openbaren.

Voor de begeleiding is een dergelijke diagnose wel van belang. Het besef dat de dodelijke ziekte veroorzaakt is door het werk en vooral doordat er door de werkgever een lichtvaardige afweging van de gezondheidsgevaren ten opzichte van de economische voordelen werd gemaakt, roept veel boosheid en emoties op. Dat leidt ertoe dat werknemers bij hun werkgever een claim indienen om schadevergoeding te krijgen. Een dergelijke claim wordt in de meeste gevallen van mesothelioom dan ook toegewezen.

Door de slechte levensverwachting van asbestpatiënten is de lange juridische procedure een wrange complicatie. Vaak is het ook onmogelijk om de vroegere werkgever aansprakelijk te stellen. Recentelijk heeft de overheid de gevolgen van asbest als een maatschappelijk probleem erkend door instelling van een asbestinstituut. Het Asbestinstituut (Stichting Instituut Asbestslachtoffers, www.asbestslachtoffers.nl) bundelt de expertise op dit terrein. Bemiddeling door het instituut tussen werkgever en zieke werknemer kan zonder juridische procedure leiden tot schadeloosstelling van de zieke werknemer.

Wanneer de foto van meneer Meydam een longcarcinoom aan het licht brengt, zal het echter nog niet eenvoudig zijn om aan te tonen dat het hier om een beroepsziekte gaat. De vierde stap in het beslissingsschema beroepsziekte, het uitsluiten van andere oorzaken, is bijzonder lastig. Longkanker wordt in sterke mate veroorzaakt door het roken van sigaretten, hetgeen in deze casus ook aan de orde is. Het is hier niet mogelijk de invloed van het werk en het roken van sigaretten te onderscheiden. In juridische procedures is het om deze reden moeilijk om compensatie te verkrijgen in het geval van longkanker. Op groepsniveau blijkt overigens uit epidemiologisch onderzoek een sterke interactie te bestaan tussen het roken van sigaretten en blootstelling aan asbest. Het risico op longkanker voor een roker die is blootgesteld aan asbest, is 30-50 keer groter dan voor een niet-roker die niet aan de stof is blootgesteld. Wanneer er bovendien nog sprake is van asbestose, is het risico 75-100 keer groter. Eén van de weinige preventieve maatregelen die na blootstelling aan asbest zinvol is, bestaat uit een gericht advies om te stoppen met roken.

Box 2.15 Bedrijven en activiteiten met asbestblootstelling

- scheepsbouw
- isolatie van leidingen
- productie van asbesthoudende producten (eterniet)
- sloopwerkzaamheden
- bouwnijverheid

2.7.2 Andere vormen van kanker door het werk

Box 2.16	Werkgerelateerde kanker
tumor	stof, beroep
mesothelioom	asbest
longkanker	asbest, chroom, cadmium, nikkel, radon, beryllium, arseen
blaaskanker	rubberindustrie, kleurstoffen, PAK's, benzidine
huidkanker	minerale oliën
kanker neus, sinussen	houtstof
leukemie	benzeen, bestrijdingsmiddelen

Kanker ten gevolge van blootstelling aan asbest is in kwantitatief opzicht de belangrijkste. Ook andere stoffen, waaronder metalen die bewerkt worden bij lassen, zoals chroom, kunnen longkanker veroorzaken. In Nederland bestaat een verbod op het verwerken van een aantal andere kankerverwekkende stoffen. Dit betreft benzidine; een kleurstof die gebruikt werd om occult bloed in feces aan te tonen en die blaaskanker veroorzaakt. De stof behoort tot de groep van de aromatische aminen, waarvan er een aantal blaaskanker veroorzaakt. Blootstelling aan polycyclische aromatische koolwaterstoffen (PAK's) verhoogt het risico op huid- en blaaskanker. Blootstelling komt onder andere voor bij het bedekken van daken en het asfalteren van wegen. Blaaskanker kan in een vroeg stadium worden opgespoord door middel van cytologisch onderzoek van de urine. Er is discussie over de vraag of dit een doelmatige vorm van vroegdiagnostiek is.

Het belangrijkste instrument om kanker door het werk op te sporen, is een goede arbeidsanamnese waarbij men rekening houdt met de lange latentietijd van kanker. Hierbij kan gebruikgemaakt worden van de lijst met enige tientallen kankerverwekkende stoffen die is opgesteld door de Arbeidsinspectie. Materialen die kankerverwekkende stoffen bevatten, moeten bovendien zijn gelabeld met de zinnen 'kan kanker veroorzaken' of 'kan kanker veroorzaken bij inademing'. Voor andere dan de hier genoemde tumoren is het vaak moeilijk kanker als beroepsziekte te duiden. De lange latentietijd maakt het moeilijk de blootstelling adequaat vast te stellen.

Op een enkele uitzondering na zijn de meeste tumoren niet specifiek voor een bepaalde blootstelling. Andere leefstijlfactoren, zoals roken of dieet, en genetische predispositie hebben vaak een grote invloed op het ontstaan ervan.

2.8 Vruchtbaarheidsstoornissen en zwangerschapsproblemen door het werk

Casus

Jantien Eibering is schilder en 28 jaar oud. Ze is sinds enige weken zwanger en maakt zich zorgen over de effecten van haar werk op het ongeboren kind. Ze vraagt haar bedrijfsarts wat ze kan doen om te voorkomen dat haar kindje wordt blootgesteld aan gevaarlijke stoffen. Hij meldt dat op de lijst van 'voor de voortplanting giftige stoffen' ook de oplosmiddelen tolueen en xyleen worden vermeld; stoffen die veel in verf gebruikt worden. In watergedragen verfproducten zijn echter geen voor de ongeboren vrucht gevaarlijke stoffen verwerkt. De bedrijfsarts adviseert om blootstelling aan oplosmiddelen te vermijden en uitsluitend met watergedragen verf te werken.

In veel werksituaties komt blootstelling aan agentia voor die de voortplanting in negatieve zin kunnen beïnvloeden. Dit kan leiden tot een verstoring van de vruchtbaarheid bij de man of bij de vrouw, of tot een ontwikkelingsstoornis bij het nageslacht. Zowel vruchtbaarheidsstoornissen als ontwikkelingsstoornissen komen in de algemene bevolking veel voor. De belangrijkste criteria voor de aanvullende diagnose beroepsziekte zijn daarom of er voldoende blootstelling heeft plaatsgevonden en of er geen andere oorzaken aanwijsbaar zijn.

Factoren in het werk die de fertiliteit van de man beïnvloeden, zijn zware metalen, zoals lood en kwik, bestrijdingsmiddelen, hitte en ioniserende straling. Het risico op menstruatiestoornissen bij de vrouw wordt vergroot door blootstelling aan zware metalen, bestrijdingsmiddelen en organische oplosmiddelen. Het gebruik van lachgas (stikstofdioxide) in de gezondheidszorg kan leiden tot vruchtbaarheidsproblemen bij het vrouwelijke personeel.

Ook de uitkomst van de zwangerschap wordt beïnvloed door werkomstandigheden. Voor fysiek zwaar werk, staand werk, ploegendienst en stress worden in meta-analyses kleine, maar significant verhoogde relatieve risico's gevonden voor een ongunstige zwangerschapsuitkomst, zoals vroeggeboorte of laag geboortegewicht. De absolute risico's op een ongunstige zwangerschapsuitkomst liggen in de orde van grootte van 10-20%. Dat betekent dat ook een weinig verhoogd relatief risico toch snel tot een aanzienlijke verhoging van het absolute risico zal leiden. Dat is in het verleden een sterk argument geweest om tot een wettelijk geregeld zwangerschapsverlof te komen. De werkgever is daarnaast wettelijk verplicht om maatregelen te treffen voor zwangere werkneemsters, zoals het aanbieden van tijdelijk minder belastend werk. In de risico-inventarisatie moet rekening gehouden worden met de risico's voor vruchtbaarheid en zwangerschap.

Mutagene en carcinogene stoffen kunnen leiden tot genotoxische of somatische effecten bij het ongeboren kind. De effecten van dergelijke stoffen zijn afhankelijk van het tijdstip van blootstelling tijdens het ontwikkelingsstadium van het kind. De doses die een teratogeen effect veroorzaken, liggen over het algemeen veel lager dan die waardoor kanker veroorzaakt wordt bij volwassenen.

Het Ministerie van Sociale Zaken en Werkgelegenheid houdt een lijst bij met voor de voortplanting giftige stoffen; die is te vinden via www.arbo.nl.

2.9 Infecties door het werk

Casus

Mevrouw Goebertus is verpleegkundige op de eerstehulpafdeling van een ziekenhuis. Als onderdeel van haar werk neemt ze bloed af bij patiënten en dient ze injecties toe. Door een onhandige beweging heeft ze zich geprikt met de injectienaald waarmee ze zojuist een patiënt een injectie heeft toegediend. Ze maakt zich ongerust over een mogelijke besmetting met HIV of hepatitis B.

Box 2.17	Werkgerelateerde infectieziekten	
sector	besmetting	oorzaak
gezondheidszorg	bloed, slijmvliezen, besmet materiaal (naalden)	hepatitis B, hepatitis C, HIV
gezondheidszorg	patiëntencontact	TBC, SARS
landbouw, slachterij	vee	brucellose
landbouw	besmet water	leptospirose
bosbouw	tekenbeet	ziekte van Lyme

In de gezondheidszorg, de agrarische sector en aan de agrarische sector verwante sectoren komen beroepsinfectieziekten ten gevolge van blootstelling in het werk voor. Wanneer de besmetting tijdens of ten gevolge van het werk optreedt, is er sprake van een beroepsziekte. De belangrijkste implicatie van het stellen van de diagnose beroepsziekte is de prikkel tot preventie. Vaccinatie en betere arbeidshygiëne zijn daarbij de belangrijkste instrumenten. Als er al blootstelling is opgetreden, bijvoorbeeld na een prikaccident, is er bij een aantal ziekten, zoals hepatitis B en HIV, de mogelijkheid tot vroege behandeling. Dit wordt ook wel *post-exposure profylaxe* genoemd.

Tuberculose is een van de meest gemelde beroepsinfectieziekten in Nederland en komt voornamelijk voor bij personeel in de gezondheidszorg. Het preventief medisch onderzoek naar besmetting met behulp van de Mantouxtest wordt gebruikt om besmetting in een vroeg stadium op te sporen en te behandelen met isoniazide. Hiermee worden een ernstige infectie en verdere verspreiding voorkomen. De effectiviteit van de methode hangt onder andere af van de bereidheid van het personeel om aan dergelijk onderzoek deel te nemen. Het is bekend dat vooral artsen zich ten onrechte gemakkelijk aan het onderzoek onttrekken. Er is discussie over de vraag in hoeverre het onderzoek efficiënt is in situaties waar slechts een laag risico op besmetting is, zoals bij keukenpersoneel in ziekenhuizen.

2.10 Werkgebonden klachten van het bewegingsapparaat

Casus

Mevrouw Klein Kranenberg is al lange tijd secretaresse voor een universitaire vakgroep. Ze klaagt over pijn in de polsen en onderarmen. Soms is het zo erg dat ze er 's avonds nog last van heeft. In vakanties heeft ze echter nooit pijn. Ze denkt zelf dat het met het werk te maken heeft. Haar huisarts, bij wie ze in het begin een keer geweest is, kon geen afwijkingen constateren en heeft haar een pijnstiller aangeraden. Ondanks de klachten is ze haar werk altijd blijven doen.

Klachten van het bewegingsapparaat zijn in individuele gevallen niet gemakkelijk te duiden als werkgerelateerd. De reden hiervoor is dat de klachten in veel gevallen niet beter gedefinieerd kunnen worden dan pijn op een bepaalde locatie. Een achterliggend pathologisch-anatomisch substraat is in de meeste gevallen niet bekend. Pijnklachten komen veel voor zonder belasting en het relatieve risico van blootstelling aan belastende factoren is over het algemeen niet hoog. Somatisatie speelt als bijkomende factor bij veel klachten een belangrijke rol in het chronisch worden van de klachten. Veel hulpverleners zijn om die reden bang dat door de klachten te duiden als werkgebonden somatisatie bevorderd wordt.

2.10.1 Werkgerelateerde klachten van arm, schouder en nek

Begin jaren tachtig ontstond in Australië een epidemie van pijnklachten in de arm bij werknemers die met een computertoetsenbord gingen werken. Het grote aantal toetsaanslagen en de daarmee gepaard gaande frequente bewegingen werden gezien als de oorzaak van de klachten en daarom werd het ziektebeeld *repetitive strain injury* genoemd. In eerste instantie werden de klachten als beroepsziekte erkend. Na een heftige discussie werden de criteria voor de erkenning als beroepsziekte gewijzigd, waardoor de klachten niet meer aan de criteria voldeden. Tegelijkertijd ontstond er veel aandacht voor verbetering van de ergonomie van toetsenbord en muis. Door beide ontwikkelingen verdween de epidemie binnen een paar jaar. In andere landen deden zich vergelijkbare ontwikkelingen voor. In Nederland werden werknemers oorspronkelijk aangemoedigd om de klachten in een vroeg stadium te melden, met de gedachte dat ze dan gemakkelijker te voorkomen zouden zijn. Dat bleek echter eerder tot een stijging dan een daling van de klachten te leiden. In de Verenigde Staten worden de klachten vaak benoemd als *cumulative trauma disorder*.

Er is zeker een pathofysiologische basis voor de invloed van repeterende bewegingen op het bewegingsapparaat. Uit de industrie is bekend dat dergelijke bewegingen kunnen leiden tot pees- of peesschedeontstekingen. De belasting is daar echter over het algemeen veel groter dan bij computerwerk. Het is vooral de combinatie van repeterende bewegingen, ongunstige (extreme) houdingen en frequente of langdurig uit te oefenen krachten die de kans op deze klachten vergroot.

Behalve in industriële beroepen komt een dergelijke belasting ook voor bij musici. Bij hen zijn vergelijkbare pijnklachten beschreven die wel worden benoemd als *overuse-syndroom*.

Er worden parallellen getrokken met de *schrijfkramp*, een aandoening waarbij het onmogelijk is om nog leesbaar te schrijven ten gevolge van kramp in de spieren van de handen en onderarm. Deze aandoening heeft echter een neurologische basis met een genetische component.

De benaming RSI is ongelukkig, omdat die suggereert dat pijnklachten van arm, schouder en nek vrijwel altijd het gevolg zijn van repeterende bewegingen in het werk. Dit is niet het geval. Dergelijke pijnklachten komen veel voor ten gevolge van degeneratie van de weefsels van het bewegingsapparaat. Het is daarom beter om duidelijke criteria te hanteren voor de ziekte en de blootstelling afzonderlijk. De volgende ziektebeelden hebben een relatie met repeterende bewegingen en/of ongunstige houdingen of krachten in het werk:

– pees- en peesschedeaandoeningen, zoals de ziekte van De Quervain en epicondylitis;
– compressie van de zenuw, zoals het carpaletunnelsyndroom, waarbij de n.medianus bekneld raakt onder het ligamentum carpale;
– osteoartrose van de gewrichten in de bovenste extremiteit;
– schouderpijn ten gevolge van het rotatorcuffsyndroom;
– uitstralende nekpijn ten gevolge van cervicobrachiaal syndroom;
– aspecifieke pijn in arm en hand.

Bij klachten van de hand en de vingers moet ook gedacht worden aan het hand-arm-vibratiesyndroom, gekenmerkt door witte vingers ten gevolge van het fenomeen van Raynaud. Hierbij treden er beschadigingen aan vaten en zenuwen in de vingers op ten gevolge van blootstelling aan trillend gereedschap, zoals motorkettingzagen en pneumatische hamers.

Box 2.18	Fysieke belasting en klachten van arm, nek en schouder	
beroep, activiteit	*factor*	*aandoening*
industrie, slagers	repeterende bewegingen	tendinitis pols, schouder, epicondylitis
slopers, industrie	trillend gereedschap	hand-arm-vibratiesyndroom, osteoartrose pols, schouder
schilders, stukadoors	werken boven schouderhoogte	schouderpijn, rotatorcuffsyndroom
musici (viool)	statische belasting arm, schouder	aspecifieke nek- of armpijn
industrie, administratie	ongunstige houding, beweging pols	carpaletunnelsyndroom
administratieve werkzaamheden	nekflexie meer dan 55 graden bij computergebruik	aspecifieke nekpijn

In de meerderheid van de gevallen is bij werknemers met pijn in de bovenste extremiteit of nek geen specifieke diagnose mogelijk. De klachten worden dan benoemd als aspecifieke nek- of armpijn. Naast de pijn kan er ook sprake zijn van andere klachten, zoals doof gevoel, tintelingen, temperatuurverschillen, zwelling of kleurverandering. Meestal kan voor deze verschijnselen geen verklaring worden gevonden. Er zijn veel verschillende theorieën die proberen deze klachten te verklaren, maar een pathofysiologisch mechanisme voor aspecifieke armpijn is nooit aangetoond.

Voor een aantal aandoeningen bestaat een effectieve therapie. Dat is een argument om de aandacht niet uitsluitend op aanpassingen in het werk te richten. Het carpaletunnelsyndroom kan met een kleine operatie worden genezen. Aandoeningen van de pezen reageren goed op injecties met corticosteroïden.

Om bij een van de bovengenoemde aandoeningen de diagnose beroepsziekte te stellen, moet er sprake zijn van overbelasting in het werk ten gevolge van dagelijkse blootstelling aan ongunstige houdingen en bewegingen of hand-armtrillingen gedurende meer dan twee uur per dag. Onder repeterende bewegingen worden bewegingen verstaan die meer dan tweemaal per minuut voorkomen. Er is sprake van een grote kracht als er meer dan 4 kg moet worden uitgeoefend met hand of pols. Voorbeelden van ongunstige houdingen zijn:
– de stand van de pols wijkt meer dan 30 graden af van de neutrale positie;
– de elleboog is meer dan 90 graden gebogen of helemaal gestrekt;
– de onderarm is meer dan 40 graden gedraaid;
– de onderarm is meer dan 30 graden naar buiten gedraaid;
– de nek is sterk voorovergebogen;
– de hand is boven schouderhoogte.

Wanneer er sprake is van overbelasting in het werk zijn aanpassingen nodig in het werk van de zieke werknemer. Tegelijkertijd is het een signaal om te onderzoeken of aanpassingen ook bij andere werknemers nodig zijn om klachten bij hen te voorkomen. Overbelasting is niet gemakkelijk te beoordelen in de spreekkamer. Meestal is er eerst een werkplekonderzoek nodig om de belasting te objectiveren.

Psychosociale factoren spelen een belangrijke rol bij het in stand houden van de pijnklachten. Mogelijk spelen ze ook een rol bij het ontstaan. Bij nekklachten is het zo dat stress tot een verhoogde spanning in de m.trapezius leidt, met schouder- of nekpijn tot gevolg. Aspecifieke armpijn wordt waarschijnlijk op vergelijkbare wijze beïnvloed door hoge werkdruk en gebrek aan regelmogelijkheden.

Er bestaat een zekere spanning tussen de diagnose beroepsziekte en het advies tot werkhervatting. Om chronisch pijngedrag te voorkomen, wordt geadviseerd om zo veel mogelijk alle normale activiteiten voort te zetten. Dit is vergelijkbaar met het advies bij andere klachten van het bewegingsapparaat. De diagnose beroepsziekte veronderstelt overbelasting die moet worden opgeheven, willen de klachten kunnen verdwijnen. Wanneer te gemakkelijk tot de diagnose beroepsziekte wordt overgegaan, kan dit werkhervatting belemmeren.

2.10.2 Werkgerelateerde rugklachten

Bij rugklachten doet zich hetzelfde probleem voor als bij de hierboven beschreven klachten van de bovenste extremiteit. De meeste klachten zijn aspecifiek en er is geen onderliggend pathologisch mechanisme aantoonbaar. Belastende factoren, zoals houdingen en bewegingen die de kracht op de lumbale wervelkolom vergroten, zijn buiten het werk ook in ruime mate aanwezig. Etiologisch onderzoek naar het verband tussen fysieke belasting en rugpijn kent lage relatieve risico's. Daarom is het moeilijk om op individueel niveau een relatie te leggen tussen belastende factoren en de klachten.

De meest gangbare theorie over het pathologisch mechanisme is dat voortdurende en hoge krachten op structuren van de lumbale wervelkolom tot kraakbeendegeneratie leiden. De overbelasting van het kraakbeen geeft microtraumata die het proces van degeneratie in gang zetten. Dit leidt tot osteoartrose van de facetgewrichten en de tussenwervelschijven. Door deze structurele veranderingen in de wervelkolom worden gewrichten en ligamenten overbelast, tot er na zekere tijd weer een stabilisatie optreedt. Juist tijdens de periode van instabiliteit zouden de pijnklachten optreden.

Om de werkgebondenheid bij rugklachten vast te stellen, wordt door het Nederlands Centrum voor Beroepsziekten aanbevolen om aan de hand van een checklist eerst te beoordelen of er in het werk sprake is van overschrijding van blootstellingsgrenzen voor de risicofactoren 'handmatig hanteren van lasten', 'veelvuldig buigen en/of draaien van de romp' en 'lichaamstrillingen'. Vervolgens is in een tabel af te lezen hoe groot de kans is dat de klachten zijn toe te schrijven aan de combinatie van risicofactoren in het werk. Als de kans groter is dan 50%, dienen de klachten als beroepsziekte te worden gemeld.

In het buitenland wordt veelal de regel gehanteerd dat degeneratie moet worden aangetoond om te bewijzen dat het werk de klachten heeft veroorzaakt. Wil men in aanmerking komen voor compensatie voor rugklachten die ontstaan zijn ten gevolge van blootstelling aan zware lichamelijke belasting door tillen of trillingen, dan moeten op een röntgenfoto degeneratieve afwijkingen aantoonbaar zijn.

Ook hier bestaat er frictie tussen het vaststellen van de diagnose beroepsziekte en werkhervatting. Voor optimale werkhervatting wordt aanbevolen om zo veel mogelijk alle normale activiteiten vol te houden. De diagnose beroepsziekte veronderstelt dat dit slechts verantwoord kan na aanpassing van de werksituatie.

2.11 Psychische problemen door het werk

Casus

Mevrouw Janzen is al vijftien jaar werkzaam bij de Sociale Dienst als bijstandsmaatschappelijk werkster. Ze is verantwoordelijk voor de afhandeling van aanvragen voor een bijstandsuitkering van cliënten van de Sociale Dienst. Na een opdracht om binnen een week alle achterstanden weg te werken, is ze 'ingestort', zoals ze het zelf uitdrukt. Het lukt haar niet om naar haar werk te gaan. Ze moet bij de minste of geringste tegenslag huilen. Ze voelt zich moe en uitgeput. De buikpijn waar ze al vaker last van heeft gehad, speelt weer op: 'Alsof er een steen in mijn buik zit.' Ze is naar haar huisarts gegaan met de vraag om slaappillen vanwege slapeloosheid.

Werkgerelateerde psychische problemen vormen een van de belangrijkste oorzaken van arbeidsongeschiktheid. Het overgrote deel van deze problemen valt onder de noemer overspannenheid. Overbelasting door een hoge werkdruk wordt door veel werknemers als de oorzaak van hun klachten aangegeven.

Het werk stelt tegenwoordig hoge eisen aan het psychisch functioneren. Door voortdurende efficiencyverbetering ligt het tempo meestal hoog. Voor veel functies is bovendien een goede communicatie vereist of moet geconcentreerd informatie worden verwerkt. Juist die vaardigheden worden bij psychische problemen beperkt. Psychische problemen leiden daarom relatief snel tot uitval uit het arbeidsproces. De hoge arbeidsongeschiktheidscijfers om psychische redenen wijzen dus niet per definitie op het veel voorkomen van overspannenheid als beroepsziekte. Meestal leidt een combinatie van werkgebonden en niet-werkgebonden factoren tot overspannenheid.

2.11.1 Werkgerelateerde overspannenheid

Bij het benoemen van overspannenheid als beroepsziekte of werkgerelateerde aandoening gaat het eerst om de omschrijving van de ziekte. Er bestaat in de internationale medische literatuur discussie over de definitie van overspannenheid. Andere benamingen, waarmee over het algemeen hetzelfde bedoeld wordt, zijn: surmenage, hyperesthetisch-emotioneel syndroom, neurastheen syndroom, decompensatie, reactieve depressie, overwerktheid en burn-out. En in het Engels: adjustment disorder. In de praktijk van bedrijfsartsen en huisartsen blijkt er behoefte te bestaan aan een dergelijke diagnose. De klachten zijn echter aspecifiek en soms moeilijk te onderscheiden van andere psychische stoornissen zoals depressie, somatisatie of angststoornis. Bij overspannenheid zijn van deze psychische stoornissen wel symptomen aanwezig, zoals een depressieve stemming of functionele lichamelijke klachten, maar daarvan zijn er nooit zoveel aanwezig dat voldaan wordt aan de DSM-criteria voor die stoornis. Hier is gekozen voor de term overspannenheid. Overspannenheid wordt gekenmerkt door een verminderd vermogen tot sociaal functioneren en een combinatie van psychische en functioneel lichamelijke klachten ten gevolge van een psychosociale overbelasting en/of verminderde psychische belastbaarheid. De psychische klachten zijn in te delen in drie categorieën:

1 *hyperesthetisch-emotionele klachten*: prikkelbaarheid, emotioneel, huilbuien;
2 *neurasthene klachten*: moe, lusteloos, vergeetachtig, concentratiestoornissen, verhoogde slaapbehoefte;
3 *psychische spanningsklachten*: gespannenheid, onrustig gevoel, piekeren, gedeprimeerde stemming, slapeloosheid.

De DSM-diagnose aanpassingsstoornis is de beste officiële 'vertaling' van de Nederlandse term overspannenheid.

> **Box 2.19   Diagnose werkgerelateerde overspannenheid**
>
> *Anamnese*
> – klachten:
>   • hyperesthetisch emotionele klachten: labiel, huilen
>   • neurasthene klachten: moe, onmacht ('Ik kan het niet meer aan.')
>   • spanningsklachten: gejaagd, piekeren
>   • functionele lichamelijke klachten: pijn
> – duur: weken tot maanden
> – sociaal disfunctioneren: verzuim
> – ervaren psychosociale overbelasting in het werk
> – geen psychiatrische of lichamelijke aandoening

Patiënten komen meestal met de klachten dat ze 'het niet meer aankunnen' en 'zo moe zijn' en hebben zich vrijwel altijd ziek gemeld.

Met de hier gekozen diagnostische criteria is het mogelijk om psychische problemen als een werkgerelateerde aandoening te duiden. Indien er sprake is van psychosociale overbelasting in het werk en uitsluiting van andere oorzaken kan gesproken worden van werkgerelateerde overspannenheid. Om twee redenen is dat van belang. In de eerste plaats kan het signaleren van overspannen medewerkers een belangrijk signaal zijn in een organisatie om iets aan de oorzaken ervan te doen. In de tweede plaats kan bij de begeleiding, naast het vergroten van de belastbaarheid, ook aandacht aan werkgebonden oorzaken gegeven worden.

Andere psychische stoornissen moeten uitgesloten worden omdat dat consequenties heeft voor de behandeling. Overspannenheid moet worden onderscheiden van een depressie. Een ernstige depressie moet ook medicamenteus worden behandeld. Bij een ernstige depressie moeten, naast de kernsymptomen depressieve stemming of interesseverlies, minstens vier van de volgende andere depressieve symptomen aanwezig zijn: concentratieproblemen, waardeloos voelen, gedachten aan dood/suïcide, agitatie of remming, moeheid, slaapproblemen, eet- of gewichtsproblemen.

Een ander belangrijk criterium om de klachten als depressie te benoemen en niet als overspannenheid is de invoelbaarheid ervan. Bij uitgesproken somberheid of gevoelens van waardeloosheid die niet in overeenstemming zijn met de overbelasting is waarschijnlijk toch sprake van een depressie. Voor een somatisatiestoornis of angststoornis moeten er meer symptomen aanwezig zijn dan hierboven genoemd. Bij een posttraumatische stressstoornis is er sprake van een traumatische gebeurtenis en herbeleving ervan.

Het uitsluiten van andere lichamelijke ziekten, zoals hyper- of hypothyreoïdie of cardiale problemen, kan geschieden op grond van anamnese en oriënterend lichamelijk onderzoek.

Psychosociale overbelasting heeft alles met stress te maken. Er zijn diverse definities van stress in gebruik. Vooral voor de werksituatie is het stressbegrip echter van groot belang, omdat het een verklaringsmodel biedt voor het ontstaan van psychische problemen in de werksituatie. Hier wordt uitgegaan van stress als de reactie van een individu op een situatie waarin hij het gevoel heeft niet aan de aan hem gestelde eisen te kunnen voldoen. Door Karasek en Theorell is een beoordelingsmethode ontwikkeld, op grond waarvan werksituaties objectief kunnen worden geclassificeerd als meer of minder stressvol. Een risico op stress bestaat juist in situaties waarin hoge psychische eisen worden gesteld en een individu weinig beslisruimte heeft. Dat risico wordt vergroot door gebrek aan social support of ondersteuning vanuit de omgeving. In box 2.20 zijn de verschillende mogelijkheden in een zogenaamde vier-veldentabel weergegeven. Een werknemer is overbelast als hij veel werk heeft en weinig mogelijkheden om dit te regelen.

Box 2.20 Stressmodel volgens Karasek en Theorell

		taakeisen	
		laag	hoog
beslisruimte	hoog	gemakkelijk werk	uitdagend werk
	laag	saai werk	overbelast werk

Zo zouden we ook het werk van mevrouw Janzen kunnen beoordelen, om te onderzoeken of bij haar sprake is van werkgerelateerde overspannenheid. Ze wordt geacht ervoor te zorgen dat de uitkeringsgerechtigden op tijd en naar tevredenheid hun uitkering krijgen. Er zijn veel werkproblemen: het aanbod van cliënten is groot, de beoordelingscriteria zijn ingewikkeld, dossiers zijn vaak zoek en het computersysteem loopt vaak vast. De regelmogelijkheden zijn beperkt. Ze is volledig afhankelijk van het computersysteem, voor elke beslissing moet ze toestemming vragen aan haar chef en werkoverleg vindt niet plaats. Hier is sprake van overbelasting. Op het moment dat de werkdruk nog eens extra verhoogd wordt, raakt ze dan ook overspannen. Het lijkt op deze wijze dus mogelijk om een objectieve beoordeling te geven van overbelasting in de werksituatie.

Naast een objectieve beoordeling van de werksituatie moeten ook problemen buiten het werk worden beoordeeld. Een combinatie van privéproblemen en hoge werkeisen leidt gemakkelijk tot overspannenheid. Dit zouden we niet als beroepsziekte willen benoemen. Belangrijke stressoren buiten het werk zijn *life-events* of levensgebeurtenissen, zoals het overlijden van een naaste, de geboorte van een kind of een verhuizing.

Literatuur

Baxter PJ, Adams PH, Aw T, Cockcroft A, Harrington JM (eds.). Hunter's diseases of occupations. (9th ed.). London: E Arnolds, 2000.

Nederlands Centrum voor Beroepsziekten. Registratierichtlijnen beroepsziekten, www.beroepsziekten.nl.

van der Laan G, Pal TM, Bruynzeel DP (eds.). Beroepsziekten in de praktijk. Maarssen: Elsevier, 2010.

3 Kan deze patiënt werken? Begeleiding van zieke werknemers

J.H.A.M. Verbeek en P.B.A. Smits

> Zieke werknemers worden begeleid door de bedrijfsarts. De bedrijfsarts beoordeelt de arbeidsgeschiktheid, signaleert problemen, intervenieert om werkhervatting mogelijk te maken, stelt een probleemanalyse op en adviseert over een begeleidingsplan. In dit hoofdstuk wordt een algemene aanpak voor begeleiding voorgesteld. De aanpak wordt uitgewerkt voor werknemers met rugklachten, overspannenheid, hartinfarct en kanker, en is gebaseerd op de richtlijnen van de Nederlandse Vereniging voor Arbeids- en Bedrijfsgeneeskunde.

3.1 Begeleiding bij arbeidsongeschiktheid zinvol?

Gelukkig herstellen de meeste werknemers die zich ziek melden binnen enkele dagen. Begeleiding is dan niet zinvol en werkt zelfs contraproductief. Er is zoveel extra tijd nodig om een beoordeling uit te voeren dat hierdoor het ziekteverzuim verlengd wordt.

Toch treedt er in ongeveer 10% van de gevallen van ziekteverzuim een proces in werking waardoor langdurige arbeidsongeschiktheid ontstaat, soms zelfs met blijvende uitval uit het arbeidsproces. Hoe dat proces precies verloopt, is niet goed bekend. De aard en ernst van de ziekte en de daarmee samenhangende beperkingen spelen de belangrijkste rol. Een bouwvakker die halfzijdig verlamd is geraakt, kan vanzelfsprekend zijn werk niet meer doen.

In de tweede plaats zijn er allerlei niet-medische factoren die het ziek en hersteld melden beïnvloeden, zoals het werk zelf, de tevredenheid over het werk, de regels in een bedrijf, de binding met het bedrijf, het ziektegedrag en opvattingen van de patiënt.

> **Box 3.1 Werkhervatting**
>
> Werkhervatting na ziekte is afhankelijk van:
> - medische factoren, zoals de ernst van de ziekte en de beperkingen
> - niet-medische factoren, zoals het werk zelf, ziektegedrag en opvattingen van de patiënt

Vooral factoren die het ziek melden beïnvloeden, zijn onderzocht. Wat er echter tijdens de periode van ziekteverzuim met een werknemer gebeurt, is minder duidelijk. Vaststaat dat naarmate het verzuim langer duurt, de kans op blijvende uitval steeds groter wordt. Er is sprake van een steeds sterkere gerichtheid op de klachten naarmate het verzuim langer duurt. Bij chronische pijnklachten ontstaat bijvoorbeeld een vicieuze cirkel die moeilijker te doorbreken is naarmate de toestand langer voortduurt. Dat is ook de reden dat alleen de beoordeling van arbeidsongeschiktheid weinig zinvol is. In die situatie wordt van een werknemer immers verwacht dat hij telkens opnieuw aantoont dat hij niet kan werken, in plaats van te zoeken naar mogelijkheden en oplossingen. Daarom is het accent de laatste jaren verschoven van beoordelen naar een actieve begeleiding. Het doel van die begeleiding is factoren op te sporen die het verzuim in stand houden en werkhervatting belemmeren. De werkgever is verplicht om bij zes weken verzuim advies te vragen aan de bedrijfsarts over de belemmerende factoren en mogelijke oplossingen. Vervolgens is het aan werkgever en werknemer om samen een plan van aanpak te maken om de problemen op te lossen.

> **Box 3.2 Ziektecontrole**
>
> - controle op naleving afspraken bij verzuim is zinvol
> - claimbeoordeling door bedrijfsarts zonder aandacht voor interventies of werkomstandigheden is in strijd met beroepsethiek

Er is veel discussie over ziektecontrole. Het is goed om een onderscheid te maken tussen de verschillende vormen van ziektecontrole. Met ziektecontrole kan bijvoorbeeld de controle bedoeld worden op het nakomen van regels en afspraken over ziekteverzuim die in een bedrijf zijn gemaakt. In de meeste werksituaties is er wel overeenstemming over het nut van een dergelijk controlesysteem. Het is echter geen medische taak. De werkgever en de werknemersvertegenwoordiging kunnen hiervoor samen, naar eigen goeddunken, een regeling afspreken.

De overheid en de beroepsvereniging van bedrijfsartsen zijn van mening dat bedrijfsartsen geen ziektecontrole horen te doen. Onder ziektecontrole wordt dan verstaan: de beoordeling van de bedrijfsarts op het recht op een uitkering of doorbetaling van loon, ook wel claimbeoordeling genoemd. In die situatie wordt alleen een beoordeling uitgevoerd, zonder dat wordt nagegaan door welke factoren het verzuim is ontstaan en in stand wordt gehouden. Men vindt dat daardoor de vertrouwenspositie van de bedrijfsarts negatief wordt beïnvloed. De situatie is immers voorstelbaar dat een werkgever zich weinig gelegen laat liggen aan ziekmakende omstandigheden in een bedrijf. Ziektecontrole zou hier inhouden dat werknemers door de bedrijfsarts weer naar hetzelfde ziekmakende werk worden teruggestuurd. Uit het oogpunt van beroepsethiek is dat uiteraard niet verantwoord.

3.2 Actieve begeleiding bij ziekte en werkhervatting

Casus

Meneer Ackers, 45 jaar, werkt als inspecteur bij de afdeling bouw- en woningtoezicht van een gemeente. Hij wordt door zijn chef naar het spreekuur van de bedrijfsarts verwezen omdat hij al drie weken een onduidelijke pijn in de hiel heeft, waarvoor hij van zijn werk verzuimt. Onder belasting wordt de pijn erger. Via de huisarts is Ackers bij de fysiotherapeut terechtgekomen, die UKG toepast. Zelf ziet Ackers geen oplossing en weet niet 'hoe het verder moet'. Zijn werk vindt voor de helft aan het bureau plaats en voor de helft zijn het inspecties buiten de deur. De verhouding met zijn chef is niet al te best.

Welke mogelijkheden heeft een bedrijfsarts in dit geval om zo'n probleem op een actieve manier aan te pakken? De belangrijkste doelstelling bij de aanpak is het voorkomen van langdurige arbeidsongeschiktheid. De mogelijkheden hiervoor kunnen afgeleid worden uit het ICF-model ziektegevolgen (zie par. 1.5).

Box 3.3 Begeleiding bij ziekte en werkhervatting

Diagnostiek: diagnose, activiteiten en participatie
– aard en ernst van het gezondheidsprobleem duidelijk? diagnose?
– activiteiten, mogelijkheden en beperkingen in het functioneren?
– participatie in (eigen) werk

Probleeminventarisatie
– medische behandeling
– ziektegedrag van de werknemer
– privé-omgeving

- werkomgeving, arbeidsomstandigheden
- organisatie van het werk, sociale ondersteuning

Interventies
gericht op medische behandeling:
- eigen behandeling door de bedrijfsarts
- informatie en overleg huisarts/specialist
- verwijzing, eventueel naar gespecialiseerd centrum

gericht op gedrag van de werknemer:
- bespreking opvattingen ziekte
- aanleren van vaardigheden, coping versterken
- stimuleren geleidelijke werkhervatting

gericht op werkomgeving en organisatie:
- overleg verwijzing andere deskundigen in bedrijf
- aanpassing werktijd en taken
- stimuleren sociale ondersteuning

Conclusies
- probleemanalyse, arbeidsgeschiktheid
- werkhervattingsadvies werknemer en werkgever
- begeleidingsplan gericht op participatie

In de eerste plaats moet vastgesteld worden wat de aard en de ernst van het gezondheidsprobleem zijn. En of de mogelijkheden en beperkingen daarmee samenhangen. In geval van een arbeidsconflict of een privéprobleem kunnen andere deskundigen meer aan de oplossing bijdragen.

Vervolgens is het de vraag of er problemen bestaan die een belemmering vormen voor werkhervatting. Het ontbreken van een adequate medische behandeling kan bijvoorbeeld zo'n belemmering zijn. Bij rugpijn verdwijnen de klachten sneller wanneer iemand in beweging blijft dan bij rust. Dit soort gedrag kan ook de werkhervatting belemmeren. Zwaar lichamelijk werk of ongunstige arbeidsomstandigheden maken het moeilijker om na een ziekte weer aan de slag te gaan. Een organisatie die 150% inzet vereist of uitsluitend werk in ploegendienst kent, maakt het niet gemakkelijk voor een zieke werknemer om het werk te hervatten.

De signalering van dit soort problemen moet vervolgens tot interventies leiden. Een van de meest gebruikte interventies is het verminderen van de belasting in tijd of taken. De bedrijfsarts geeft dan het advies: 'Begint u weer voor halve dagen' of: 'Begint u, maar zonder het werk aan de balie.' Vooral bij aandoeningen die een sterke relatie hebben met het werk, zoals overspannenheid of rugklachten, zullen er therapeutische adviezen gegeven worden: 'Probeer ondanks de pijnklachten toch in beweging te blijven.' Wanneer de huisarts een behandeling heeft ingezet die niet effectief is of contraproductief voor werkhervatting blijkt, zal de bedrijfsarts met de huisarts overleggen. Overleg kan ook nodig zijn om beter inzicht te krijgen in diagnostiek of behandeling, of gezamenlijk naar andere behandelingsmogelijkheden te zoeken. Ook kan de bedrijfsarts zelfstandig verwijzen naar medisch specialisten om meer duidelijkheid te krijgen in bepaalde situaties. Zowel binnen als buiten de arbodienst zijn er deskundigen werkzaam die betrokken zijn bij de re-integratie van zieke werknemers. Binnen de arbodienst zijn dat psychologen en organisatiedeskundigen, in het bedrijf is dat de personeelsfunctionaris of de bedrijfsmaatschappelijk werker. Buiten de arbodienst wordt er bijvoorbeeld in revalidatiecentra op een afdeling arbeidsexploratie onderzoek gedaan naar de arbeidsmogelijkheden van werknemers met een handicap. Een van de activiteiten is *work-hardening*. De taken die werknemers moeten uitvoeren, worden met opklimmende zwaarte geoefend in het revalidatiecentrum, zodat de overstap naar het echte werk vergemakkelijkt wordt. Er zijn diverse particuliere gezondheidszorginstellingen die op maat gesneden hulp bieden voor zieke werknemers met klachten van het bewegingsapparaat of overspannenheid.

Het resultaat van de beoordeling en de begeleiding bevat ook altijd een werkhervattingsadvies, bijvoorbeeld: 'We spreken af dat u maandag begint voor vijftig procent, zonder dat u alweer inpakwerk hoeft te doen' of: 'De eerste maand kunt u niet werken.' Aangezien zo'n advies consequenties heeft voor de organisatie en de gang van zaken in een bedrijf, is overleg nodig met een leidinggevende of een personeelsfunctionaris. Bij zes weken ziekteverzuim vindt er altijd een probleemanalyse plaats door de bedrijfsarts. Dit wordt schriftelijk gerapporteerd aan de werkgever. In complexere gevallen kan er een begeleidingsplan opgesteld worden dat in het verloop van een aantal consulten kan worden afgewerkt.

Hoe beoordelen we nu de situatie van meneer Ackers met zijn pijn in de hiel? Pijn in de hiel die toeneemt bij belasting, is niet zonder meer medisch te duiden. Er kan sprake zijn van een achillespeesruptuur, overbelasting of degeneratie van de pees. Het is dus zinvol om te proberen een medische diagnose te stellen. Een diagnose kan immers therapeutische consequenties hebben en ook het beleid in de richting van het werk beïnvloeden. In alle gevallen is de patiënt beperkt in het lopen, maar in het geval van een ruptuur meer dan bij een blessure. De afhankelijke opstelling duidt niet op een adequaat ziektegedrag van deze werknemer. De behandeling met UKG is niet effectief, maar hoeft werkhervatting niet te belemmeren. Het deel van het werk waarbij gelopen moet worden, kan hij vooralsnog niet doen, maar andere taken lijken goed mogelijk. De verhouding met de chef is problematisch en doet de kans op een spoedig herstel afnemen. Als interventies komen dan in aanmerking:
– het verminderen van de belasting door geen buitenwerk te doen;
– overleg met de fysiotherapeut of de huisarts;

- verwijzing naar de personeelsfunctionaris in verband met de onderlinge verhoudingen;
- de werknemer stimuleren om zelf weer de controle over zijn situatie te krijgen.

Afhankelijk van de mening van de werknemer en de werkgever worden deze interventies opgenomen in een begeleidingsplan en geeft de bedrijfsarts het advies om zo spoedig mogelijk weer halve dagen te gaan werken.

In het geval van meneer Ackers bleek overleg met de bedrijfsarts niet nodig. De pijnlijke achillespees berustte op een blessure die spontaan herstelde. Ackers werkte gedurende een week halve dagen en toen weer fulltime. De verhouding met zijn chef bleek een ernstig probleem dat uiteindelijk door een overplaatsing werd opgelost.

3.3 Begeleiding van werknemers met rugklachten

Casus

De 35-jarige timmerman Van Ingen verzuimt sinds vijf weken vanwege rugpijn. Hij kan de pijn precies aanwijzen: ongeveer 10 cm links van L3. De pijn straalt uit tot in de bil. Bij lichamelijk onderzoek worden geen afwijkingen gevonden. Van Ingen is in de eerste week van het verzuim bij de huisarts geweest. De huisarts verwees hem naar de fysiotherapeut, die hem oefeningen liet doen. Daarover is Van Ingen ontevreden; na twee behandelingen is hij gestopt. Sindsdien ligt hij veel op bed om uit te rusten. Bepaalde bewegingen, zoals vooroverbuigen en opstaan, zijn pijnlijk. Op zijn werk in een timmerfabriek moet hij regelmatig meer tillen dan 25 kg. Zijn baas, met wie hij goed kan opschieten, houdt regelmatig contact met hem.

Box 3.4 Begeleiding bij rugklachten

Diagnostiek
- aspecifieke rugpijn, wortelprikkeling, specifieke rugpijn
- activiteiten en participatie in (eigen) werk

Probleeminventarisatie
- behandeling contraproductief
- gedrag, bijkomende problemen
- privé-omgeving
- werkomgeving, lichamelijk zwaar, oorzaak?
- voldoende autonomie en ondersteuning in het werk

Interventies
- bespreking ziekteopvattingen, angst om te bewegen
- geleidelijk opklimmende belasting
- tijdelijke vermindering van werktijd en taken

Rugklachten vormen een van de belangrijkste oorzaken van arbeidsongeschiktheid. Het is onwaarschijnlijk dat door primaire preventie rugklachten geheel te voorkomen zijn. Er zullen dus altijd werknemers blijven die verzuimen vanwege rugpijn. De beperkingen die ten gevolge van rugpijn ontstaan, verhinderen werkhervatting bij de meeste lichamelijk belastende werkzaamheden. Daarom heeft rugpijn zo'n enorme invloed op het functioneren in de werksituatie. Een tweede belangrijke reden om extra aandacht aan rugklachten te geven, is het gegeven dat ziektegedrag een belangrijke rol speelt bij het blijven bestaan van de klachten. Deze factoren zijn samen verantwoordelijk voor de grote bijdrage van rugpijn aan de arbeidsongeschiktheidscijfers.

3.3.1 Diagnostiek

Voor de beoordeling en begeleiding van een werknemer met rugpijn is het van belang een globale eerstelijnsdiagnose te stellen. Bij aspecifieke rugpijn is het beleid anders dan bij een hernia nuclei pulposi (HNP). Bovendien is het van belang om als arts zekerheid te hebben over de medische consequenties. Een onzekere dokter draagt bij aan somatische fixatie van de patiënt. Door middel van anamnese en lichamelijk onderzoek kan aspecifieke rugpijn met voldoende zekerheid worden onderscheiden van ernstige aandoeningen.

Onder aspecifieke rugpijn wordt verstaan: 'Pijn in de rug waarvan de concrete oorzaak niet is aan te geven en die spontaan herstelt binnen een aantal weken, met de neiging om te recidiveren.' Bovendien verergert de pijn onder invloed van mechanische belasting. Bij aspecifieke rugpijn kan uitstraling in het been aanwezig zijn, maar niet verder dan de knie. De belangrijkste therapeutische optie is het bevorderen van lichamelijke activiteit. Wanneer er naast rugpijn sprake is van uitstraling in het been kan er sprake zijn van wortelprikkeling, bijvoorbeeld door een HNP. Wanneer de pijn dermatoomgewijs tot in de voet uitstraalt, is dit eigenlijk al voldoende reden om een HNP te vermoeden. Wanneer dit niet het geval is en de proef van Lasègue negatief is, kan een hernia worden uitgesloten.

Wanneer er bij een patiënt boven de 50 jaar sprake is van algemene ziekteverschijnselen, afvallen of atypische klachten kan er sprake zijn van een specifieke aandoening, bijvoorbeeld een metastase in een wervel. In het geval van wortelprikkeling of een specifieke aandoening ligt de nadruk op adequate diagnostiek en therapie.

Beperkingen en arbeidsongeschiktheid worden vooral veroorzaakt door mechanische belasting, die de pijnklachten doet toenemen. In het geval van wortelprikkeling of een specifieke aandoening is de kans op verdere schade onder belasting mogelijk ook groter.

3.3.2 Probleeminventarisatie

Pijnklachten kunnen in stand worden gehouden door bijkomende psychosociale problemen, zoals ontevredenheid over het werk of inadequaat ziektegedrag. Inadequaat ziektegedrag berust in een aantal gevallen op angst. De angst om te bewegen wordt ingegeven door irreële ideeën die de patiënt over de rugpijn heeft; dit worden ook wel misconcepties genoemd. Zulke misconcepties zijn bijvoorbeeld 'er is iets kapot in mijn rug' of 'het is heel slecht om mijn rug te belasten en daarom moet ik veel liggen'.

Met inadequaat ziektegedrag wordt gedrag bedoeld dat niet bijdraagt aan het herstel. Vermijdingsgedrag ontstaat als de patiënt vanwege de pijn in eerste instantie belastende activiteiten gaat vermijden. Ook kan het pijngedrag gekoppeld zijn aan het vermijden van bepaalde verantwoordelijkheden of conflicten. Belangrijk is te beoordelen of het inadequate ziektegedrag bevorderd of in stand gehouden wordt vanuit de omgeving. Een chef kan een werknemer te zeer ontzien of juist regelmatig met hem in conflict raken, hetgeen tot een versterking van de klachten kan leiden.

Van fysiotherapie, hetzij als passieve massage, hetzij als oefentherapie, is niet aangetoond dat het werkzaam is bij aspecifieke rugpijn. Wel is aangetoond dat het de klachten en de duur van het ziekteverzuim verlengt. 'Gewoon doorgaan met alle activiteiten' is het beste therapeutische advies.

Bij een HNP is in eerste instantie het beleid hetzelfde als bij aspecifieke rugpijn. Pas als deze conservatieve therapie niet helpt, wordt er geopereerd. Het succes van de operatie is mede afhankelijk van het ziektegedrag voor de operatie.

Of lichamelijk zwaar werk waarbij sprake is van een grote mechanische belasting van de wervelkolom een belemmering voor werkhervatting vormt, is niet helemaal duidelijk. Wanneer overschrijding van tilnormen of andere normen voor fysieke belasting niet aan de orde is, is terugkeer naar het oude werk bij aspecifieke rugpijn in principe altijd mogelijk. Dit is ook na een HNP-behandeling het geval.

Een belangrijke voorwaarde voor terugkeer naar het werk bij patiënten met rugpijn is de autonomie in het werk. Is het mogelijk om de werkzaamheden zo in te delen dat men op tijd een pauze kan nemen of even kan uitrusten? Situaties waarin dat niet kan, zouden dan aangepast moeten worden. Belangrijk is de houding van de leiding daarbij: maakt de chef een geleidelijke terugkeer mogelijk of wordt er direct volle inzet geëist?

3.3.3 Interventies

Bij aspecifieke rugpijn is therapeutische advisering de belangrijkste interventie. In eerste instantie zal het advies luiden 'zo veel mogelijk doorgaan met de normale activiteiten'. Afhankelijk van de ernst van de beperkingen moet werkhervatting dan ook zo snel mogelijk plaatsvinden. In tweede instantie zal de belasting, onafhankelijk van de pijn, langzaam opgevoerd moeten worden. In jargon wordt dit aangeduid als *graded activity*. Een advies luidt dan bijvoorbeeld voor een verpleegkundige die ernstig beperkt is door de rugpijn: 'Deze week gaat u elke dag tien minuten langer wandelen. Daarbij neemt u drie keer per dag op een vast tijdstip een pijnstiller. De volgende week gaat u voor vijftig procent beginnen, waarbij alleen administratieve werkzaamheden worden verricht. De week daarna werkt u ook vijftig procent en na drie weken werkt u weer fulltime.'

Wanneer werkhervatting niet tot de mogelijkheden behoort en de klachten langer dan een maand duren, kan eerst met behulp van een fysiotherapeut een opklimmend belastingsprogramma worden opgezet. In moeilijke gevallen is een multidisciplinaire beoordeling zinvol, waarbij in ieder geval ook de psychologische aspecten aan bod komen. Na behandeling kan bij een herniapatiënt hetzelfde beleid gevolgd worden.

Wanneer er sprake is van een te hoge belasting door te hoge productienormen of een in ergonomisch opzicht niet aangepaste werksituatie, moet het werk zelf aangepast worden. Een dergelijke tweesporenbenadering vergroot ook de kans van slagen van de werkhervatting.

Normen voor het beoordelen van werkplekken zijn te vinden in hoofdstuk 4.

Wat betekent dit alles nu voor meneer Van Ingen? De meest waarschijnlijke diagnose is aspecifieke lage rugpijn. Het belangrijkste probleem is op basis van deze informatie inadequaat ziektegedrag. Van Ingen houdt op met normale activiteiten en ligt op bed. Dat is niet goed. Een tweede probleem is het zware tillen dat boven de norm van 23 kg ligt.

Interventies zouden hier kunnen zijn:
– een plan om in toenemende mate te gaan bewegen;
– overleg met de chef over tijdelijk verminderde belasting;
– een plan van aanpak met betrekking tot de lichamelijke belasting in dit bedrijf in het algemeen.

De problemen en interventies moeten opgenomen worden in de wettelijke verplichte probleemanalyse bij zes weken verzuim, die vervolgens door werkgever en werknemer worden verwerkt in hun plan van aanpak voor de oplossing van de problemen.

3.4 Begeleiding van overspannen werknemers

Casus

De 41-jarige Ad Kroon is administratief medewerker bij een grote verzekeringsmaatschappij. Hij is sinds een week thuis. Na een kleine discussie met zijn chef is er 'iets bij hem geknapt' en heeft hij zich ziek gemeld. Een van zijn collega's overkwam een half jaar eerder hetzelfde. Zijn werk heeft Kroon er

> toen bijgedaan. Door omschakeling op een nieuw automatiseringssysteem is de situatie op het werk rommelig en zijn er voortdurend storingen, waardoor er niet gewerkt kan worden. Kroon sliep al langer slecht, maar hij voelt zich nu vooral ontzettend moe. Hij vertelt dat hij thuis om niks ruzie krijgt met zijn kinderen. Hoe het met het werk verder moet, weet hij niet: 'Het liefst ga ik nooit meer terug, maar dat kan natuurlijk niet.' Daarover voelt hij zich wel schuldig, na twintig jaar zonder problemen bij hetzelfde bedrijf te hebben gewerkt. Daarnaast maakt hij zich zorgen over pijn op de borst die gedurende de dag constant aanwezig is.

Box 3.5 Begeleiding bij overspannenheid

Diagnostiek
- differentiële diagnose: depressie, angststoornis, lichamelijke ziekte
- overspannenheid, burn-out
- fasering: crisis, herstel, werkhervatting

Probleeminventarisatie
- adequate behandeling
- somatische fixatie, onproductief piekeren
- werkdruk, conflicten
- sociale ondersteuning

Interventies
- crisisfase: uitleg geven, rationale, positief etiketteren, piekeropdracht, leefstijladviezen
- herstelfase: stressoreninventarisatie, ontspanningsoefeningen, inzetten werkhervatting
- werkhervattingsfase: geleidelijk opklimmende belasting, tijdelijke vermindering van werktijd en taken, sociale ondersteuning, aanpak oorzaken overbelasting, loopbaanbeleid
- signaleren van stagnatie herstel
- overleg huisarts, behandelaar
- verwijzing, behandeling

In sommige bedrijven en in bepaalde bedrijfstakken, zoals het onderwijs, wordt ziekteverzuim en arbeidsongeschiktheid voor het grootste deel veroorzaakt door psychische problemen, met name overspannenheid. In hoofdstuk 2 is de diagnostiek daarvan al uitgebreid ter sprake gekomen. In hoeverre werkgerelateerde oorzaken te onderscheiden zijn van andere oorzaken, is niet helemaal duidelijk. Vanwege de grote invloed op arbeidsongeschiktheid is begeleiding door de bedrijfsarts in alle gevallen belangrijk.

3.4.1 Diagnostiek

Het is belangrijk om overspannenheid differentieeldiagnostisch te onderscheiden van een depressieve stoornis, een angststoornis of een lichamelijke ziekte. Eventueel kan overspannenheid specifiek benoemd worden als burn-out of een midlifecrisis. Met burn-out wordt een specifieke vorm van overspannenheid benoemd die onder andere voorkomt bij werknemers in de hulpverlening. Naast de genoemde kenmerken van overspannenheid is er bij hen ook sprake van emotionele uitputting en een negatieve of cynische houding naar patiënten of cliënten toe.

Bij de begeleiding dient rekening gehouden te worden met het beloop van overspannenheid. In eerste instantie is er een crisisfase, waarin een overspannen werknemer overweldigd is door zijn problemen. Hij is 'ingestort' en heeft het opgegeven om de problemen nog de baas te kunnen. Dit wordt vaak als een krenking ervaren en de situatie gaat gepaard met schuldgevoelens. In tweede instantie is er sprake van een fase van probleemoplossing en herstel, waarin het na verwerking van de crisis mogelijk is om aan de oplossing van problemen te werken. Als er voldoende zicht is op oplossingen, is er in derde instantie de fase van werkhervatting.

3.4.2 Probleeminventarisatie

In de crisisfase worden overspannen werknemers gehinderd door het overweldigende karakter van de problemen en de daarmee gepaard gaande symptomen als voortdurend onproductief moeten nadenken over de problemen. Ook kan er een preoccupatie ontstaan met aanwezige functionele lichamelijke klachten, bijvoorbeeld rugpijn, waardoor er een extra bron van stress ontstaat.

Voor een deel van de werknemers is de overspannenheid een direct gevolg van overbelasting in het werk. Te veel werk in te korte tijd, met veel storingen, een gebrek aan waardering, het gevoel van procedurele onrechtvaardigheid of een conflict zijn de ingrediënten voor overbelasting zoals die bekend zijn. In sommige werksituaties zijn ze zo prominent aanwezig dat de ene na de andere werknemer 'afknapt'.

Vooral voor burn-out geldt dat het ontbreken van loopbaanmogelijkheden als oorzaak moet worden gezien. In hulpverleningsberoepen, bijvoorbeeld dat van huisarts, zijn nauwelijks tot geen promotie- of groeimogelijkheden aanwezig. Van afstuderen tot pensionering blijft het aanbod van patiënten hetzelfde. Een andere oorzaak is dat werknemers die opgebrand raken vaak een hoog streefniveau hebben en hun grenzen onvoldoende kennen. Juist in hulpverleningssituaties waarin de vraag naar hulp onbegrensd is, raakt zo iemand overbelast.

3.4.3 Interventies

Bij overspannenheid zijn cognitieve gedragsmatige interventies effectief. De adviezen zijn directief van aard en bevatten soms paradoxale opdrachten.

De bedrijfsarts zal in eerste instantie therapeutische adviezen geven die de ervaren problemen moeten verminderen en een normaal beloop van de overspannenheid mogelijk moeten maken. In de crisisfase is de werknemer geholpen met uitleg over de klachten en zingeving. Dit wordt ook wel het geven van een rationale genoemd. Het is goed mogelijk om overspannenheid positief te etiketteren: dat de klachten gezien moeten worden als een signaal waardoor erger is voorkomen. Dat het alleen maar zover heeft kunnen komen omdat iemand zich zo ingezet heeft. Hierdoor verminderen gevoelens van schuld en falen.

Een paradoxale opdracht om het vruchteloze piekeren te verminderen, is het geven van een 'piekeropdracht'. Zo'n opdracht houdt in dat de patiënt geadviseerd wordt om bijvoorbeeld een half uur per dag uit te trekken om bewust over de problemen na te denken en het piekeren de vrije loop te laten. Omdat er zo nadrukkelijk aandacht aan het probleem wordt gegeven, is het niet goed mogelijk om steeds maar in cirkelredeneringen te blijven denken. Zo neemt het onproductieve karakter af, alsmede de last die patiënten ervan ondervinden. Vergelijkbaar hiermee, en goed te combineren, is een schrijfopdracht. Het formuleren en opschrijven van de gedachten doorbreekt de cirkelredeneringen.

De aanpak van de problemen wordt bemoeilijkt door de veelheid ervan: achterstand in het werk, een veeleisende chef, een vervelend conflict, gebrek aan waardering, liever een andere baan. Door die veelheid wordt bovendien het piekeren bevorderd. Het maken van een schriftelijke inventarisatie van alle stressoren die tot deze toestand hebben geleid, maakt een systematische aanpak mogelijk. Er kan dan bovenaan het lijstje met de belangrijkste problemen worden begonnen. Dit is goede interventie in de herstelfase. De gevolgen van stress kan men eveneens verminderen door het aanleren van ontspanningsoefeningen, relaxatietraining of yogaoefeningen.

Voortdurende overbelasting leidt vaak tot ongezond gedrag in de vorm van overmatig roken en alcoholgebruik. Leefstijladviezen, zoals 'meer bewegen, minder drinken, minder roken', kunnen ertoe bijdragen de negatieve effecten daarvan te verminderen.

Er is lang niet altijd begrip voor de situatie van overspannen werknemers. Collega's moeten het werk overnemen en zijn daar ontevreden over. De chef heeft de pest in dat het werk nu nog moeilijker af te krijgen is. Het kan een functie van de bedrijfsarts zijn om, in de werkhervattingsfase, het probleem naar leiding en collega's aanvaardbaar te maken. De overspannen werknemer kan zo meer begrip en steun ervaren, hetgeen de terugkeer naar het werk vergemakkelijkt.

Bij burn-out kan het zinvol zijn om nieuwe uitdagingen in het werk te creëren. Men moet dan een keuze maken om die uitdagingen te zoeken in, bij of buiten de huidige baan.

Wanneer ingewikkelder problemen een rol spelen of de diagnose niet duidelijk is, kan verwijzing naar de curatieve sector nodig zijn. Behandeling door huisarts of GGZ kan dan een ondersteuning van het beleid van de bedrijfsarts zijn. Tegenwoordig heeft een aantal arbodiensten een eigen psycholoog in dienst die een gerichte behandeling kan uitvoeren.

Wanneer werknemers overspannen worden, moet dat een aanleiding zijn om binnen de organisatie een beleid te ontwikkelen dat meer op preventie is gericht. Stressoren in het werk moeten worden opgespoord en geëlimineerd. Voor de preventie van burn-out is een loopbaanbeleid van belang.

Meneer Kroon is vrijwel zeker overspannen. Door een verdere anamnese en lichamelijk onderzoek moeten een depressie en een cardiale oorzaak van de klachten worden uitgesloten. De huidige crisissituatie kan sneller beëindigd worden door er een positief etiket aan te geven: zonder alle inspanning van Kroon was het helemaal niet goed gegaan op de afdeling. Het is een wonder dat hij het in deze omstandigheden nog zo lang heeft uitgehouden, zo kon het ook niet langer. Dit is een goede gelegenheid om schoon schip te maken. Het gepieker over 'hoe het moet' kan mogelijk met een piekeropdracht, eventueel in combinatie met een schrijfopdracht, onder controle gebracht worden. Het uitrusten kan nog wel een week worden voortgezet. Daarna kan geïnventariseerd worden wat de mogelijke oplossingen zijn en hoe daaraan gewerkt kan worden. Afgesproken wordt wat Kroon zelf doet en wat door de bedrijfsarts wordt georganiseerd. Als een en ander volgens plan verloopt, is de prognose voor herstel en terugkeer naar het werk goed.

3.5 Begeleiding bij een hartinfarct

Casus

Meneer Mouwe, 47 jaar, is bewakingsbeambte. In het bewakingsbedrijf wordt in drie ploegendiensten gewerkt, waarvoor een ploegendiensttoeslag wordt toegekend. Mouwe heeft drie weken geleden een hartinfarct gehad. Hij is er erg van geschrokken en kon niet geloven dat hem zoiets was overkomen. Het infarct viel volgens de specialist mee en hij kon al snel het ziekenhuis verlaten. Werkhervatting lijkt Mouwe problematisch: hij durft nu 's nachts niet alleen in het gebouw te zijn. De informatie van de cardioloog is als volgt samen te vatten: anteroseptaal infarct, enzymwaarden binnen driemaal de normwaarde, geen ritmestoornissen, geen decompensatio cordis, geen persisterende angina pectoris. RR 135/85 mmHg. Fietsergometer: 140 watt zonder klachten, gestaakt wegens vermoeidheid.

Box 3.6 Begeleiding bij hartinfarct

Diagnostiek
– ischemische hartziekte, subjectieve en objectieve belastbaarheid, bloeddruk, ritmestoornissen, medicatie

- ongunstige prognostische factoren, werkbelasting, leefstijl werknemer, stresstolerantie
- zuiver cardiologische belemmeringen bij re-integratie

Probleeminventarisatie
- adequate hartrevalidatie
- belemmeringen voor re-integratie bij de persoon, copingstijl, medicatietrouw, verwerking
- belemmeringen re-integratie in het werk, veiligheid voor derden, zwaarte werk, stressoren
- sociale ondersteuning, opvattingen werkgever

Interventies
- werkaanpassing
- hartrevalidatie
- training gericht op werkbelasting
- voorlichting werkgever

Hart- en vaatziekten vormden in het verleden een van de belangrijkste oorzaken van arbeidsongeschiktheid. Vanaf het midden van de jaren zeventig is het aantal nieuwe arbeidsongeschikten ten gevolge van hart- en vaatziekten enorm gedaald. De oorzaak hiervan ligt zonder twijfel in de veranderde inzichten over de revalidatie van patiënten met een hartinfarct. Tot het midden van de jaren zeventig was het de gewoonte om deze patiënten een aantal weken strikte bedrust te geven. De reden hiervoor was dat er voldoende littekenweefsel in de hartspier gevormd moest zijn om normale inspanning weer mogelijk te maken. Geleidelijk aan won het inzicht terrein dat lichamelijke inspanning een beter resultaat oplevert. In de jaren dertig werd 6-8 weken bedrust voorgeschreven. In het begin van de jaren zeventig was dit teruggebracht tot twee weken. De medische nadelen van langdurige bedrust, zoals een sterk verhoogd risico op trombose en longembolie, zijn namelijk groot. Door de combinatie van levensbedreigende ziekte, de gedwongen lange bedrust en het gebrek aan aandacht voor de lichamelijke en psychische gevolgen, raakten patiënten sterk geïnvalideerd. Het veranderde therapeutische beleid en de ontwikkeling en implementatie van hartrevalidatieprogramma's hebben dit ingrijpend veranderd.

3.5.1 Diagnostiek

Informatie over aard en de grootte van het hartinfarct is van belang voor een beoordeling van de kans op terugkeer. Een groot hartinfarct met decompensatio cordis als complicatie maakt terugkeer naar zwaar werk, bijvoorbeeld in de bouw, zeer moeilijk. Het bepaalt bovendien mede de prognose en het risico op herhaling.

De medische prognose wordt bepaald door de grootte van het infarct, een voorgeschiedenis van angina pectoris of een eerder infarct en contra-indicaties voor ergometrie (testen van het inspanningsvermogen), zoals de aanwezigheid van decompensatio cordis. Op basis van ergometrie kan nog een verdere onderverdeling gemaakt worden in patiënten met een hoog risico en die met vrijwel geen risico. Patiënten die niet in staat zijn meer dan 100 watt vermogen te leveren, hebben een groter risico om te overlijden. Een andere onafhankelijke risicofactor is een ejectiefractie van minder dan 40%. De kans op overlijden wordt ook vergroot door de aanwezigheid van traditionele risicofactoren, zoals een hoog cholesterol, roken, hoge bloeddruk en type-A-gedrag.

Ergometrie wordt meestal 3-6 weken na het ontstaan van een acuut myocardinfarct uitgevoerd, wanneer er verder geen contra-indicaties bestaan. Een gezonde, jonge proefpersoon moet ongeveer 250 watt kunnen bereiken. Ergometrie levert een maat voor de cardiale belastbaarheid en kan worden afgezet tegen het inspanningsvermogen dat voor de werkzaamheden van de patiënt vereist is. Globaal ingedeeld kan gesproken worden van licht werk bij 30-60 watt, van middelzwaar werk bij 80-120 watt en van zeer zwaar werk bij 150 watt of meer. Als grens van wat acceptabel is, wordt ongeveer 30% van het maximale inspanningsvermogen aangehouden. Iemand met een maximaal inspanningsvermogen van 100 watt zit bij licht werk al op de grens van wat acceptabel is.

Ook de stresstolerantie moet afgewogen worden. In stressvolle situaties bestaat er na een hartinfarct een verhoogde kans op ritmestoornissen, vooral ventrikelfibrilleren. Dit levert een gezondheidsrisico voor de patiënt zelf en een veiligheidsrisico voor derden op. Een beoordeling van de stressoren in het werk, de manier waarop de patiënt daarmee omgaat en de daarmee gepaarde veiligheidsrisico's, is niet eenvoudig.

> **Box 3.7 Indicatie voor hartrevalidatie**
>
> – is er een objectieve vermindering van de fysieke belastbaarheid in relatie tot werkbelasting?
> – kan de patiënt een adequate inschatting maken van zijn fysieke belastbaarheid?
> – is er een verstoring/bedreiging van het psychisch functioneren?
> – is er een verstoring/bedreiging van het sociaal functioneren?
> – is er sprake van (beïnvloedbaar) risicogedrag?

3.5.2 Probleeminventarisatie

In de hartrevalidatie zijn vijf zogenoemde screeningsvragen voor hartrevalidatie geformuleerd. De antwoorden op die vragen vormen een indicatie voor een of meer onderdelen van een hartrevalidatieprogramma.

De eerste vraag is of er een objectieve vermindering van het fysieke inspanningsvermogen bestaat. De tweede vraag is of er sprake is van angst voor lichamelijke inspanning en daardoor een te hoge invaliditeitsbeleving. Voor veel patiënten is de verwerking van een levensbedreigende gebeurtenis als een hartinfarct niet eenvoudig. Daardoor kan er sprake zijn van onterechte angsten of kan er een depressie ontstaan. Gesignaleerd moet worden of de verwerking normaal verloopt en de betrokkene zijn psychische en emotionele evenwicht heeft hervonden. Als er problemen optreden, leidt dat ook vaak tot problemen in de vervulling van maatschappelijke rollen, zoals het werk. Voortzetting van risicogedrag, zoals roken, weinig beweging en te vet eten, moet opgemerkt worden omdat dat de prognose verslechtert.

3.5.3 Interventies

De belangrijkste interventies die de bedrijfsarts kan uitvoeren bij gesignaleerde problemen, is ervoor zorgen dat de werknemer in een hartrevalidatieprogramma terechtkomt en er werkaanpassing plaatsvindt. Hartrevalidatie moet in overleg met de cardioloog gerealiseerd worden. Afhankelijk van de gesignaleerde problemen kan het hartrevalidatieprogramma leiden tot het overwinnen van de angst tot bewegen en verbetering van het inspanningsvermogen. Als dat laatste niet mogelijk is, kan gestreefd worden naar het leren kennen van de nieuwe somatische grenzen. Door middel van het geven van voorlichting en gedragsbeïnvloeding wordt geprobeerd het psychische evenwicht terug te vinden, het sociaal functioneren te optimaliseren en de klassieke risicofactoren te beïnvloeden. Dit sluit nauw aan bij de doelen die de bedrijfsarts stelt voor sociaal-medische begeleiding.

Een tweede belangrijke interventiemogelijkheid die moet voorkomen dat werknemers arbeidsongeschikt worden, is het zorgen voor aangepast werk en eventueel voorlichting aan de werkgever. De aanpassing kan inhouden dat lichamelijk belastende of stressvolle taken uit de functie gehaald worden. Het is daarom van belang om goed inzicht te hebben in beide belastende factoren.

Uit de gegevens blijkt dat meneer Mouwe een klein infarct heeft gehad zonder verdere complicaties. Zijn inspanningsvermogen is lager dan verwacht zou mogen worden, maar voldoende om de belasting in de functie aan te kunnen.

De ploegendienst en de werkomstandigheden, waarbij hij 's nachts alleen dienst moet doen in het bedrijf, zijn problematisch. Dergelijke geïsoleerde werkomstandigheden zijn trouwens voor gezonde werknemers ook ongewenst. Werkhervatting zou in eerste instantie alleen in de dagdienst moeten gebeuren. We moeten echter eerst meer weten over de beleving en verwerking van het infarct door Mouwe. Hij komt op grond hiervan mogelijk in aanmerking voor hartrevalidatie. Het is ook van belang om meer te weten over de klassieke risicofactoren.

3.6 Begeleiding bij kanker

Casus

Meneer Van Alkmaar, 52 jaar, is senior-medewerker bij de beleidsafdeling van een grote bank. Hij wordt opgenomen en geopereerd vanwege een coloncarcinoom. Tijdens zijn verblijf in het ziekenhuis krijgt hij thuis een 'eigen verklaring' van de arbodienst toegestuurd. Dat roept een boze reactie op bij zijn partner: 'Met kanker in het ziekenhuis en dan zo'n controlebrief.' Na twee maanden begint hij weer op arbeidstherapeutische basis voor de helft van de tijd. Na een maand blijkt dat moeilijk te verlopen. Hij voelt zich moe en kan het werk maar met moeite volhouden. Bovendien moet hij ten gevolge van de operatie sneller en frequenter naar de wc. Daarom loopt hij regelmatig bij vergaderingen weg. Hij vindt het ook moeilijk om de problemen van anderen te moeten aanhoren.

Box 3.8 Begeleiding bij kanker

Diagnostiek
- via behandelaar
- specifieke beperkingen
- aspecifieke klachten: moeheid, slaapstoornissen

Probleeminventarisatie
- langdurig verzuim door behandeling
- soms ernstige beperkingen
- onzekerheid over werkhervatting
- onzekerheid door aspecifieke klachten

Interventies
- overleg behandelaar
- informatie over begeleiding
- aanpassingen werktijden en taken
- vast werkhervattingsschema

In vergelijking met de eerder behandelde ziekteproblemen komen bedrijfsartsen maar sporadisch in aanraking met werknemers die niet kunnen werken omdat ze kanker hebben. Naar schatting zien ze ongeveer 5-10 nieuwe patiënten met kanker per jaar. Toch worden er door patiënten met kanker veel problemen gerapporteerd op sociaal-medisch vlak. Zo zijn er vaak problemen rond keuringen, vooral wat betreft de pensioenverzekering. Door de vaak slechte prognose is het probleem van werkhervatting of werkbeëindiging een beladen onderwerp. De bedrijfsarts zal daarin met tact moeten manoeuvreren.

3.6.1 Diagnostiek

De bedrijfsarts zal in het geval van kanker zelf weinig bijdragen aan de medische diagnostiek. Hij is daarin afhankelijk van de informatie van de behandelend arts. Er kunnen gemakkelijk misverstanden ontstaan over de medisch-technische aspecten van de behandeling.

Vrijwel alle patiënten met kanker ervaren algemene klachten die werken moeilijk maken: moeheid, emotionele problemen, pijnklachten en concentratiestoornissen. In het bijzonder de moeheid veroorzaakt dat zij gedurende langere tijd arbeidsongeschikt zullen zijn. Moeheid treedt ook op ten gevolge van de radiotherapie, vooral bij bestraling van de borstkas, maar niet of minder bij bestraling van de extremiteiten.

Bij verschillende vormen van kanker treden ten gevolge van ingrijpende operaties specifieke beperkingen op. Bij mammacarcinoom is de functie van de arm en de schouder vaak verminderd, zodat patiënten beperkt zijn in het tillen, dragen, reiken of typen. Ten gevolge van colon- en rectumcarcinomen is vaak een stoma in de buikwand aangebracht of moet men regelmatiger de wc bezoeken. Een stoma veroorzaakt verder soms beperkingen in activiteiten die de intra-abdominale druk verhogen, zoals tillen.

Bij tumoren in het hoofd-halsgebied kunnen ontsierende littekens optreden of is er ernstige beperking van het spreken door laryngectomie. Bij bestraling kan er verminderde speekselaanmaak optreden, met spreek- en eetproblemen als gevolg.

3.6.2 Probleeminventarisatie

Een veel gemeld probleem is onduidelijkheid over de rol van de bedrijfsarts bij de begeleiding van kankerpatiënten, zoals in het geval van meneer Van Alkmaar. Boosheid over de ziekte wordt gemakkelijk uitgestort over de bedrijfsarts die 'bij zo'n ernstige ziekte controleert of iemand wel echt ziek is'. Goedbedoelende chefs of personeelsfunctionarissen zorgen ervoor dat een patiënt van wie bekend is dat hij kanker heeft, niet wordt opgeroepen voor het spreekuur van de arbodienst. Moeilijke problemen rond ziekteverzuim en werkhervatting komen zo pas laat aan bod, hetgeen de oplossing niet vergemakkelijkt.

Werkhervatting of door blijven werken speelt soms een rol in ontkenning van de ernst van de ziekte. Dit maakt het geven van een advies over het staken of hervatten van het werk een extra beladen onderwerp.

De behandeling kan langdurig zijn, bijvoorbeeld in het geval van chemotherapie bij borstkanker. In deze periode is het meestal niet mogelijk om ook nog te werken, zodat patiënten langdurig moeten verzuimen. Concrete afspraken over werkhervatting zijn dan pas na een half jaar zinvol. Door de lange afwezigheid wordt de hervatting extra bemoeilijkt.

Ernstige beperkingen die optreden na behandeling, bijvoorbeeld bij een laryngectomie, maken terugkeer naar het werk soms geheel onmogelijk.

Zoals bij elke ernstige crisissituatie zijn steun en begrip belangrijke voorwaarden voor een goede verwerking. Patiënten zullen hun problemen op het werk moeten kunnen bespreken. In het geval van meneer Van Alkmaar is dat nodig omdat zijn frequente wc-bezoek reacties zal oproepen. Levensbedreigende ziekten roepen soms afkeer op bij niet-patiënten, zodat patiënten gemeden worden. Ook kunnen negatieve reacties worden opgeroepen als de gegeven hulp niet blijkt te werken. De patiënt krijgt dan de schuld dat hij de ziekte niet goed kan verwerken.

Bij de probleeminventarisatie komt ook aan bod of de patiënt meedoet met een revalidatieprogramma.

3.6.3 Interventies

Voor een goede beoordeling van de problemen bij terugkeer naar het werk is inzicht in de aard van de aandoening, de behandeling en de prognose van belang. Daarvoor is een goed contact met de curatieve sector onontbeerlijk. De bedrijfsarts moet in een vroeg stadium geïnformeerd worden om goed te kunnen begeleiden. Aan de andere kant betekent dat voor de bedrijfsarts dat er duidelijkheid moet zijn over de inhoud van de begeleiding. Er moet in een vroeg stadium worden aangegeven dat het zinvol is samen met de bedrijfsarts het moment van werkhervatting te bepalen, eventuele werkaanpassingen te organiseren en afspraken te maken over een beleid richting de afdeling.

Aanpak van de problemen kan in de meeste gevallen pas plaatsvinden op het moment dat de behandeling min of meer is afgerond. De bedrijfsarts zal ook bij langdurig verzuim de coördinatie van werkhervatting of werkbeëindiging op zich moeten nemen. Dat vereist een goed contact met de verzekeringsgeneeskundige.

Het omgaan met klachten als moeheid kan vergemakkelijkt worden door een duidelijk werkhervattingsplan te maken, waarin stapsgewijs volgens een vast schema de belasting wordt opgevoerd, vergelijkbaar met de graded activity bij rugklachten.

Aanpassing van de belasting in het werk, bijvoorbeeld een vermindering van werktijd, zal vrijwel altijd nodig zijn. Afhankelijk van de aard van de beperkingen moet verder onderzocht worden of verregaande aanpassingen in het eigen werk wel mogelijk zijn. Anders moet men de begeleiding richten op ander werk of zelfs op omscholing.

Het creëren van steun op de afdeling is een mogelijke taak voor de bedrijfsarts. In overleg met de patiënt moet afgesproken worden wat er aan wie verteld wordt en welke rol de bedrijfsarts daarin kan spelen.

3.7 Regels in het bedrijf

Ziek melden en hersteld melden worden behalve door medische factoren beïnvloed door gedragsmatige factoren. Het is van belang om te weten welk gedrag wel acceptabel is in een bedrijf en welk gedrag niet. De werkgever en de werknemersvertegenwoordiging maken afspraken om de gang van zaken bij ziekte zo prettig en efficiënt mogelijk te laten verlopen.

> **Box 3.9 Regels en controle in het bedrijf bij verzuim: verzuimreglement**
>
> – wijze van ziek melden, bij de directe chef
> – eigen verklaring
> – ziektecontrole aan huis
> – sancties bij overtreding

Die afspraken worden vastgelegd in een verzuimreglement. Een van de afspraken die de hoogte van het ziekteverzuim in belangrijke mate kan beïnvloeden, is bijvoorbeeld het ziek melden bij de directe chef. In het telefoongesprek komt aan de orde hoelang het verzuim zal duren en op welke manier er verder contact plaatsvindt. Meestal wordt tegelijk met de ziekmelding de arbodienst ingelicht door middel van een zogenoemde eigen verklaring. Van de zieke werknemer wordt verwacht dat hij daarop de aard van de klachten of eventuele diagnose invult en of de klachten verband houden met het werk. Wanneer dat zo is, of wanneer er sprake is van specifieke werkgerelateerde problemen, zoals overspannenheid, kan er een oproep voor het spreekuur van de bedrijfsarts volgen. Door sommige arbodiensten worden de eigen verklaringen ook gebruikt om een overzicht te geven van de redenen van ziekmelding op afdelingsniveau. Die informatie kan dan weer gebruikt worden voor preventieve maatregelen.

Verder moeten er afspraken worden gemaakt in het bedrijf over de tijden waarop de zieke werknemer geacht wordt thuis te zijn, het verblijfadres, het opnemen van vakantie en dergelijke. Duidelijkheid hierover voorkomt onnodig wantrouwen over het al of niet terecht zijn van het verzuim. Een beperkte vorm van ziektecontrole of ziekenbezoek aan huis vergroot het vertrouwen van alle partijen in de afgesproken gedragsregels.

Veel arbodiensten hebben de mogelijkheid van ziektecontrole aan huis in hun dienstverleningspakket opgenomen. Ziektecontrole door de arbodienst draagt echter niet bij aan duidelijkheid over de positie van de bedrijfsarts en zijn rol bij de begeleiding. Ziektecontrole aan huis moet onderscheiden worden van de begeleiding door de eigen bedrijfsarts. Een medisch geschoolde ziekenbezoeker die ziektecontrole aan huis uitvoert, kan dit dilemma op de volgende manier oplossen. Wanneer hij medische problemen constateert die begeleiding behoeven, kan hij doorverwijzen naar de eigen bedrijfsarts van die werknemer. Wanneer er sprake is van overtreding van de gedragsregels kan hij verwijzen naar een andere collega-bedrijfsarts uitsluitend voor een medische beoordeling. Enigszins eufemistisch wordt een dergelijke 'controle' door de bedrijfsarts een versnelde medische beoordeling genoemd. In geval van verschil van mening tussen bedrijfsarts en werknemer of werkgever kan vervolgens een zogenoemde second opinion worden aangevraagd bij het UWV, het Uitvoeringsinstituut Werknemersverzekeringen. Bij blijvend verschil van mening kan de zaak aan de rechter worden voorgelegd.

3.8 Taakverdeling tussen bedrijf en bedrijfsarts

De samenwerking tussen bedrijf en bedrijfsarts verloopt niet altijd feilloos in de praktijk. Dat komt omdat er over en weer onduidelijkheid bestaat over de mogelijkheden die beiden hebben om het ziekteverzuim te beïnvloeden.

In het bedrijf bestaat soms de gedachte dat het 'ziekteverzuimprobleem' is uitbesteed aan de arbodienst en dat men zelf niets hoeft te doen. Ook de tegenovergestelde situatie komt voor. De bedrijfsarts krijgt vanuit het bedrijf de opdracht om de huisarts van een zieke werknemer te bellen om het eens even te regelen. Hierdoor ontstaat een situatie van 'zwarte pieten' die door bedrijfsarts en bedrijfsfunctionarissen naar elkaar toe worden geschoven.

Alleen duidelijke afspraken over de verwachtingen die men van elkaar heeft, kunnen dit voorkomen.

De interventiemogelijkheden van de bedrijfsarts zijn al uitgebreid aan de orde geweest. Van belang in dit bestek is nog hoe de bedrijfsarts over interventie met het bedrijf communiceert. Met uitzondering van het werkhervattingsadvies geldt het beroepsgeheim ook onverkort voor de bedrijfsarts. Voor overleg met het bedrijf over een patiënt is dus altijd toestemming van die patiënt nodig. Het overleg over zieke werknemers is in het bedrijf georganiseerd in een zogenoemd sociaal-medisch team (SMT), dat bijvoorbeeld maandelijks bijeenkomt. De bedrijfsarts, de personeelsfunctionaris, de betreffende chef en de bedrijfsmaatschappelijk werker bespreken de problemen van zieke werknemers. Er kunnen oplossingen voor problemen worden bedacht en afspraken over de uitvoering worden gemaakt.

Regelmatig overleg heeft als voordeel dat een eenduidig beleid op het terrein van verzuimbegeleiding door alle betrokkenen tot stand kan komen. Het heeft echter als nadeel dat er niet snel gereageerd kan worden. Buiten het SMT om zal de bedrijfsarts daarom toch regelmatig adviezen geven aan het bedrijf of overleg hebben over werkaanpassingen.

Literatuur

Cox R, Edwards, FC, Palmer K (eds.). Fitness for work, the medical aspects. 3rd ed. Oxford: Oxford Medical Publications, 2009.
NVAB. Richtlijnen voor het handelen van de bedrijfsarts, www.nvab-online.nl.

4 Is dit werk ongezond? Gezondheidsrisico's in het werk

M.H.W. Frings-Dresen, A.J. van der Beek, M.M. Verberk, J.B.A. Kipp en P.B.A. Smits

> De belangrijkste gezondheidsrisico's die op een werkplek voorkomen, worden in dit hoofdstuk besproken. Het herkennen en beoordelen van gezondheidsrisico's door werkplekonderzoek en risico-inventarisatie komt eerst aan bod, met aandacht voor bijzondere risicogroepen. Vervolgens worden de gezondheidsrisico's beschreven, met de mogelijke effecten op de gezondheid en de methoden om ze op een werkplek te beoordelen. Ten slotte worden de preventieve interventies beschreven. Achtereenvolgens komen de volgende risico's aan bod: fysieke, psychologische, fysische, chemische, biologische en het risico van het werken in ploegendienst.

4.1 Herkennen en beoordelen van gezondheidsrisico's

Werknemers vragen zich regelmatig af of het werk dat ze uitvoeren geen nadelige gevolgen heeft voor hun gezondheid. Wil men antwoord kunnen geven op deze vraag, dan is het nodig om kennis te hebben van en inzicht te hebben in de risico's voor gezondheid, veiligheid en welzijn van de werknemer. Met andere woorden, men moet in staat zijn gezondheidsrisico's op de werkplek te *herkennen*. Vervolgens moeten deze worden *erkend* als risico en worden *beoordeeld*. Door het vroegtijdig herkennen van gezondheidsrisico's en de blootstelling daaraan kan men maatregelen treffen, waardoor nadelige gezondheidseffecten voorkómen kunnen worden.

Normen en richtlijnen bieden handvatten om gezondheidsrisico's te beoordelen. Voor toxische stoffen worden normen of grenswaarden aangegeven in de zogenaamde *maximaal aanvaarde concentraties* (MAC-waarden). Voor fysieke en mentale gezondheidsrisico's bestaan dergelijke waarden niet en wordt gewerkt met richtlijnen die vaak nog volop in beweging zijn.

> **Box 4.1 Gezondheidsrisico's**
>
> *Arbeidsinhoud*
> - fysieke
> - psychologische
>
> *Arbeidsomstandigheden*
> - fysische risico's, zoals lawaai, trillingen, klimaat, ioniserende straling
> - chemische/giftige stoffen
> - biologische
>
> *Arbeidsvoorwaarden en -verhoudingen*
> - ploegendienst

4.1.1 Werkplekonderzoek

Bedrijven zijn verplicht een inventarisatie te maken van gezondheidsrisico's. Het instrument bij uitstek voor deze inventarisatie is het *werkplekonderzoek*. Onder werkplekonderzoek wordt verstaan: het opsporen, vastleggen en interpreteren van mogelijke gezondheidsrisico's. Deze risico's kunnen onder meer fysiek, psychologisch, chemisch, fysisch of biologisch van aard zijn. Deskundigen van de arbodienst brengen regelmatig een bezoek aan de werkplek om zich te oriënteren op het gebied van veiligheid, gezondheid en welzijn van de werknemers.

Er kan onderscheid worden gemaakt in oriënterend werkplekonderzoek en gericht werkplekonderzoek.

> **Box 4.2 Werkplekonderzoek**
>
> *Oriënterend*
> - globaal
> - kwalitatief
> - veel factoren
> - algemene checklist
>
> *Gericht*
> - specifiek
> - kwantitatief
> - een of meer factoren
> - bepaald instrument

Het *oriënterende werkplekonderzoek* is globaal en breed (kwalitatief) van karakter en is bedoeld om mogelijke risico's op te sporen en prioriteiten te stellen voor nader gericht onderzoek. Daarbij wordt niet alleen naar mogelijke risico's gekeken, maar ook naar het productieproces en de organisatie daarvan. Het geeft aan waar en hoe arbeid(somstandigheden) kan (kunnen) leiden tot schade aan de gezondheid. Verder wordt duidelijk of er combinaties van risico's voorkomen die meer, minder of andere effecten kunnen geven dan de som van de effecten van elk van de risico's afzonderlijk.

Een oriënterend werkplekonderzoek gebeurt doorgaans aan de hand van een checklist, waarin diverse factoren zijn opgenomen. Het oriënterend onderzoek kan als instrument fungeren voor de Risico-inventarisatie en -evaluatie (RI&E), waarover verderop in dit hoofdstuk meer. Het oriënterende werkplekonderzoek kan aanleiding geven tot de uitvoering van een gericht werkplekonderzoek.

In tegenstelling tot het oriënterende werkplekonderzoek is het *gerichte werkplekonderzoek* een onderzoek in de diepte. Daarbij worden meestal een of meer belastende factoren gekwantificeerd en vergeleken met een norm of een richtlijn. Dit type onderzoek stelt andere eisen aan de deskundigheid en de te hanteren methoden en middelen dan het oriënterende werkplekonderzoek. Meestal wordt het gerichte werkplekonderzoek uitgevoerd door bedrijfsverpleegkundigen, arbeidshygiënisten of ergonomen. In de fase van de gegevensverzameling wordt aangegeven welke bronnen in welke mate en op welke wijze bijdragen aan de blootstelling. De wijze van kwantificering van de blootstelling is afhankelijk van het specifieke risico en de werksituatie. Voor geluid en chemische stoffen is geschikte meetapparatuur voorhanden. Een factor als werkdruk wordt daarentegen meestal gekwantificeerd met behulp van een vragenlijst.

4.1.2 Risico-inventarisatie en -evaluatie (RI&E)

Op grond van de Arbeidsomstandighedenwet, kortweg Arbowet, is iedere werkgever in Nederland verplicht om een beleid te voeren waardoor er veilig en gezond gewerkt kan worden. Onderdeel daarvan is de verplichting om een risico-inventarisatie en -evaluatie (RI&E) in het bedrijf uit te (laten) voeren. Het werkplekonderzoek kan daar deel van uitmaken. De inventarisatie moet het hele gebied van veiligheid, gezondheid en welzijn ('VGW-breed') bestrijken. Nadat de risico's in kaart gebracht zijn, worden deze geëvalueerd. Dit betekent dat aan ieder gevaar een getal toegekend moet worden dat iets zegt over het risico op gezondheidsschade dat men loopt bij het voortbestaan van het betreffende risico. Onder risico wordt daarbij verstaan: 'De kans op het optreden van ongewenste gebeurtenissen in relatie tot de mogelijke gevolgen hiervan voor de mens of zijn omgeving.' Alle mogelijke risico's op het gebied

van veiligheid, gezondheid en welzijn moeten bij de inventarisatie en evaluatie betrokken worden. Zo zal in de inventarisatie vermeld worden:
- de betrokken werkplek en functie;
- het toezicht door leidinggevenden op het juiste gebruik van werkprocedures, technische voorzieningen en persoonlijke beschermingsmiddelen;
- het gedrag van werknemers met betrekking tot de geldende voorschriften.

> **Box 4.3 Risico-inventarisatie en -evaluatie (RI&E)**
>
> - wettelijke verplichting tot werkplekonderzoek voor werkgever
> - gericht op veiligheid, gezondheid en welzijn
> - schriftelijk
> - lijst van mogelijke risico's
> - bedrijfs- en functiespecifiek
> - maatregelen aangeven
> - aandacht voor oudere, jeugdige, (zwangere) vrouwelijke, gehandicapte werkne(e)m(st)er en thuiswerkers
> - ondersteuning arbodienst

De risico-inventarisatie mag globaal zijn. Een aantal risico's dient echter specifiek beschreven te worden, waaronder:
- toxische stoffen;
- asbest;
- lood;
- ioniserende straling;
- geluid;
- fysieke belasting;
- beeldschermen.

Verder dient men speciale aandacht te besteden aan zogenoemde *risicogroepen,* zoals ouderen, jeugdigen, (zwangere) vrouwen en gehandicapten, vanwege hun onderscheiden eigenschappen.

Andere werknemers verdienen extra aandacht vanwege het soort werk dat zij verrichten, zoals thuiswerkers en uitzendkrachten. Bij het opstellen van de risico-inventarisatie moet verder rekening gehouden worden met het ziekteverzuim. Mogelijke oorzaken hiervoor kunnen aan de arbeidsomstandigheden worden gekoppeld en het verzuimbeleid kan hierop worden afgestemd.

De werkgever kan zich bij de totstandkoming van de risico-inventarisatie laten ondersteunen door een arbodienst; de arbodienst is dan verantwoordelijk voor de kwaliteit van het eindproduct. Dit betekent dat de arbodienst moet instemmen met de te gebruiken methodiek en de wijze van uitvoering. Er zijn veel instrumenten ontwikkeld om een risico-inventarisatie eenvoudig en snel te kunnen uitvoeren. Een aantal hiervan is gericht op een specifieke branche of een specifieke werkplek. Over het algemeen kan gesteld worden dat hoe beter het instrument aansluit bij het bedrijf c.q. werkplek, des te waardevoller de resultaten zijn.

4.1.3 Risicogroepen en bijzondere groepen in de bedrijfsgezondheidszorg

> **Casus**
>
> De vijftigjarige buschauffeur Oyens komt op het spreekuur. Hij heeft zich de afgelopen maand al een paar keer ziek gemeld omdat hij, zoals hij dat zelf noemt, 'helemaal op is'. Hij voelt zich voortdurend moe (ook na een aantal vrije dagen), opgejaagd en slaapt slecht. Hij voelt zich 's ochtends bij het opstaan moe en niet voldoende uitgerust om naar zijn werk te gaan. Onregelmatige diensten draaien kost hem buitengewoon veel moeite.

Oudere, jeugdige, (zwangere) vrouwelijke, buitenlandse en gehandicapte werknemers verdienen speciale aandacht. De oudere werknemers verdienen bijzondere aandacht vanwege de afname van de fysieke belastbaarheid met het toenemen van de leeftijd. Ondanks deze afname wordt van de werknemer doorgaans verwacht dat dezelfde hoeveelheid werk wordt verzet. Een veelgehoorde klacht van de oudere werknemer is dan ook dat hij uitgeblust is of er niet meer tegenop kan. Door middel van begeleiding en functioneringsgesprekken kan vormgegeven worden aan de toekomst en de carrière van de werknemer en kan men nagaan welke mogelijkheden voorhanden zijn om deze problematiek te ondervangen. Jeugdige werknemers verdienen bijzondere zorg gezien de vaak slechte werkomstandigheden waarin zij werken. De meer persoonsgebonden risico's in relatie tot de handicap moeten niet alleen bekend zijn, maar moeten ook worden geëvalueerd. Vervolgens moeten er actieplannen worden opgesteld en uitgevoerd. Deze plannen kunnen enerzijds gericht zijn op verbeteringen/aanpassingen in het werk, anderzijds op de persoon (therapie, training). In de volgende paragrafen wordt een korte motivering gegeven voor de keuze van deze bijzondere groepen.

De oudere werknemer

> **Box 4.4 Preventieve zorg oudere werknemer**
>
> – verminderen arbeidsbelasting
> – loopbaanbeleid
> – opfrisverlof

Met het toenemen van de leeftijd neemt de fysieke belastbaarheid af, terwijl de arbeidsbelasting doorgaans gelijk blijft. Dit heeft tot gevolg dat de oudere werknemer relatief zwaarder belast wordt in vergelijking met zijn jongere collega. Dit vereist aanpassingen in hersteltijden tijdens en na afloop van het werk. Het werken in ploegendienst levert bij toename van de leeftijd vermoeidheidsklachten op. Bij onvoldoende herstel ontstaat overbelasting, hetgeen kan leiden tot gezondheidsklachten. Preventieve maatregelen moeten de oudere werknemer beschermen tegen negatieve of schadelijke invloeden vanuit het werk. Deze preventie kan zich richten op het aanpassen van de arbeidsbelasting aan de leeftijd, loopbaanbeleid, opfrisverlof en op screening van ouderdomsziekten, zoals artrose of hoge bloeddruk. Ook zijn re-integratieactiviteiten na ziekte speciaal voor de oudere werknemer van belang. De verwachting is dat door de tendens tot ontgroening en vergrijzing van de Nederlandse beroepsbevolking het aantal ouderen in het arbeidsproces in de komende decennia relatief zal toenemen. Dit wordt deels veroorzaakt door demografische ontwikkelingen en deels door de verslechtering van de sociale wetgeving, hetgeen het uittreden van ouderen bemoeilijkt.

De jeugdige werknemer

> **Box 4.5 Kenmerken werk jeugdigen**
>
> – hoog werktempo
> – zware fysieke belasting
> – slechte arbeidsomstandigheden
> – ongunstige arbeidsvoorwaarden

In het algemeen is de fysieke belastbaarheid van jongeren die ouder zijn dan twintig jaar groter dan die van ouderen. Uit onderzoek blijkt echter dat jongeren een geringere neiging hebben om actief problemen aan te pakken, meer vermijdingsgedrag vertonen en minder steun of hulp zoeken, waardoor hun bestendigheid voor stressoren afneemt. Daarnaast staan jeugdigen bloot aan een groot aantal factoren die kunnen bijdragen aan het ontstaan van klachten over de gezondheid en het welbevinden, zoals een hoog werktempo, zware fysieke belasting, slechte arbeidsomstandigheden en ongunstige arbeidsvoorwaarden, bijvoorbeeld ploegendienst. Jeugdige werknemers rapporteren veel gezondheidsklachten.

De vrouwelijke werknemer

De arbeidsmarktparticipatie van vrouwen is de laatste jaren enorm toegenomen. Maatschappelijke verschillen tussen mannen en vrouwen hebben nog steeds tot gevolg dat zij verschillende vormen van arbeid verrichten. Ruim drie kwart van de vrouwen werkt als administratief medewerkster, verzorgende/verplegende of caissière. Verder werken veel vrouwen in het onderwijs en in de schoonmaaksector. De functies waarin de meeste vrouwen werken, worden veelal gekenmerkt door een hoge psychosociale belasting en weinig regelmogelijkheden. Daarnaast hebben veel vrouwen nog steeds een dubbele belasting van werk en thuis.

> **Box 4.6 Wettelijke bepalingen zwangere werkneemster**
>
> - maximaal tilgewicht 10 kg
> - aanpassing arbeids- en rusttijden
> - minder dan 4 uur staan per dag
> - aanpassing arbeidsbelasting (taakroulatie)
> - geen blootstelling aan impulsgeluid (schietoefeningen)

Vrouwen hebben gemiddeld een lagere fysieke belastbaarheid dan mannen, waardoor de relatieve belasting van vrouwen hoger is dan die van mannen. Vrouwen hebben bijvoorbeeld gemiddeld een lagere spiermassa, een lager uithoudingsvermogen en andere lichaamsafmetingen dan mannen, hetgeen consequenties heeft voor het leveren van arbeidsprestaties. Tijdens zwangerschap treedt een verdere daling van het verwerkingsvermogen op, waardoor afhankelijk van het soort werk aanpassingen in arbeidssituaties vereist zijn.

De buitenlandse werknemer

Buitenlandse werknemers verrichten vaak illegaal ongeschoold of laaggeschoold werk, zoals werk in de tuinbouw en de schoonmaaksector. Dat werk wordt gekenmerkt als lichamelijk zwaar en vuil werk met weinig toekomstperspectieven. Naast het werk spelen culturele verschillen, onvoldoende huisvesting, taalachterstand en discriminatie een belangrijke rol bij het grote aantal gezondheidsproblemen van deze groep.

> **Box 4.7 Werkaspecten buitenlandse werknemer**
>
> - ongeschoold
> - lichamelijk zwaar
> - vuil
> - weinig toekomstperspectieven
> - illegaal

De gehandicapte werknemer

Er is weinig zicht op het aantal gehandicapte werknemers, alsmede op de arbeidskenmerken en de kwaliteit van arbeid van deze groep. De gezondheidssituatie is meestal minder goed; gehandicapten hebben een verminderde fysieke en psychosociale belastbaarheid, waardoor hun arbeidsmogelijkheden beperkt zijn. Dit betekent dat de toegang tot arbeid voor gehandicapten moeilijk is. In de praktijk blijkt dat het vinden en bevorderen van passend werk voor gehandicapten problemen met zich meebrengt. De deelname van gehandicapten aan het arbeidsproces wordt bevorderd door het opstellen van aanname-, verzuim- en herplaatsingsbeleid, het aanpassen van werk en het geven van begeleiding.

4.2 Fysieke gezondheidsrisico's

Casus

Meneer Van der Kaaij (40 jaar) is 24 jaar geleden als straatveger in dienst gekomen van de gemeente Amsterdam en heeft zich vervolgens na verloop van tijd opgewerkt tot huisvuilbelader. Hij is vele jaren werkzaam geweest in een oude stadswijk waar het huisvuil in zakken wordt aangeboden. Hoewel hij al heel wat collega's heeft zien komen en gaan, heeft hij zelf eigenlijk nooit klachten gehad, tot hij vier jaar geleden 'door zijn rug ging' tijdens het werk. Sindsdien is hij nooit meer de oude geworden en is hij ook sneller vermoeid dan voorheen. Na een vrij lange tijd van sukkelen en veel ziekteverzuim heeft zijn werkgever hem in staat gesteld een groot rijbewijs te halen, zodat hij nu als bestuurder van de vuilniswagen kan functioneren. Hij is blij met deze oplossing en ziet het als een promotie als gevolg van zijn jarenlange inzet. Aangezien de fysieke werkbelasting tijdens huisvuil beladen echter steeds meer als een algemeen probleem wordt beschouwd, zal het toekomstige beleid in de stad erop gericht worden om iedere werknemer roulerend in te zetten als chauffeur, belader en veger. Meneer Van der Kaaij voelt hier weinig voor en is bang dat hij het niet zal volhouden om weer te gaan beladen en vegen.

Behalve de epidemiologie zijn er drie wetenschappelijke disciplines die zich nadrukkelijk met de relatie tussen blootstelling aan fysieke werkbelasting en het ontstaan van klachten aan het bewegingsapparaat bezighouden.

Ten eerste heeft de inspanningsfysiologie zowel aandacht voor energieverbruik als gevolg van dynamische spierbelasting, als voor spiervermoeidheid door statische spierbelasting. De psychofysiologie, ten tweede, heeft een gedeeltelijk overlappend onderzoeksterrein, maar richt zich meer op de subjectieve ervaring van vermoeidheid en/of belasting bij het uitvoeren van werk. In het Engels wordt gesproken van *psychophysics*.

Ten derde houdt de biomechanica zich bezig met krachten en momenten op het bewegingsapparaat als gevolg van houdingen, bewegingen en krachtsuitoefening van de mens op zijn/haar omgeving.

Box 4.8 Wetenschappelijke disciplines die zich bezighouden met de relatie tussen fysiek belastend werk en klachten aan het bewegingsapparaat

- arbeidsepidemiologie
- inspanningsfysiologie
- psychofysiologie (psychophysics)
- biomechanica

Analoog hieraan wordt een indeling voor de risicofactoren gemaakt:
1 energetische belasting;
2 statische belasting door (langdurig) werken in een bepaalde houding;
3 mechanische belasting door houding, beweging en krachtsuitoefening.

Hoewel er sprake is van overlap, zullen deze drie vormen van werkbelasting apart behandeld worden.

In het algemeen kenmerken aandoeningen aan het bewegingsapparaat zich door hun multifactoriële ontstaanswijze. Oorzaken van klachten aan het bewegingsapparaat zijn niet alleen gelegen in de uit te voeren fysieke werkzaamheden en de ergonomie/inrichting van de werkplek, maar indirect ook in de organisatie van het werk. Psychosociale factoren in het werk blijken namelijk van invloed te zijn op het ontstaan en in stand houden van klachten. Daarnaast zijn individuele factoren van belang, variërend van aspecten van fysieke belastbaarheid, zoals maximale spierkracht, tot aspecten van de persoonlijkheid, zoals commitment met het werk en copingvaardigheden. De interindividuele verschillen in belastbaarheid en persoonlijkheid zijn groot en omdat geen eenduidige relatie bestaat tussen het ervaren van klachten en objectief aantoonbare lichamelijke afwijkingen is het niet eenvoudig om een oorzakelijk verband tussen risicofactoren in het werk en klachten aan het bewegingsapparaat vast te stellen.

4.2.1 Energetische belasting

Wat is energetische belasting?

Voor het leveren van spierarbeid is energie nodig; dit wordt verkregen door verbranding van koolhydraten, vetzuren en eiwitten. Als bij het werk grote spieren van benen, romp en/of armen veel arbeid verrichten, kost dat veel energie. Er is sprake van een hoge energetische belasting als het energieverbruik hoog is in verhouding tot wat de werknemer maximaal kan leveren. Bij zuiver aërobe verbranding van koolhydraten staat opname van een liter zuurstof gelijk aan 21 kJ energie. Er bestaat vervolgens een rechtlijnig verband tussen de zuurstofopname en de hartfrequentie, zolang deze zich tussen de

110 en de 180 slagen per minuut bevindt. Zowel zuurstofopname als hartfrequentie kan daarom gebruikt worden als maat voor energetische belasting. De relatie tussen beide is echter voor ieder individu verschillend. Ook kan bij een individu de relatie veranderen door bijvoorbeeld training: men kan dan meer zuurstof opnemen bij dezelfde hartfrequentie.

De effecten van blootstelling aan energetische belasting

Op korte termijn wordt blootstelling aan energetisch belastend werk gekenmerkt door een verhoging van onder meer de hartfrequentie, ademfrequentie, zuurstofopname en bloeddruk. Als de belasting van tijdelijke aard is, herstelt men hier ook binnen enkele minuten weer van; goed getrainden eerder dan slecht getrainden. Het langdurig moeten uitvoeren van zwaar energetisch belastend werk kan echter leiden tot overbelasting van het bewegingsapparaat, hetgeen gepaard gaat met een ervaring van vermoeidheid en pijn.

Waar komt energetische belasting voor?

Als gevolg van mechanisatie komt energetisch zwaar werk in Nederland en andere moderne, geïndustrialiseerde landen veel minder vaak voor dan vroeger. Toch zijn er nog steeds beroepsgroepen, zoals huisvuilbeladers, bouwvakkers en verhuizers, waarbij dit een dagelijks terugkerend probleem is. De zorgen van meneer Van der Kaaij (zie casus) dat hij het niet volhoudt, zijn dus niet geheel ongegrond. Het ophalen van vuilniszakken kost veel energie en gezien zijn leeftijd zal hij bij hetzelfde werk energetisch relatief zwaarder belast worden dan zijn jongere collega's.

Het meten van energetische belasting

Voor het meten van de energetische belasting bestaan goede instrumenten, zoals apparatuur om de hartfrequentie of de zuurstofopname vast te stellen en te registreren. De laatste jaren is steeds meer draagbare apparatuur beschikbaar gekomen, waarmee daadwerkelijk op de werkplek gemeten kan worden. Hierdoor hoeft bijvoorbeeld het vaststellen van zuurstofopname vandaag de dag niet meer in het laboratorium te gebeuren, hetgeen voor het meten van de hartfrequentie al veel langer mogelijk was. Met name het registreren van de hartfrequentie is een methode die de arbodienst gemakkelijk kan gebruiken om de energetische belasting te meten.

Normstelling

Beoordeling van energetische belasting op basis van de absolute hartfrequentie of absolute zuurstofopname geeft geen goed beeld, omdat dan geen rekening wordt gehouden met wat de persoon maximaal kan. Evaluatie van de energetische belasting gebeurt daarom door de belasting van een individuele werknemer tijdens het werk af te zetten tegen datgene wat die werknemer maximaal kan presteren bij die werkzaamheden. Hiertoe moeten individuele gegevens verzameld worden over maximale hartfrequentie of zuurstofopname. De beste methode is om de maximale hartfrequentie te meten in een maximaaltest. Een ruwe schatting is te verkrijgen door de leeftijd van een persoon af te trekken van 220.

> **Box 4.9 Maximale capaciteit**
>
> *hartfrequentie*
> – meten tijdens maximaaltest
> – schatten door 220 – leeftijd
>
> *zuurstofopname*
> – meten tijdens maximaaltest

De 40-jarige huisvuilbelader Van der Kaaij heeft dus een maximale hartfrequentie van ongeveer 180 slagen per minuut. Om ook rekening te houden met verschillen tussen individuen in rust, wordt het verschil tussen de hartfrequentie tijdens het werk en de rusthartfrequentie uitgedrukt als percentage van de maximale hartfrequentiereserve (HFR_{max}), hetgeen de maximale hartfrequentie minus de rusthartfrequentie is. Voor de zuurstofopname wordt de gemeten zuurstofopname uitgedrukt als percentage van de maximale zuurstofopname ($VO_{2\,max}$). De $VO_{2\,max}$ wordt via een (maximaal)test in een laboratorium bepaald, bijvoorbeeld op een fietsergometer of een lopende band (tredmolen). Zo is het werk van de huisvuilbeladers na te bootsen door de werknemer op een lopende band vuilniszakken te laten dragen en wegzetten. De richtlijn voor energetische belasting is dat 30% van de HFR_{max} of de $VO_{2\,max}$ aanvaardbaar is als gemiddelde voor een achturige werkdag (duurbelasting). Het wordt bovendien aanvaardbaar geacht om per werkdag maximaal één uur te werken met een belasting van meer dan 50% van de HFR_{max} of de $VO_{2\,max}$ (piekbelasting).

> **Box 4.10**
>
> $$\frac{HF_{max} - HF_{werk}}{HF_{max} - HF_{rust}} \times 100\% = \% \text{ van } HFR_{max}$$
>
> $$\frac{VO_{2}\,werk}{VO_{2}\,max} \times 100\% = \% \text{ van } VO_{2}\,max$$

> **Box 4.11 Beoordeling energetische belastingsgraad uitgedrukt als percentage van maximale hartfrequentiereserve of zuurstofopname**
>
> - duur: gemiddeld over 8 uur ≤30%
> - piek: maximaal 60 minuten >50%

De bedrijfsarts zal deze metingen in het algemeen niet zelf uitvoeren, maar hiervoor andere medewerkers van de arbodienst inschakelen (een arbodeskundige of een ergonoom met bijvoorbeeld een bewegingswetenschappelijke achtergrond). De resultaten van hartfrequentiemetingen kunnen de bedrijfsarts in het geval van Van der Kaaij uitsluitsel geven over de vraag of hij wel of niet in staat is om het gevraagde werk te verrichten.

Preventie en bestrijding van nadelige gezondheidseffecten

De oplossing voor een te hoge energetische werkbelasting ligt in (verdere) mechanisatie of automatisering van het werk. Ook kan gedacht worden aan het rouleren van zwaarbelastende taken met minder zwaarbelastende taken. Zo levert bijvoorbeeld het rouleren van beladen van huisvuil met rijden van de vuilniswagen gezondheidskundige winst op bij huisvuilbeladers in het algemeen. Toch toont de casus aan dat deze maatregel ook minder positieve kanten kent. De minder belastende werkplekken, waar werknemers met klachten van het bewegingsapparaat terecht zijn gekomen, worden door deze taakroulatie schaars. Het plannen van extra en/of langere pauzes tussen de werkzaamheden door is een maatregel die de energetische belasting doet afnemen en die dit nadeel niet kent.

Training van de werknemers, ten slotte, levert een positief effect op. Als het maximale prestatievermogen toeneemt, zal immers eenzelfde absolute zuurstofopname voor de getrainde werknemers minder zwaar zijn, omdat zij op een lager percentage van hun $VO_{2\,max}$ werken.

> **Box 4.12 Preventie hoge energetische belasting**
>
> - mechanisering/automatisering
> - taakroulatie
> - extra en/of langere pauzes
> - afschaffen 'klaar-naar-huis'
> - training werknemers

4.2.2 Statische belasting

Casus

Mevrouw De Jager werkt op een naaiatelier van een middelgroot bedrijf, gericht op massaproductie van confectie. Zij werkt op basis van stukloon en ze geeft zichzelf weinig gelegenheid om pauzes te nemen. Haar werkzaamheden bestaan voornamelijk uit het op goede wijze neerleggen van kleding onder de naaimachine en het vervolgens netjes doorvoeren hiervan. De stoel en de tafel waaraan ze werkt, zijn niet in hoogte instelbaar en de naaizaal is matig verlicht, hetgeen de nauwkeurigheid van het werk niet ten goede komt. Ze heeft constant het gevoel alsof ze een stijve nek heeft. Vroeger ging dit gevoel in de vakantie na een week of twee over, maar de laatste drie jaar is dat niet meer het geval. Uitgebreide fysiotherapie wil niet echt helpen. Ze is ondanks haar nekklachten altijd gewoon blijven werken.

Wat is statische belasting?

Er is sprake van statische werkbelasting wanneer gedurende enige tijd met behulp van spierkracht een lichaamsdeel in een stand moet worden gehouden. Het gehele lichaam hoeft zelden gedurende langere tijd in een vaste houding te worden gehouden. Zo kan staand werk voor de benen en de romp statisch belastend zijn, terwijl de armen tegelijkertijd veel bewogen (kunnen) worden. In het geval van mevrouw De Jager (zie casus) is bijvoorbeeld sprake van statische belasting van de nek, die steeds in flexie gehouden moet worden om goed zicht te kunnen houden op het naaiwerk. Haar armen en benen moeten/kunnen wel worden bewogen.

De effecten van blootstelling aan statische belasting

Statische belasting kan leiden tot spiervermoeidheid, overbelasting van spieren of spiergroepen en kan op langere termijn bijdragen aan het ontstaan van klachten. Bij een spierkracht van slechts 15% van de maximaal leverbare kracht door die spiergroep wordt de doorbloeding van de spier al dermate verminderd dat de anaërobe stofwisseling in de spier toeneemt. Dit betekent dat 'verzuring' optreedt, dat men lokale spiervermoeidheid ervaart en dat de houding niet lang kan worden volgehouden. Indien men de houding herhaald lang volhoudt, ontstaat op den duur pijn en bij extremere vormen van blootstelling kan spierschade optreden.

Waar komt statische belasting voor?

Bij zittende werkzaamheden, zoals achter een beeldscherm of een naaimachine (in het geval van mevrouw De Jager), kan statische belasting van de nek en schouders een rol spelen. Andere voorbeelden zijn werkzaamheden van lassers (schouders), betonstaalvlechters (rug) en stratenmakers (benen). In het algemeen geldt dat mensen met een grotere maximale spierkracht minder belast worden dan mensen met minder kracht. Het gaat immers om de benodigde spierkracht, uitgedrukt als een percentage van de maximaal leverbare kracht in de betreffende spiergroep. Het is moeilijk om risicogroepen aan te wijzen, omdat er een grote spreiding bestaat binnen de groepen. Vrouwen zijn bijvoorbeeld gemiddeld minder sterk dan mannen, maar er is een groot overlapgebied. Sterke vrouwen hebben dus een grotere maximale spierkracht dan de subgroep van minder sterke mannen. Bovendien kunnen mensen die minder sterk zijn, dit compenseren door een andere werktechniek, onder het motto 'wie niet sterk is, moet slim zijn'.

Het meten van statische belasting en normering

Verschillende spierinspanningen (uitgedrukt als een percentage van de maximaal leverbare kracht) gaan uiteraard gepaard met verschillende maximale volhoudtijden. Een spierinspanning van 15% kan bijvoorbeeld niet langer dan 15 minuten worden volgehouden en een spierinspanning van 8% niet langer dan 1 uur. In figuur 4.1 wordt een richtlijn voor maximale volhoudtijd gegeven als functie van de spierinspanningen. Het beoordelen van een werksituatie met deze richtlijn kan alleen als de maximaal leverbare kracht van een spier of spiergroep bekend is.

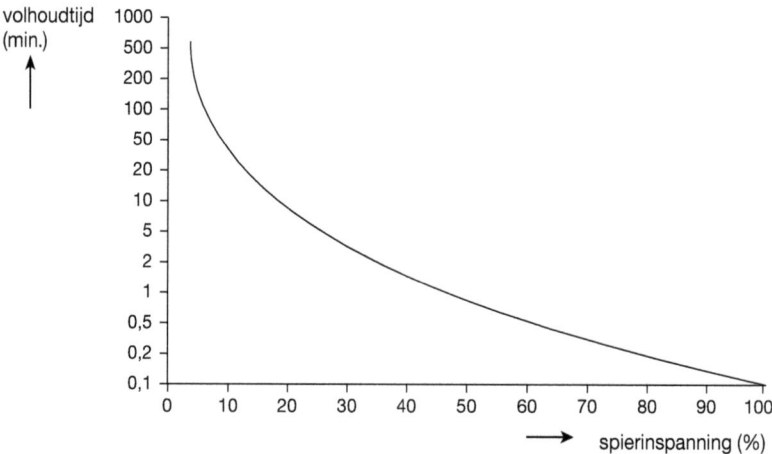

Figuur 4.1
De relatie tussen de volhoudtijd en de spierspanning tijdens statische belasting van een spiergroep. De spierspanning is het percentage van de maximaal te leveren spierkracht dat nodig is voor het handhaven van de houding of het leveren van een uitwendige statische kracht.
(Bron: Sjøgaard, 1986)

In tegenstelling tot de richtlijnen voor spierinspanning hebben de regels voor staand en zittend werk wel een wettelijke status. Werknemers moeten de gelegenheid krijgen het werk zittend te doen als dat enigszins mogelijk is. Zitgelegenheden moeten op ergonomische wijze aangepast zijn aan en/of ingesteld kunnen worden door de werknemer. Vooral de aspecten zittinghoogte, bekleding, stabiliteit, vorm en stand van de rugleuning en armsteunen zijn hierbij van belang. Voor zittend, staand en gecombineerd zit-stawerk wordt een groot aantal aanwijzingen gegeven met betrekking tot bijvoorbeeld werkhoogte, reikwijdte, en been- en/of voetruimte. De meeste van deze aanwijzingen zijn erop gericht de bij het werk benodigde spierinspanningen te minimaliseren.

Het beoordelen van werkplekken kan op een eenvoudiger manier plaatsvinden, met behulp van een vragenlijst naar ervaren ongemak tijdens het werk. In een afbeelding van het menselijk lichaam geven werknemers de mate van ervaren ongemak aan voor delen van het bewegingsapparaat. Als men veel ongemak ervaart aan bijvoorbeeld de linkerschouder is dat een aanwijzing om de werkplek zo te verbeteren dat de statische belasting van dat deel van het bewegingsapparaat verminderd wordt.

Preventie en bestrijding van nadelige gezondheidseffecten

Verbeteringen kunnen het best gerealiseerd worden door ergonomische aanpassingen aan de werkplek. Hierdoor wordt enerzijds variatie in werkhouding mogelijk en wordt dus statische belasting voorkómen, en/of anderzijds de benodigde spierkracht verminderd door bijvoorbeeld steunmogelijkheden te geven.

Mevrouw De Jager zal vooral gebaat zijn bij een goed instelbare tafel en stoel gecombineerd met optimale verlichting, zodat zij haar nek in een minder belastende houding hoeft te houden om haar werk goed uit te voeren. Er kan ook gedacht worden aan een hellend tafelblad. Zij zou zichzelf en daarmee haar nekspieren ook momenten van rust moeten gunnen. Meer in het algemeen kan lokale spiervermoeidheid verminderd worden door organisatorische verbeteringen van het werk. Die moeten de mogelijkheid bieden tot het nemen van kleine pauzes tijdens het uitvoeren van de taak (micropauzes) of tot taakroulatie, hetgeen meestal automatisch gepaard gaat met een korte pauze tussen de taken.

Voor werk aan een lopende band kan dit laatste bijvoorbeeld veel opleveren. Ten slotte kan men door verhoging van de maximale spierkracht door training van de werknemers en voorlichting over te hanteren werktechnieken de statische werkbelasting doen afnemen.

4.2.3 Mechanische belasting

Casus

Johan Griffioen is 26 jaar en werkt op een distributiecentrum van een grote, nationale supermarktketen. Hij is orderpicker en moet de door de filialen gevraagde levensmiddelen verzamelen en op rolcontainers laden. De goederen

> zijn in het distributiecentrum op pallets opgeslagen. Hij stapelt aan de hand van een opdrachtbriefje het juiste aantal dozen op de rolcontainers, die met maximaal drie op een elektrisch aangedreven karretje staan. Hij klaagt over rugklachten en heeft soms grote moeite om dozen te pakken die achter op een bijna lege pallet liggen. Het diepe bukken dat hierbij nodig is, doet pijn en geeft hem, vooral bij zware dozen met bijvoorbeeld flessen drank, het gevoel dat hij amper overeind kan komen.
>
> Hij heeft vorig jaar een til-instructie gehad, maar vindt dat die instructie in de praktijk niet uitvoerbaar is, omdat hij 'anders 's avonds om 10 uur nog bezig is'.

Wat is mechanische belasting?

Mechanische werkbelasting is altijd het resultaat van de combinatie van houding, beweging en krachtsuitoefening.

Box 4.13

Mechanische belasting is altijd een combinatie van:
- houding
- beweging
- krachtsuitoefening

Deze drie aspecten zijn in principe nooit los van elkaar te zien. Samen resulteren ze in interne mechanische belasting, in termen van krachten en momenten op structuren van het bewegingsapparaat. Hier worden vier vormen van (externe) mechanische belasting onderscheiden, waarbij een of meer van deze aspecten op de voorgrond treden.

1 *Ongunstige werkhoudingen* kunnen zeer belastend zijn, dat wil zeggen: houdingen in een extreme stand van een gewricht. In het bijzonder gedurende langere tijd een houding moeten aannemen die sterk afwijkt van de neutrale stand, vergroot de kans op het ontstaan van schade aan structuren in en rondom de betreffende lichaamsdelen.
2 *Snelle bewegingen* waarbij sprake is van een grote versnelling van een lichaamsdeel, zoals van de romp bij het snel optillen van een last met rechte benen. Recentelijk is duidelijk geworden dat de krachten en momenten op de lage rug (L5-S1) in zo'n situatie flink groter zijn dan bij een minder snelle en gelijkmatigere beweging.
3 Een te leveren *uitwendige kracht* is extra belastend. Handmatig tillen van lasten is dan ook een van de voornaamste risicofactoren voor het ontstaan van rugklachten. Daarnaast worden ook het dragen, duwen en trekken van objecten met het ontstaan van rugklachten geassocieerd.

Johan Griffioen (zie casus) heeft dagelijks met alle drie bovengenoemde aspecten te maken. Hij moet:
1 vaak diep en gedraaid bukken;
2 flink doorwerken – hij maakt dus snelle bewegingen met romp en armen;
3 veel zware dozen tillen en dragen.

Als vierde, bijzonder type mechanische belasting, kunnen *repeterende handelingen* genoemd worden. De te leveren krachten zijn over het algemeen niet groot. Het is vooral de eenzijdigheid van de belasting die tot klachten aan arm, nek en schouder (KANS) leidt (voorheen: repetitive strain injury (RSI) genoemd). Handelingen die een rol spelen bij het ontstaan van KANS zijn vaak voor werkenden niet herkenbaar als belastend. Men denkt dat als het werk schijnbaar moeiteloos gedaan kan worden dit dan ook weinig gezondheidsrisico's met zich meebrengt. Ontstekingsverschijnselen aan pezen en peesscheden kunnen echter ook optreden bij minder grote krachten, maar waarbij wel sprake is van een hoge frequentie van dezelfde bewegingen zonder rustmomenten.

Waar komt mechanische belasting voor?

Vliegtuigbeladers hebben te maken met zwaar mechanisch belastend werk, waarbij in sommige vliegtuigen zeer ongunstige werkhoudingen moeten worden ingenomen als gevolg van de afmetingen van het laadruim. Opperlieden in de bouw, evenals werknemers in de transportsector, hebben vaak te maken met het overstapelen van goederen, waarbij relatief veel snelle bewegingen van de romp voorkomen. Verpleegkundigen, bouwvakkers en magazijnbedienden zijn voorbeelden van beroepsgroepen die veel tillen, dragen, duwen en/of trekken. Mensen die beroepsmatig veel omgaan met een computer(muis) behoren eveneens tot een risicogroep voor KANS. Verder kan gedacht worden aan mensen die repeterende werkzaamheden aan de lopende band uitvoeren, zoals caissières en kappers.

Het meten van mechanische belasting

Voor het verkrijgen van informatie over houding en beweging kan in aflopende volgorde van nauwkeurigheid gekozen worden voor hoekmeters (inclinometers of goniometers), observaties en dagboekjes of vragenlijsten. Voor mensen met een redelijk vaste werkplek kunnen ook video-opnamen gemaakt worden, die dan later geanalyseerd kunnen worden. Ook is geavanceerde opto-elektrische apparatuur voorhanden voor de registratie van houding en beweging bij sterk plaatsgebonden arbeid.
De uitgeoefende krachten kunnen worden gemeten met behulp van digitale krachtopnemers, waarvan geavanceerde driedimensionale uitvoeringen bestaan, maar die ook verkrijgbaar zijn als eenvoudige modellen voor het meten in één dimensie. Een schatting van de geleverde kracht kan verkregen worden met behulp van bijvoorbeeld een simpele trekveer (veerunster).

Ten slotte is op het niveau van checklijsten relatief veel materiaal beschikbaar om houding, beweging en uitgeoefende kracht in kaart te brengen, zonder dat dit overigens echte meet- of beoordelingsmethoden genoemd kunnen worden. Voor arbodiensten zijn observaties en vragenlijsten de meest geëigende methoden voor houding en beweging, terwijl simpele krachtopnemers of trekveren gebruikt worden voor uitgeoefende krachten.

Het verkrijgen van informatie over geleverde spierkracht is mogelijk via het meten van spieractiviteit door middel van elektromyografie (EMG). Deze methode is meestal te arbeidsintensief in de praktijk van de bedrijfsgezondheidszorg en is geschikter voor wetenschappelijke en therapeutische doeleinden. Krachten en momenten op bijvoorbeeld de lage rug of op de schouder zijn niet direct te meten in het menselijk lichaam. Daarom zijn diverse biomechanische modellen ontwikkeld voor het vaststellen van de mechanische belasting. Door de vereiste nauwkeurigheid van zowel de houdings- en bewegingsregistratie als de registratie van geleverde uitwendige krachten en geleverde spierkrachten, zijn deze modellen alleen bij sterk plaatsgebonden werk of bij simulaties van arbeidshandelingen in het laboratorium bruikbaar. Wel kan een bedrijfsarts of ergonoom een indicatie krijgen van de mechanische belasting door middel van een tweedimensionaal en statisch model, dat minder zware eisen stelt aan de nauwkeurigheid van de in te voeren gegevens.

Al met al zijn er voor praktische toepassing in de arbodienst amper instrumenten beschikbaar die in alle werksituaties bruikbaar zijn om de daadwerkelijke mechanische werkbelasting in termen van krachten en momenten op bijvoorbeeld de lage rug vast te stellen.

Normstelling

Er zijn bruikbare richtlijnen geformuleerd om aspecten van mechanische belasting in het werk te kunnen beoordelen. Zo bestaat voor het tillen de zogenaamde NIOSH-formule; die gaat uit van een maximaal tilgewicht van 23 kg en komt na vermenigvuldiging met een zestal 'straf'factoren (alle kleiner of gelijk aan 1; zie legenda in figuur 4.2) uit op de zogenaamde *recommended weight limit* (RWL).

Deze RWL kan dus nooit meer zijn dan 23 kg en het te tillen object moet lichter zijn als een of meer van de factoren (zoals de verticale en horizontale tilafstand, de tilfrequentie, enz.) niet optimaal is en in de formule vermenigvuldigd moet worden met een getal kleiner dan 1 (zie voor verdere details: Waters e.a., 1993; Peereboom en Jansen, 2004).

Ook voor andere aspecten van mechanische belasting bestaan richtlijnen. Zowel duwen als trekken mag in principe nooit met een grotere kracht dan 200 N plaatsvinden, behalve bij het duwend in gang zetten (300 N). Analoog aan tillen geldt hier dat allerlei factoren (zoals een ongunstig aangrijpingspunt, hoge frequentie en lange afstand) de maximaal aanvaardbare duw- en trekkracht kunnen verminderen. Met betrekking tot werkhoudingen wordt bijvoorbeeld rompbuiging van meer dan 20 graden, nekbuiging van meer dan 25 graden en heffing van de bovenarm van meer dan 60 graden als risi-

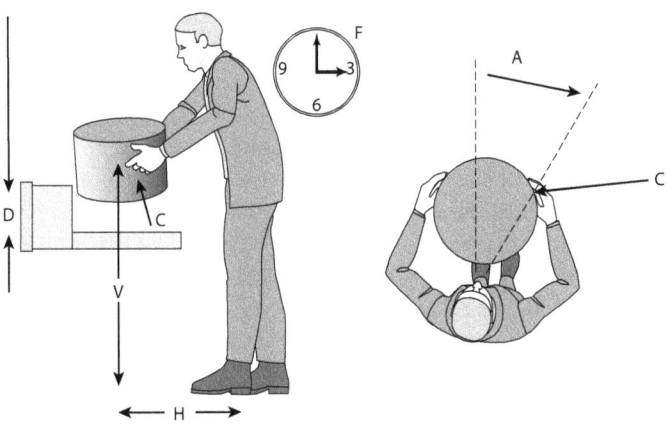

Figuur 4.2
Factoren die bekend moeten zijn om de risico's bij tilarbeid op te sporen, met bijbehorende voorkeurswaarden en situaties waarbij een hoge kans op schade bestaat. (Bron: Vink e.a., 1994)

covol beoordeeld bij een taakduur van meer dan vier uur per dag. Voor repeterend werk mag bijvoorbeeld bij een frequentie van meer dan vijf keer per minuut de kracht maximaal 20 N zijn onder de gunstigste omstandigheden. Als ook minder gunstige houdingen van de bovenste ledematen voorkomen, dan is echter 10 N het maximum.

Mechanische belasting op de lage rug kan worden beoordeeld door te kijken of de norm voor compressiekracht op L5-S1 van 3,4 kN overschreden wordt. Er wordt van uitgegaan dat bij een blootstelling aan een kracht hoger dan 3,4 kN beschadiging van de tussenwervelschijf optreedt. Gezien de eerder beschreven moeilijkheden om te komen tot een schatting van de mechanische werkbelasting in termen van krachten op lichaamsstructuren, is deze beoordeling echter vaak niet mogelijk. Wel kan een indicatie verkregen worden door een eenvoudig model (tweedimensionaal en statisch) toe te passen op bepaalde tiltaken of andere werkzaamheden. Het gebruik van dergelijke biomechanische modellen is voor een bedrijfsarts of ergonoom een goede mogelijkheid om de zwaarte van een taak in te schatten. Het is echter verstandig te beseffen dat het om een sterke vereenvoudiging van de (driedimensionale en dynamische) realiteit gaat, hetgeen over het algemeen betekent dat de mechanische belasting onderschat wordt. Voor andere delen van het bewegingsapparaat, zoals de schouder of de knie, bestaan geen richtlijnen voor interne mechanische blootstelling.

Preventie en bestrijding van nadelige gezondheidseffecten

Oplossingen voor een (te) hoge mechanische belasting zijn vaak te vinden in het ergonomisch (her)ontwerp van de werkplek en/of in het gebruik van hulpmiddelen. Voor Johan Griffioen uit de casus zou bijvoorbeeld het plaatsen van heftafels onder de pallets een gunstige invloed kunnen hebben op zijn houding bij het pakken van dozen van een bijna lege pallet. Bij een te grote krachtsuitoefening is uiteraard veel winst te behalen door het gewicht van de te verplaatsen last te verlagen. Hieraan is echter een grens, want bij een gelijkblijvende productie zal vaker getild moeten worden en zullen dus ook de eigen lichaamsdelen vaker 'getild' moeten worden. Dat gaat gepaard met een verhoging van de energetische belasting.

> **Box 4.14 Preventie hoge mechanische belasting**
>
> – ergonomisch (her)ontwerp werkplek
> – hulpmiddelen
> – aanpassing werk-rustschema's
> – taakroulatie
> – training

Ook kan een tilinstructie positief werken op de mechanische belasting. Johan zou geleerd moeten worden dat hij de last zo dicht mogelijk bij het lichaam moet houden en dat hij het draaien van zijn romp door het nemen van kleine stapjes moet voorkomen. Ter preventie van KANS zal geprobeerd moeten worden om meer korte rustmomenten in te bouwen en om de handelingscyclus zo veel mogelijk te verlengen, waardoor de frequentie van de eenzijdige belasting dus afneemt. Daarnaast is het ergonomisch optimaliseren van de werkplek van belang om houding, beweging en uitgeoefende kracht zo min mogelijk belastend te laten zijn. Gestreefd moet worden naar een houding zo dicht mogelijk bij de neutrale stand, naar zo min mogelijk snelle bewegingen en naar het minimaliseren van spierinspanning die nodig is voor het leveren van kracht. Ten slotte kunnen bijvoorbeeld veranderingen in werk-rustschema's en taakroulatie oplossingen bieden voor een te hoge mechanische belasting.

4.3 Psychologische gezondheidsrisico's

> **Casus**
>
> De 39-jarige heer Verburg is leraar scheikunde op een middelbare school. Hij heeft altijd met plezier en veel inzet lesgegeven, maar dat is in de loop van de jaren een stuk minder geworden. Hij wijt dit enerzijds aan de leerlingen,

die brutaler en veel minder gemotiveerd zijn dan vroeger, en anderzijds aan de grote veranderingen die in het onderwijs hebben plaatsgevonden. De ene door de minister opgelegde vernieuwing volgt op de andere. Volgens Verburg hebben deze vernieuwingen gemeen dat het er niet beter op wordt en dat ze allemaal veel te snel en onvoorbereid doorgevoerd moeten worden. Kortom, hij heeft het angstbeeld dat hij nog 26 jaar lang paarlen voor de zwijnen zal moeten werpen op zijn huidige 'leerfabriek'. Het ging allemaal nog redelijk tot hij halverwege het vorige schooljaar zomaar, om niets eigenlijk, in de klas in huilen uitbarstte. Hij sliep al een tijdje slecht en had ook af en toe hartkloppingen, die sindsdien veel erger zijn geworden. Ook kan hij zowel op school als thuis om het minste of geringste een enorme driftaanval krijgen, iets wat in het verleden vrijwel nooit voorkwam. De conrector heeft hem aanbevolen om maar eens een paar weekjes thuis te blijven om 'goed uit te rusten'.

Wat zijn psychologische gezondheidsrisico's?

Bij psychologische gezondheidsrisico's gaat het om mentale belasting en stress. Deze zijn nauw aan elkaar verwant, maar niet hetzelfde. Mentale belasting is de mate waarin de taakeisen de informatieverwerkende capaciteit van de mens in beslag nemen. De perceptie, het denken en het geheugen staan hierbij centraal. Het woord stress wordt in het dagelijks leven te pas en te onpas gebruikt en ook in wetenschappelijke publicaties wordt stress uiteenlopend gedefinieerd. Naar Kompier en Marcelissen (1990) wordt hier onder stress verstaan: '(...) een toestand die ontstaat wanneer iemand niet in staat is of zich niet in staat acht om aan de eisen die aan hem of haar gesteld worden te voldoen.' De emoties die gepaard gaan met deze toestand spelen een belangrijke rol. Naast mentale werkbelasting en werkstress wordt ook gesproken over 'welzijn bij de arbeid'. Het gaat hierbij niet om individueel welzijn, maar om risico's op groepsniveau. Hoewel er bij welzijnsrisico's via functie en/of taakanalyse meer nadruk wordt gelegd op zaken als de inhoud en organisatie van de arbeid, zijn er verder vrijwel geen verschillen met het bredere begrip *stressrisico's*.

Box 4.15

Stressrisico's of stressoren worden gevormd door (een combinatie van):
- hoge werkdruk
- gebrek aan regelmogelijkheden in het werk
- gebrek aan ondersteuning van leiding/collega's

Risicofactoren voor het krijgen van stress, ook wel *stressrisico's* of *stressoren* genoemd, kunnen worden herleid tot drie hoofdkenmerken in het werk: een hoge werkdruk, een gebrek aan regelmogelijkheden in het werk en een gebrek aan sociale ondersteuning van leidinggevenden en collega's. Vooral de combinatie van deze drie kenmerken gaat gepaard met gezondheidsklachten, zoals overspannenheid en hart- en vaatziekten. Onder werkdruk vallen bijvoorbeeld werktempo, tijdsdruk, verantwoordelijkheid, complexe taken, dubbeltaaksituaties en onduidelijke taakomschrijvingen. Bij onvoldoende regelmogelijkheden kunnen werknemers niet zelf (tot op zekere hoogte) sommige aspecten van het werk, zoals werktempo, methode en volgorde, bepalen. Ook heeft men dan geen zeggenschap over de begin- en eindtijden, en het tijdstip en de duur van pauzes.

Onvoldoende sociale ondersteuning komt voor als er weinig mogelijkheden bestaan voor sociale en/of functionele contacten (bijv. bij geïsoleerde arbeidsplaatsen), bij gebrekkig werkoverleg en bij gebrek aan steun van de leiding. Dit laatste hoofdkenmerk kan ook in ruimere zin bezien worden in de vorm van erkenning en waardering (ook financiële).

Een hoge werkdruk hoeft op zich nog niet schadelijk te zijn, zolang men maar mogelijkheden heeft om het werk zelf in te delen en/of de werkmethode te bepalen. In het stressmodel van Karasek en Theorell is dat uitgewerkt naar vier soorten werk: gemakkelijk werk, uitdagend werk, saai werk en overbelast werk (zie box 2.20 in hoofdstuk 2).

Naast het model met werkdruk, regelmogelijkheden en sociale ondersteuning is een model ontstaan dat uitgaat van de inspanning die men moet leveren op het werk en de ontvangen beloningen, waarbij aan aspecten zoals waardering, vooruitzichten op promotie en inkomen gedacht kan worden. Het model gaat ervan uit dat er een grotere kans op stress en gezondheidsklachten is als het evenwicht tussen die inspanningen en beloningen verstoord is. Overigens lijkt deze relatie in sterkere mate aanwezig te zijn voor mensen met een persoonlijkheid die maakt dat zij gedreven en perfectionistisch zijn in hun werk en/of dat zij de behoefte hebben aan controle op hun werk.

Ten slotte is er de laatste jaren meer aandacht ontstaan voor emotionele belasting en arbeidsconflicten als gevolg van treiteren en pesten, morele intimidatie, seksuele intimidatie en racisme of discriminatie. Het lijkt erop dat veel stress en psychische gezondheidsklachten (deels) veroorzaakt worden door systematisch vijandig of intimiderend gedrag dat gericht is tegen één specifieke medewerker. Dit gedrag kan enerzijds afkomstig zijn van één collega, die meestal hoger in rang is dan het slachtoffer, of van een groep collega's. In het laatste geval spreekt men van *mobbing*, een Engelse term afgeleid van 'mob': de meute die zich tegen het individu keert.

In Nederland heeft de laatste decennia een flinke toename van de ervaren werkdruk in verhouding tot de geleverde inspanningen plaatsgevonden. Ook het aantal perceptief-mentaal belastende werkzaamheden is onmiskenbaar gestegen, evenals de emotionele belasting door bijvoorbeeld toenemende flexibilisering van de arbeid en hiermee samenhangende werkonzekerheid.

De effecten van mentale belasting en stress

Werkstress wordt over het algemeen gekenmerkt door fysiologische aanpassingsreacties, negatieve emoties en bepaalde gedragingen. Op de lange duur kan dit leiden tot verminderd functioneren en psychische klachten. De NVAB-richtlijn onderscheidt ten aanzien van deze psychische klachten:
1 stressgerelateerde stoornissen;
2 depressie;
3 angststoornis;
4 overige psychiatrische stoornissen.

Wat betreft de stressgerelateerde stoornissen wordt onderscheid gemaakt tussen:
a spanningsklachten, zonder beperkingen in sociaal of beroepsmatig functioneren;
b overspanning, mét beperkingen in sociaal functioneren. Het meer chronische beloop van overspanning wordt ook wel burn-out genoemd. Bij overspanning is de periode tussen de aanvang van de stressveroorzakende situatie en de ontstane problematiek maximaal 12 weken.

Vooral werk met een intensief contact met anderen gaat gepaard met een verhoogd risico op chronische overspanning/burn-out. Als risicogroepen worden genoemd: verpleegkundigen, welzijnswerkers en leraren, waarvan de scheikundedocent Verburg een voorbeeld is.

De genoemde aandoeningen gaan vaak samen met sombere gevoelens, slaapproblemen en met specifiek gedrag, zoals rusteloosheid of lusteloosheid, prikkelbaarheid, roken, medicijngebruik en ziekteverzuim. Hart- en vaatziekten, bijvoorbeeld verhoogde bloeddruk, zijn geassocieerd met werkstress en er wordt ook een relatie verondersteld met het immuunsysteem, waardoor als gevolg van stress de kans op verkoudheid en griep toeneemt.
    Een geheel andere categorie wordt gevormd door de posttraumatische stressstoornis. Politieagenten kunnen hiermee te maken krijgen na bijvoorbeeld een schietincident en bankemployés na een overval.
    De stressgerelateerde gezondheidsproblemen en de bijbehorende financiële gevolgen zijn al met al groot, hetgeen blijkt uit het feit dat een derde van de werknemers in de WIA afgekeurd is als gevolg van psychische aandoeningen. Bij de nieuwe gevallen van arbeidsongeschiktheid is dit aandeel zelfs nog iets groter.

Het meten van mentale belasting/stress en normstelling

De ontwikkeling van instrumenten voor het meten van mentale belasting, stress en stressrisico's, en van stressgerelateerde gezondheidsproblemen heeft de laatste jaren een vlucht genomen. Allereerst kan gebruik worden gemaakt van prestatiematen met betrekking tot de uit te voeren werktaak.

Dit is echter voor veel functies en werkzaamheden niet direct toepasbaar, onder meer omdat de prestatie moeilijk in maat en getal is weer te geven.

Ten tweede kan aan de werktaak, waarin men geïnteresseerd is, een secundaire taak worden toegevoegd, bijvoorbeeld het oplossen van simpele rekenopdrachten. Hierdoor wordt de grens van de beschikbare mentale capaciteit overschreden, zodat met behulp van de prestatie in de secundaire taak een schatting verkregen wordt van de mentale belasting in de primaire werktaak. De secundaire taakbenadering wordt vooral gebruikt bij gesimuleerd werk in het laboratorium.

Voor beide bovengenoemde methoden geldt dat een bedrijfsarts niet vaak direct betrokken zal zijn bij het toepassen ervan, maar dat het wel goed is om van het bestaan ervan op de hoogte te zijn.

> **Box 4.16 Meten van mentale werkbelasting/stress**
>
> – prestatiematen tijdens de werktaak
> – prestatiematen tijdens de secundaire taak
> – vragenlijsten en beoordelingsschalen
> – psychofysiologische maten

Ten derde is er een groot aantal vragenlijsten geconstrueerd om de vele aspecten van mentale belasting en/of stress te meten. Zo zijn er bijvoorbeeld vragenlijsten met schalen over werktempo, zelfstandigheid in het werk, relaties met collega's, de relatie met de directe leiding en de herstelbehoefte na het werk. Werksituaties kunnen beoordeeld worden door te vergelijken of de resultaten van een bedrijf of afdeling afwijken van referentiegegevens, die steeds vaker op grote schaal beschikbaar zijn. Deze vragenlijsten worden dan ook uitgebreid gebruikt in de arbodienstverlening. De resultaten kunnen voor een bedrijfsarts een belangrijke functie hebben om te kunnen signaleren of er op een bepaalde afdeling stressgerelateerde problemen zijn. Ook zijn er beoordelingsschalen waarop men op een schaal van bijvoorbeeld 0-150 door het zetten van een kruisje kan aangeven hoe inspannend een taak was.

Naast deze subjectieve instrumenten zijn er, als vierde categorie, psychofysiologische meetmethoden voorhanden, waarmee het bijvoorbeeld mogelijk is om op de werkplek de bloeddruk of hartslagvariabiliteit continu te meten. Voor deze en ook voor andere psychofysiologische maten bestaan overigens geen normen waaraan de stresssituatie van een individu getoetst zou kunnen worden. De oplossing hiervoor is dat metingen gedaan tijdens het werk worden vergeleken met rustwaarden van diezelfde persoon.

De psychofysiologische meetmethoden worden nog weinig toegepast door arbodiensten. In de toekomst zal dit meer gaan gebeuren, omdat bedrijven graag beschikken over 'harde' gegevens in plaats van subjectieve vragenlijstgegevens. Deze mening doet overigens onrecht aan de grote waarde die vragenlijsten hebben voor de bedrijfsgezondheidszorg.

Preventie en bestrijding van nadelige gezondheidseffecten

Scheikundeleraar Verburg uit de casus zal met hulp van zijn huisarts, bedrijfsarts, psycholoog of andere medische hulpverleners van zijn klachten afgeholpen moeten worden. Bovendien moet hij weer plezier in zijn werk krijgen, zodat dezelfde problemen niet na een half jaar opnieuw optreden. Hij zou een *sabbatical year* kunnen inlassen en/of voor een deel van de werkweek een nieuwe, meer uitdagende functie op zich nemen, bijvoorbeeld de functie van schooldecaan. In het algemeen wordt er pas aandacht besteed aan werkstress en mentale over- en onderbelasting als iemand daadwerkelijk overspannen is geraakt. Eerst wordt getracht de psychische en (psycho)somatische klachten te behandelen en daarna wordt een overspannen medewerker vaak geleerd hoe hij moet omgaan met belastende situaties. Dit alles is erop gericht om de desbetreffende persoon op een verantwoorde wijze zo snel mogelijk weer aan het werk te krijgen.

Box 4.17 Preventie hoge mentale belasting/werkstress

– doorgroeimogelijkheden bieden
– sabbatical year
– stress- en welzijnsrisico's verminderen
– taakroulatie

In het verleden was voor de meeste organisaties het uitvallen van werknemers door stressgerelateerde problemen pas een signaal om iets aan de oorzaken ervan te doen. Maatregelen gericht op het voorkómen van werkstress en mentale belasting zouden zich echter in een eerder stadium op het werk moeten richten. Uit het voorgaande moge blijken dat een functie voldoende regelmogelijkheden en mogelijkheden tot sociale ondersteuning dient te bieden. Als verbeteringen niet (direct) zijn door te voeren door taak(her)ontwerp, dan vormt bijvoorbeeld taakroulatie een goed alternatief. Bovendien kan hoge mentale belasting aangepakt worden door een ander pauzebeleid. Na relatief korte perioden kan men een pauze inlassen om zichzelf de kans te geven om te herstellen. Ten slotte kan een sociaal (personeels)beleid genoemd worden als middel om werkstress te voorkómen, bijvoorbeeld door continue opleiding en training, functioneringsgesprekken of een loopbaanbeleid.

4.4 Fysische gezondheidsrisico's

Van de fysische gezondheidsrisico's bespreken we lawaai, trillingen, klimaat en ioniserende straling.

4.4.1 Lawaai

Wat is lawaai?

Lawaai is storend geluid met een gedwongen karakter. Wat voor de één aangenaam geluid is, bijvoorbeeld het geluid van de radio, kan voor een ander zeer hinderlijk en storend zijn. Kortom, lawaai is sterk subjectief van karakter.

Geluid wordt bepaald door twee parameters, namelijk de frequentie en het geluidsniveau.

> **Box 4.18**
>
> Geluid wordt bepaald door:
> - de frequentie
> - het geluidsniveau

De frequentie wordt gemeten in hertz (Hz), het aantal trillingen per seconde. Het aantal trillingen per seconde dat een geluidsbron uitzendt, bepaalt de toonhoogte; een gering aantal trillingen veroorzaakt een bromtoon (< 50 Hz), een hoog aantal trillingen een pieptoon (> 4000 Hz). Een normaal gehoor is gevoelig voor tonen met frequenties tussen ongeveer 20 en 20.000 Hz. Voor de frequentie wordt een logaritmische schaal gebruikt, dat wil zeggen dat een verdubbeling van de frequentie als een gelijke stap (of een octaaf) wordt ervaren.

Het geluidsniveau wordt gemeten in decibel (dB). Nul dB is de nog net waarneembare geluidsdruk voor het menselijk oor, deze komt overeen met 20 micropascal. Voor het geluidsniveau wordt ook een logaritmische schaal gebruikt. Aangezien ons gehoororgaan niet even gevoelig is voor geluiden met verschillende frequenties, wordt bij het meten van geluid gebruikgemaakt van een filter dat de geluidsniveaus bij verschillende frequenties ongeveer zo waardeert als ons gehoor dat doet. Het geluidsniveau gemeten via dit zogenaamde *A-filter* wordt uitgedrukt in dB(A). Wanneer dit over een bepaalde periode gemeten en gemiddeld is, wordt gesproken van het equivalente geluidsniveau L_{AEQ}.

> **Box 4.19 Voorkomende geluidsniveaus, vlak bij de bron**
>
> - straalmotor: 140 dB(A)
> - popmuziek: 110 dB(A)
> - zware vrachtwagen: 85 dB(A)
> - bromfiets: 80 dB(A)
> - straatlawaai: 60 dB(A)

Wat zijn de effecten van blootstelling aan lawaai?

> **Casus**
>
> Op het spreekuur komt een discjockey met de klacht dat hij op luidruchtige feestjes moeite heeft met het volgen van een gesprek. Hij doet dit werk sinds vijf jaar. Hij heeft verder geen klachten en voelt zich gezond.

Jarenlange blootstelling gedurende meerdere uren per dag aan geluidsniveaus van circa 80 dB(A) en hoger leidt tot lawaaidoofheid. Ook korte, harde (knal)geluiden, zoals die voorkomen bij schietwapens en klinkhamers, zijn erg schadelijk voor het gehoor. Acuut trauma, met vaak blijvende uitval van het gehoor, treedt op bij geluidsniveaus boven 120 dB(A). Lawaaislechthorendheid komt relatief veel voor als beroepsziekte.

Met het toenemen van de leeftijd neemt de gehoorscherpte geleidelijk af; dit is overigens een zeer geleidelijk proces. Het voortdurend aan lawaai blootgesteld zijn leidt ook tot stress. Men is na afloop van het werk vaker vermoeid, hetgeen tot concentratieproblemen en prikkelbaarheid kan leiden. Daarnaast kan blootstelling aan lawaai in arbeidssituaties leiden tot vegetatieve reacties, zoals toename van de ademhalingsfrequentie en verhoging van de bloeddruk. Mogelijk verhoogt dit ook het risico op een blijvend hoge bloeddruk en hart- en vaatziekten. Deze effecten, die niet met gehoorverlies te maken hebben, worden *extra-auditieve effecten* genoemd.

Waar komt lawaaiproblematiek voor?

Blootstelling aan lawaai komt nog steeds veel voor, met name in de industrie, de bouw, de landbouw en het vervoer. Mechanisch aangedreven machines veroorzaken hoge geluidsniveaus; ondanks alle aandacht voor preventieve maatregelen komt dit nog steeds voor. Zo komen bij heiers geluidsexpositieniveaus voor van 95 dB(A) en bij stratenmakers van 90 dB(A).

> **Box 4.20 Dagdosis, geluidsexpositieniveau, of geluidsdosisniveau**
>
> Het geluidsniveau waaraan een persoon gedurende een werkdag van acht uur is blootgesteld.

Niet alleen werknemers in deze bedrijfstakken worden aan hoge geluidsniveaus blootgesteld, maar ook leden van grote orkesten en popbands.

In kantoren veroorzaken geluidsniveaus vanaf 55 dB(A), van bijvoorbeeld de airconditioning of afzuiging, weliswaar geen gehoorschade, maar wel hinder, concentratiestoornissen en prikkelbaarheid.

Hoe kan lawaai gemeten worden?

Het geluidsexpositieniveau van een gemiddelde dag (dagdosis) kan op twee manieren vastgesteld worden, namelijk:
1 aan de hand van een (algemene) werkzaamhedenanalyse;
2 met behulp van dosimeters.

Bij een *werkzaamhedenanalyse* wordt voor elke werkzaamheid van een werknemer het L_{AEQW} vastgesteld. Onder L_{AEQW} wordt verstaan: het gemiddelde A-gewogen equivalente geluidsniveau op een arbeidsplaats of tijdens een werkzaamheid gedurende een bepaalde tijd. Werkzaamheid wordt hierbij breed opgevat, zoals het bedienen van een machine tijdens een bepaald type bewerking. Voor elke werkzaamheid dient een schatting van de gemiddelde dagelijkse blootstellingsduur te worden gemaakt. Via een logaritmische optelling kan uit de afzonderlijke L_{AEQW}-waarden een dagdosis worden berekend.

Met behulp van *dosimeters* kan de geluidsbelasting van individuele werknemers gedurende een bepaalde tijdsperiode worden gemeten en geregistreerd in de arbeidssituatie. Het gebruik van dosimeters heeft als voordeel dat bijvoorbeeld over een hele dag de blootstelling aan geluid kan worden vastgesteld. Een nadeel van de dosimeters is dat niet kan worden nagegaan hoe het gemeten niveau tot stand is gekomen, tenzij men tegelijkertijd de uitvoering van de werkzaamheden observeert.

Normstelling

De wetgeving rond geluid op de arbeidsplaats staat beschreven in het Arbobesluit. De waarde van 80 dB(A) wordt gezondheidskundig gezien als de grens waarboven gehoorschade kan optreden als er sprake is van een dagelijkse (8-urige) blootstelling gedurende een arbeidsleven van 40 jaar zonder gebruik van gehoorbeschermingsmiddelen. Als bij het uitvoeren van bepaalde werkzaamheden het equivalente geluidsniveau boven de 80 dB(A) ligt, moet de werkgever gehoorbeschermingsmiddelen ter beschikking stellen en is een periodiek audiometrisch onderzoek van de werknemers verplicht. Bij een geluidsniveau hoger dan 85 dB(A) moet de werkgever behalve gehoorbescherming ook voorlichting aan de werknemers geven over de gevaren van blootstelling aan lawaai. Bovendien moet dan een *gehoorbeschermingsprogramma* worden opgezet.

Box 4.21 Elementen van een gehoorbeschermingsprogramma

- meten en beoordelen
- toepassen van arbeidshygiënische strategie (bestrijding, beperking, hulpmiddelen)
- voorlichting en onderwijs
- samenwerking en overleg
- audiometrisch onderzoek
- registratie en rapportage

Zo'n programma omvat een aantal onderdelen, zoals het meten en beoordelen van geluidsniveaus op de werkplek, het toepassen van een bestrijdingsstrategie (bestrijding, beperking, hulpmiddelen), voorlichting en onderwijs, samenwerking en overleg, audiometrisch onderzoek, en registratie en rapportage van de bevindingen.

Bij geluidsniveaus hoger dan 90 dB(A) bestaat voor de werknemers de verplichting tot het dragen van gehoorbeschermingsmiddelen en moeten de betreffende werkplekken of gereedschappen duidelijk zijn afgebakend of gemarkeerd.

Preventie en bestrijding van nadelige gezondheidseffecten

Bij maatregelen voor de bestrijding en/of terugdringing van lawaai wordt een wettelijk verplichte bestrijdingsstrategie tot uitgangspunt genomen. Dit houdt in dat men bij het nemen van maatregelen een bepaalde prioriteit in acht neemt, namelijk:
1 eliminatie van de bron;
2 isolatie van de bron;
3 isolatie van de mens;
4 beperken van de schade door beperking van de blootstellingsduur.

Box 4.22 Bestrijdingsstrategie bij lawaai

– eliminatie en bronaanpak
– isolatie van de bron
– isolatie van de mens
– beperken van de schade door beperking blootstellingsduur

Dit houdt in dat allereerst nagegaan moet worden welke maatregelen aan de bron genomen kunnen worden: zijn er andere productietechnieken voorhanden waarbij geen lawaai optreedt? Als dit niet voldoende resultaat oplevert, moet men nagaan of het mogelijk is het geluidsniveau van de machines/apparaten op een andere manier terug te brengen. De laatste jaren zijn diverse machines en handgereedschappen aanzienlijk lawaaiarmer geworden. Bij heimachines zijn bijvoorbeeld geluiddempende mantels aangebracht, die zorgen voor geluidsreductie (isolatie van de bron). Is ook dat redelijkerwijs niet mogelijk, dan moeten gehoorbeschermingsmiddelen worden verschaft, die aangepast zijn aan de hoogte en sterkte van het geluid (isolatie van de mens). Als ook dat vanwege de hoogte van het geluidsniveau onvoldoende bescherming biedt, dan moet de blootstellingsduur beperkt worden zodat de totale dosis acceptabel blijft. Bij een geïntegreerde benadering hoort ook intensieve voorlichting en instructie. Gedragsverandering is daarbij het motto.

4.4.2 Trillingen

> **Casus**
>
> Erik van Vliet, een 46-jarige heftruckchauffeur, is voor het spreekuur van de bedrijfsarts uitgenodigd. Vier weken geleden heeft hij zich vanwege rugklachten ziek gemeld. Momenteel is hij onder behandeling van de fysiotherapeut. De pijn wordt minder, maar is nog niet verdwenen. Hij werkt inmiddels vijftien jaar als heftruckchauffeur en zit daarbij het grootste deel van de dag. Hij heeft vooral pijn onder in de rug. De laatste jaren neemt zijn verzuim ten gevolge van rugklachten toe. Bij verder neurologisch onderzoek vindt de arts geen bijzonderheden. Röntgenologisch onderzoek, hetgeen op verzoek van de huisarts is uitgevoerd, laat lichte degeneratieve veranderingen van de lumbale wervelkolom zien. Van Vliet zelf denkt dat zijn klachten vooral door het werk veroorzaakt worden en zegt dat er meer chauffeurs rondrijden met dezelfde klachten.

Vanwege de tendens om steeds meer trillende apparaten in te zetten bij allerlei werkzaamheden is de blootstelling aan trillingen in het werk toegenomen. Trillingen kunnen via stoel of vloer op het gehele lichaam worden overgebracht; dit worden *lichaamstrillingen* of *whole-body vibration* genoemd. Daarnaast kan bij het bedienen van trillend handgereedschap de overdracht op vooral handen en armen plaatsvinden; dit noemen we *hand-armtrillingen* of *hand-arm vibration*.

> **Box 4.23 Trillingen**
>
> – hand-armtrillingen (hand-arm vibration)
> – lichaamstrillingen (whole-body vibration)

Trillingen worden gekenmerkt door richting, frequentie (het aantal trillingen per seconde, uitgedrukt in Hz) en intensiteit of amplitude. Een trilling kan plaatsvinden in horizontale (voorwaartse, achterwaartse en zijwaartse) en verticale richting. De uitslag van de trillingen (amplitude) bepaalt de sterkte. De intensiteit van de blootstelling, het trillingsniveau, wordt in arbeidssituaties aangegeven als versnelling (m/s^2).

Wat zijn de effecten van blootstelling aan trillingen?

De effecten van trillingen kunnen verdeeld worden in korte- en langetermijneffecten. De effecten op korte termijn zijn na het stoppen van de blootstelling over het algemeen reversibel.

Kortetermijneffecten van lichaamstrillingen zijn:
- een verhoogde spieractiviteit, waardoor spiervermoeidheid kan optreden. Dit effect treedt vooral op bij trillingen in het frequentiegebied rond 4 Hz;
- verstoring van de fijne motorische coördinatie;
- effecten op het gehoor en evenwichtsorgaan;
- bewegingsziekte (kinetose), zoals zee-, lucht- en wagenziekte. Dit treedt op bij trillingen met een frequentie tussen 0,1 en 1 Hz (zwevingen). Verschijnselen hiervan zijn: geeuwen, hyperventilatie, transpireren, bleekheid, misselijkheid en ten slotte braken;
- een verhoogde maagsapuitscheiding met een verstoorde maagontleding.

Kortetermijneffecten geven hinder. De veiligheid kan ongunstig worden beïnvloed omdat de kans op besturings- of handelingsfouten toeneemt.

Blootstelling op lange termijn heeft een nadelig effect op het bewegingsapparaat, in het bijzonder de wervelkolom. Veel beschreven effecten zijn:
- rugklachten;
- vervroegd optredende degeneratie van de lumbale wervelkolom;
- hernia nuclei pulposi.

Effecten van hand-armtrillingen zijn perifere vaat- en zenuwafwijkingen. Karakteristiek is het aanvalsgewijs wit of bleek worden van de vingerkootjes; het fenomeen van Raynaud of *vibration-induced white fingers disease* (VWF) genoemd. De perifere zenuwafwijkingen leiden tot geleidingsstoornissen, met als symptomen een doof gevoel en/of tintelingen in de vingers, een vermindering van de tastzin, pijnsensatie en temperatuurgevoel, en daardoor vermindering van de handvaardigheid.

Box 4.24 Witte-vingersyndroom

- effect van werken met trillend gereedschap
- treedt aanvankelijk op buiten werktijd
- duur van aanval is wisselend
- kou, vocht en roken bevorderen het symptoom

Behalve bovengenoemde effecten kunnen trillingen ook een nadelige invloed hebben op botten en gewrichten. Vervroegde osteoartrose van pols-, elleboog- en schoudergewricht kan bijvoorbeeld optreden bij het gebruik van sloophamers.

Waar komt trillingsproblematiek voor?

Blootstelling aan lichaamstrillingen komt vooral voor in het vervoer, de bouw, de land-, tuin- en bosbouw, en de industrie. In het bijzonder bestuurders van heftrucks, vrachtwagens, bussen, grondverzetmachines en helikopters staan bloot aan trillingsbelasting. Daarnaast veroorzaakt veel handgereedschap in de (bos)bouw, zoals schuur-, boor-, zaag-, slijp- en polijstmachines, een hoge trillingsbelasting voor handen en armen. Vertalen we dit naar beroepsgroepen, dan komen we terecht bij werknemers in de groenvoorziening, lassers, betonwerkers, stratenmakers en meubelstoffeerders.

Hoe kunnen trillingen gemeten worden?

Trillingen worden zo dicht mogelijk bij de plaats van overdracht naar het lichaam gemeten. Voor lichaamstrillingen wordt een 'zittingopnemer', een platte schijf met drie versnellingsopnemers (voor de x-, y-, z-richting), op de zitting van de bestuurder gelegd. Lang niet altijd is het nodig om te meten. Voor veel voertuigen en machines zijn meetresultaten van het trillingsniveau bekend (zie www.las-bb.de/karla). Voor metingen van hand-armtrillingen worden kleine sensoren op de handvatten van het gereedschap gemonteerd.

Normstelling

Sinds 1 juli 2005 gelden in de EU voor alle lidstaten dezelfde wettelijke richtlijnen voor trillingen. In de wettelijke richtlijn zijn grenzen gesteld voor trillingen op de werkplek waaraan werknemers vijf dagen per week acht uur per dag mogen worden blootgesteld. De grenswaarde voor lichaamstrillingen die niet mag worden overschreden, ligt op 1,15 $m.s^{-2}$. De actiewaarde, de grens waarboven maatregelen genomen moeten worden, ligt voor lichaamstrillingen op 0,5 $m.s.^{-2}$. Voor zwangeren die worden blootgesteld aan lichaamstrillingen, wordt als grenswaarde 0,25 $m.s.^{-2}$ aanbevolen. Een doorsnee heftruck heeft bijvoorbeeld een trillingssterkte over 8 uur van 1,0 $m.s^{-2}$.

> **Box 4.25 Beoordeling van trillingen**
>
> – sterkte
> – frequentie
> – blootstellingsduur
> – richting van de trillingen (horizontaal: x- en y-as; verticaal: z-as)
> – plaats van contact met het lichaam (lichaams- of hand-armtrillingen)
> – potentieel gevaar: > 0,25 $m.s.^{-2}$
> – actiegrens: > 0,50 $m.s.^{-2}$

Voor hand-armtrillingen ligt de grenswaarde op 5,0 $m.s^{-2}$ en de actiewaarde op 2,5 $m.s^{-2}$. Een motorkettingzaag heeft bijvoorbeeld een gemiddelde (handof arm)trillingsterkte over 8 uur van 7,0 m.s^{-2}. Het voorbeeld laat zien dat metingen in de praktijk wenselijk zijn om de hoogte van de trillingsblootstelling vast te stellen en tijdig maatregelen te nemen.

Bij de toepassing van de norm dient rekening te worden gehouden met de duur van de blootstelling per dag en met de richting waarin de trillingen op het lichaam aangrijpen. Bij overschrijding moeten technische of organisatorische maatregelen worden getroffen.

Preventie en bestrijding van nadelige gezondheidseffecten

Net als bij lawaai moet de prioriteit bij aanpak van de bron worden gelegd. Complete eliminatie van de trillingsbron is vaak niet haalbaar. Kritische analyse van het werk kan de trillingsproblematiek voorkomen of verminderen, zoals: is het voertuig of gereedschap wel nodig; is afstandsbediening mogelijk? Door goed onderhoud en tijdige vervanging kan men de trillingsbelasting eveneens reduceren. Voor het werken met motorkettingzagen geldt bijvoorbeeld dat het goed scherp houden van de ketting en onderhoud van bijvoorbeeld de antitrillingsrubbers, de trillingsbelasting behoorlijk kan reduceren. Daarnaast wordt de motorkettingzaag, als die toch al aanstaat, vaak voor werkzaamheden ingezet waarbij een dergelijk gereedschap niet strikt noodzakelijk is. De oplossing is in dat geval het geven van voorlichting om een gedragsverandering bij het gebruik van gereedschap te bewerkstelligen. Isolatie van de bron kan plaatsvinden door een goede stoel, goede vering en demping van de voertuigen of gereedschappen, en door verbetering, onderhoud van de weg, vloer of terrein waarover wordt gereden. Beperking van de schade kan gerealiseerd worden door werknemers voor te lichten over factoren die de belasting of belastingsgevolgen kunnen verminderen, zoals goede instelling van de stoel, matigen van de rijsnelheid, goed gebruik van goed gereedschap, goede werkhouding, dragen van handschoenen en het inlassen van pauzes.

Contra-indicaties voor blootstelling aan lichaamstrillingen zijn onder andere: duidelijk degeneratieve wervelkolomafwijkingen die niet door leeftijd verklaarbaar zijn, tussenwervelschijfaandoeningen, chronisch recidiverende rugklachten, verstijving van de wervelkolom, chronische maagklachten en zwangerschap.

4.4.3 Klimaat

Casus

Mevrouw Fonville, een dertigjarige typiste, werkzaam op een afdeling van een groot academisch ziekenhuis, komt op het bedrijfsgezondsheidkundig spreekuur omdat ze vaak verkouden is, een droge keel en mond heeft en bovendien vaak last van hoofdpijn heeft. Over de werkdruk heeft ze geen klachten. Haar chef heeft haar geadviseerd naar de bedrijfsarts te gaan omdat de indruk bestaat dat het iets met de werksituatie te maken zou kunnen hebben. De

> laatste tijd zijn al meer personen van deze afdeling met vrijwel dezelfde klachten op het spreekuur geweest. Op grond van de aspecifieke klachten van de luchtwegen bij de werknemers van deze afdeling is er het vermoeden van een 'sick building syndrome'.

Over het (binnen)klimaat wordt door werknemers veelvuldig geklaagd. De klachten van werknemers worden vaak beschreven als het 'sick building syndrome'.

Box 4.26 Sick building syndrome

- neusklachten (droge, verstopte neus of vaak verkouden)
- oogklachten (irritatie, tranen)
- droge keel en mond
- lusteloosheid
- hoofdpijn
- astma-achtige klachten
- gerelateerd aan airconditioned gebouwen

Oorzaken van deze klachten moeten worden gezocht in de bouwwijze en de inrichting van het kantoor, en de klimaatbeheersingsinstallatie (airconditioning). Een erg lage relatieve vochtigheid (bijv. < 30%) kan uitdroging van de slijmvliezen van neus, keel en mond tot gevolg hebben. Vooral in grote (kantoor)gebouwen, waar het klimaat via 'airconditioning' wordt beheerst en dientengevolge de ramen niet opengezet kunnen worden, worden door het personeel klachten geuit als: droge, verstopte neus of vaak verkouden, oogklachten (irritatie, tranende ogen), droge keel en mond, lusteloosheid en hoofdpijn. Klachten door een 'sick building' worden niet altijd serieus genomen, terwijl bekend is dat slechtwerkende luchtbehandelingsystemen, maar ook bijvoorbeeld stoffige scholen, tot gezondheidsklachten kunnen leiden. Sommigen zijn echter de mening toegedaan dat het 'sick building syndrome' als zodanig niet bestaat en dat factoren als te lange werktijden, de sfeer op het werk en de werkdruk de oorzaak zijn van de klachten. Bovengenoemde klachten hebben echter een hoog ziekteverzuim en een daling van de arbeidsproductiviteit tot gevolg.

Wat is (binnen)klimaat?

(Binnen)klimaat is een combinatie van fysische factoren die een thermische gewaarwording bij de mens kan veroorzaken. Het thermische klimaat is opgebouwd uit: luchttemperatuur, stralingstemperatuur, luchtvochtigheid en luchtsnelheid.

Box 4.27	Klachten in kantoorgebouwen, per cluster gerangschikt naar klachtenpercentage
klachtencluster	percentage
temperatuur	53
luchtkwaliteit	45
droge lucht	42
verlichting	30
storend geluid	25
bovenste luchtwegen	19
oog	18

(Bron: Voskamp, 1991).

Wat zijn de effecten van blootstelling aan klimaat?

Naast het 'sick building syndrome' kan een slechte klimaatbeheersing leiden tot thermische belasting. Dit kan hitte- of koudebelasting zijn. De thermische belasting van de mens ontstaat door een combinatie van het thermische klimaat, de kleding en de energetische processen in het lichaam. De energetische processen zijn afhankelijk van het basale metabolisme en van de bewegingen die men uitvoert. Extreme warmte leidt tot vasodilatatie, zweten, verhoging van de huid- en lichaams(kern)temperatuur, vochtverlies en zoutverlies, waardoor huidaandoeningen, hittekramp, hitte-uitputting en uitdroging kunnen ontstaan. Extreme koude leidt tot vasoconstrictie, kippenvel en bibberen, daling van de kerntemperatuur, bevriezingen van ledematen en uiteindelijk tot bewustzijnsverlies.

Waar komt klimaatproblematiek voor?

Klimaatproblematiek komt voor in grote gebouwen waar klimaatbeheersing geautomatiseerd is (sick building syndrome); bijvoorbeeld in de bouw, landbouw, slachterijen, winkels en in het vervoer.

Hoe kunnen klimaatfactoren gemeten worden?

De drogeluchttemperatuur wordt doorgaans gemeten met een voor straling afgeschermde (kwik)thermometer. De luchtvochtigheid wordt meestal in relatieve vochtigheid weergegeven; dit is de verhouding tussen de aanwezige hoeveelheid waterdamp en de maximale hoeveelheid waterdamp die lucht bij die temperatuur kan bevatten. De luchtvochtigheid wordt gemeten met een psychrometer of haarhygrometer. Met luchtsnelheid wordt bedoeld de snelheid waarmee de lucht in de ruimte, eigenlijk in de directe omgeving van het lichaam, stroomt. De luchtsnelheid (uitgedrukt in meter per seconde of m.s^{-1}) wordt gemeten met de anemometer. Stralingstemperatuur is de gemiddelde temperatuur van alle vlakken die het lichaam omringen. De stralingsbelasting is afhankelijk van het verschil in oppervlaktetemperatuur tussen de mens en de omringende vlakken, de afstand tussen de vlakken en de mens, de positie van het lichaam (zitten, staan, liggen) ten opzichte van de vlakken. De stralingstemperatuur wordt gemeten met een warmtestralingsmeter.

Box 4.28 Klimaatgrootheden

– luchttemperatuur
– stralingstemperatuur
– luchtsnelheid
– luchtvochtigheid

Voor het uitvoeren van een meting is van belang te weten waar en wanneer moet worden gemeten. Het is niet nodig altijd alles te meten. Het gaat om het kiezen van de juiste meetstrategie. Het meest efficiënt is, uitgaande van het probleem, om een strategie te volgen waarbij men werkt van grof naar fijn. Dit betekent dat eerst indicatieve metingen worden uitgevoerd. Als die metingen daartoe aanleiding geven, kunnen fijnere methoden worden gebruikt. Een klacht over 'tocht' kan bijvoorbeeld het gevolg zijn van 'koudestraling' (werken bij een koud raam), van 'optrekkende' koude (koude vloer) of van echte 'tocht' (hoge luchtsnelheid). Men kan in zo'n situatie beginnen om op de juiste plaats en op het juiste tijdstip indicatief de stralingstemperatuur, luchttemperatuur en luchtsnelheid te meten. Wanneer deze metingen richtlijnen overschrijden, kan men nauwkeuriger gaan meten door het karakter van de luchtstroming of turbulentiegraad vast te stellen.

Normstelling

Normen voor klimaatbeheersing zijn niet beschreven in het Arbobesluit, maar wel in sommige AI-bladen van de Arbeidsinspectie. Richtlijnen worden gerelateerd aan het type werk of de uitgevoerde activiteit en aan de kledingisolatie.

Bij lichte, hoofdzakelijk zittende activiteiten in de zomerperiode gelden de volgende waarden:
1 *de temperatuur* ligt tussen de 23 en 26 °C;
2 *de luchttemperatuurverschillen* tussen 1,1 en 0,1 m boven de vloer (niveau van het hoofd en niveau van de enkels) moet kleiner zijn dan 3 °C;
3 *de luchtvochtigheid* ligt tussen de 40 en 60%;
4 *de gemiddelde luchtsnelheid* moet kleiner zijn dan 0,25 m.s^{-1}.

Wanneer lichamelijk belastend werk wordt uitgevoerd, moet de gemiddelde omgevingstemperatuur verlaagd worden. Voor het werken in extreme hitte (bij ovens) en koude (vriescellen) bestaan eveneens geen wettelijke richtlijnen en/of normen. Als maximaal toelaatbare rectale temperatuur ten gevolge van hittebelasting wordt 38,5 °C aangehouden. Als maximaal toelaatbaar niveau voor koudebelasting geldt een gemiddelde huidtemperatuur van 30 °C.

Preventie en bestrijding van nadelige gezondheidseffecten

Maatregelen in kantoorsituaties zijn: regelbare thermostaten per vertrek, zonwering, luchtbevochtigingsinstallaties, tochtschermen en kleding. Deze maatregelen vergen echter grote investeringen voor het bedrijf.

Bij hittebelasting kunnen problemen worden voorkomen door te zorgen voor acclimatisatie, een goede lichamelijke conditie, het vermijden van grote lichamelijke inspanning, het voorkomen van uitdroging en zoutverlies, en voldoende afkoelpauzes tijdens het werk.

Bij koudebelasting is het zaak te zorgen voor voldoende isolerende kleding.

4.4.4 Ioniserende straling

Casus

Sandra van der Schot heeft met mooie cijfers haar diploma van de middelbare school gehaald en oriënteert zich op een toekomstig beroep. Ze heeft gelezen over de radiologisch laborant en is laaiend enthousiast. Werken met patiënten én met geavanceerde medische apparaten, en leuke collega's. Tegelijk is ze zich ervan bewust dat er risico's verbonden zijn aan werken met straling. Daarom overweegt ze als alternatief het vak van stewardess. De keuze is moeilijk. Laborant trekt haar het meest. Ze besluit haar huisarts om advies te vragen over de risico's van een radiologisch beroep. Uit het gesprek blijkt dat een radiologisch beroep in de gezondheidszorg volgens de huisarts een veilig beroep is door goede preventieve maatregelen. Tot Sandra's verrassing is de stralingsbelasting van een stewardess waarschijnlijk groter dan van een radiologisch laborant.

Wat is ioniserende straling?

Blootstelling aan natuurlijke straling is een gegeven. Elke discussie over risico's van stralingstoepassingen moet worden getoetst aan de natuurlijke stralingsbelasting, afkomstig van de kosmos en van natuurlijke radioactieve stoffen in bodem, lucht en lichaam. Natuurlijke straling ontstaat door desintegratie van instabiele atoomkernen die in het milieu aanwezig zijn; men spreekt van natuurlijke radioactiviteit. Straling wordt ook opgewekt door

Het elektromagnetisch spectrum

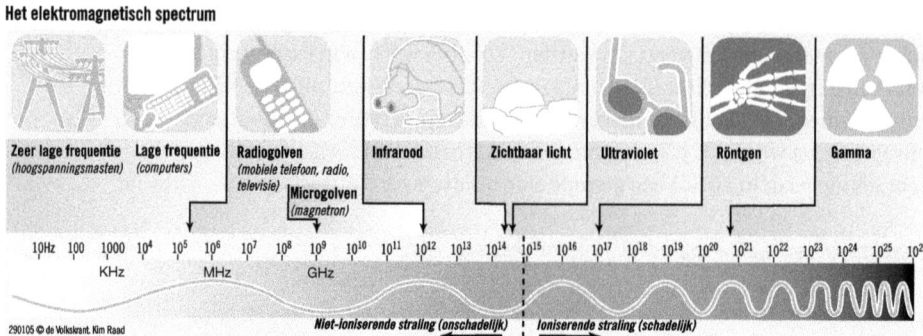

Figuur 4.3
Het elektromagnetisch spectrum. Voor ioniserend vermogen zijn ten minste enkele tientallen eV per foton noodzakelijk. Naast elektromagnetische straling behoren ook diverse typen deeltjesstraling tot de ioniserende stralingssoorten.

versnellers en kernreactoren of door kunstmatige inductie van radioactieve verbindingen.

Wat is straling? Wat is ioniserende straling? Men spreekt van straling bij overdracht van energie zonder tussenkomst van een medium.

Overdracht van stralingsenergie kan plaatsvinden via golven of via een deeltjesstroom. Voorbeelden van straling met een golfkarakter (figuur 4.3) zijn: röntgenstraling (afkomstig van een röntgenapparaat) en gammastraling (afkomstig van een radioactieve verbinding). Voorbeelden van deeltjesstraling zijn: alfastraling en bètastraling (uit radioactieve verbindingen) of elektronen, protonen en neutronen die worden geproduceerd in deeltjesversnellers en kernreactoren.

Men spreekt van *ioniserende* straling wanneer de energie wordt overgedragen in pakketjes van voldoende grootte (ten minste enkele tientallen eV per 'foton' of 'kwant') om een elektron vrij te maken uit een atoom, zodat een positief geladen ion achterblijft. Geïoniseerde atomen en moleculen kunnen de oorzaak zijn van biologische schade op cel- en weefselniveau. Gegeven een bepaalde stralingssoort, hangt de mate van schade af van de energie die per eenheid van massa wordt geabsorbeerd.

Een belangrijk criterium om stralingssoorten te onderscheiden is de dichtheid van energieoverdracht langs de stralingsbaan. Een grotere dichtheid van gedropte energiepakketjes leidt tot een grotere dichtheid van ionisaties langs de baan. Dicht-ioniserende stralingssoorten zijn effectiever in het veroorzaken van biologische effecten; deze stralingssoorten hebben een grotere 'relatieve biologische effectiviteit'. Het biologische effect is dus afhankelijk van zowel de geabsorbeerde energie per eenheid van blootgestelde massa, als de relatieve biologische effectiviteit van de beschouwde stralingssoort. De stralingsbelasting wordt aangegeven in Sv (sievert). Gebruikmakend van de Sv als 'eenheid van equivalente dosis' kan de stralingsbelasting voor alle stralingstypen equivalent worden uitgedrukt.

Wat zijn de effecten van blootstelling aan ioniserende straling?

Straling veroorzaakt ionisaties en beschadigingen in alle mogelijke structuren in de cel, maar het DNA in de kern en de ruimtelijke configuratie daarvan wordt beschouwd als de kritische substantie. Men onderscheidt biologische effecten in stochastische en deterministische effecten.

Stochastische effecten zijn een direct gevolg van beschadiging van DNA. Men onderscheidt inductie van genetisch overdraagbare schade en tumorinductie. Het begrip *stochastisch* duidt op de eigenschap dat bij beschouwing van een groot aantal individuen (mensen, cellen) de frequentie van het effect toeneemt met de dosis; per individu neemt de kans toe met de dosis. De term *deterministisch* duidt op een effect dat is afgeleid van primaire respons, celdood. In feite verloopt inductie van celdood ook als een stochastisch proces.

Stochastische effecten Mutaties en chromosoomafwijkingen in lichaamscellen kunnen aanleiding geven tot de groei van kwaadaardige tumoren, met een latente periode van enkele tot tientallen jaren tussen inductie en moment van manifestatie. Afwijkingen in geslachtscellen kunnen tot expressie komen in de nakomelingen van een bestraald persoon, soms pas na vele generaties.

Het belangrijkste stochastische risico is het risico op inductie van tumoren. De ICRP[1] schat het risico op 50 fatale tumoren per miljoen blootgestelde personen/mSv. Met behulp van deze schatting kan men stralingsrisico's vergelijken met andere fatale risico's in het dagelijks leven (box 4.33). De ICRP geeft daarnaast een 'gewogen' en genuanceerder risicogetal dat rekening houdt met verlies van kwaliteit van leven (bijv. door een ingrijpende tumorbehandeling) en met het risico op genetisch overdraagbare schade. Zo komt de ICRP tot een gewogen risico van de totale stochastische schade van 73 gevallen per miljoen blootgestelde personen/mSv (box 4.29).

Box 4.29

Het gewogen risico op stochastische schade na bestraling (a) voor de hele bevolking en (b) voor de beroepsbevolking (ICRP). In de beroepsbevolking zijn jonge mensen beneden 18 jaar niet vertegenwoordigd (evenals ouderen boven 65 jaar). Door het ontbreken van jonge mensen, die gevoeliger zijn voor inductie van stochastische effecten, is het gewogen risico voor de beroepsbevolking kleiner dan voor de gemiddelde bevolking.

---

1 *De International Commission on Radiological Protection (ICRP) is het meest gezaghebbende internationale orgaan op het gebied van stralingsbescherming.*

Gewogen risico op schade (per 10^6 /mSv) ten gevolge van:

	fatale tumoren	niet-fatale tumoren	overerfbare schade	totaal gewogen risico
bevolking	50	10	13	73
beroepsbevolking	40	8	8	56

In het kader van de stralingsbescherming gaat men ervan uit dat een stochastisch effect lineair vanaf de kleinste stralingsblootstelling toeneemt met de dosis. Aangezien deterministische effecten bij zeer kleine stralingsdoses van enkele tientallen mSv niet zullen optreden, kan worden vastgesteld dat stralingshygiëne voornamelijk gericht is op beperking van het stochastisch risico.

Deterministische effecten Klinisch treden deterministische effecten op boven een drempeldosis. Na een kleinere dosis wordt de schade door een beperkt aantal gedode cellen binnen de functionele reserve van het weefsel opgevangen. Bij overschrijding van de drempeldosis neemt de ernst van het effect toe met de dosis, omdat er meer celdood en dus meer schade wordt geïnduceerd. Behalve celdood van parenchymcellen leidt ook celdood van andere weefselelementen, zoals bloedvaten of bindweefsel, tot deterministische effecten.

Vooral prolifererende cellen zijn gevoelig voor celdood. De deterministische schade die hieruit voortkomt, wordt in weefsels met een snelle turnovertijd manifest binnen enkele weken of hoogstens een paar maanden na bestraling. Voorbeelden zijn: bloedvormend weefsel, darmepitheel, huid en manlijke gonaden.

In flexibeler georganiseerde weefsels, zoals lever, nieren, longen en centraal zenuwstelsel, worden functionele cellen alleen tot deling aangezet wanneer het aantal functionele cellen onder een kritische drempel daalt en aanvulling behoeft. Afhankelijk van de overlevingsduur van de cellen en van de dosis, worden de stralingseffecten pas een half jaar tot vele jaren na bestraling waargenomen. Gewoonlijk worden na doses van minder dan 10 Sv op korte termijn weinig veranderingen waargenomen.

Uit box 4.30 blijkt dat na stralingsdoses van minder dan 1 Sv slechts voor enkele weefsels effecten te verwachten zijn. Voor de overige deterministische effecten is de drempeldosis hoger dan 1 Sv. De ICRP gaat ervan uit dat over het algemeen deterministische effecten door geëigende stralingshygiënische maatregelen te voorkomen zijn.

Box 4.30 Gevoeligheid van enkele organen en weefsels voor inductie van deterministische effecten

De waarden voor de drempeldosis geven een globale indicatie van de gevoeligheid.

orgaan/weefsel	drempeldosis (Sv)	effect
embryo	0,1-1	verhoogde kans op neo- en postnatale sterfte, misvormingen, mentale retardatie
spermatogenese	0,5	tijdelijke steriliteit (permanent vanaf 3-5 Sv)
ovulatieproces	1,5	tijdelijke steriliteit (permanent vanaf 3-5 Sv)
botgroei bij kinderen, botherstel	1-2	groeivertraging
ooglens	<1-4	cataract
huid	1	roodkleuring binnen paar uur na bestraling
	3	tijdelijke haaruitval
	12	verlies van haar irreversibel, huid geneest moeilijk
beenmergschade (na bestraling van alle beenmerg)	3-5	schade is letaal als gevolg van infecties door tekort aan lymfocyten en bloedingen door tekort aan trombocyten
schade aan maagdarm-epitheel	10	denudatie van epitheel leidt tot braken, diarree, dehydratie

Blootstelling aan ioniserende straling van de Nederlandse bevolking

Doses ten gevolge van toepassingen van straling worden beoordeeld in relatie tot de natuurlijke stralingsbelasting, afkomstig van: kosmos, radioactieve verbindingen in de bodem en inwendige straling vanuit het lichaam zelf.

Box 4.31 Gemiddelde belasting in de westerse wereld door ioniserende straling van natuurlijke oorsprong en door toepassingen van straling (UNSCEAR)

Circa 96% van de Nederlandse bevolking ontvangt doses in de orde van 1,2-5,0 mSv/jaar. De resterende 4% ontvangt doses groter dan 5,0 mSv/jaar.

stralingsbron	dosis (mSv per jaar)
natuurlijke straling	2,4
toepassingen en activiteiten die leiden tot extra blootstelling	
1. medische diagnostiek	0,5
2. fall-out	0,01
3. gebruiksgoederen (horloges/tv)	<0,01
4. vliegreizen	0,003 mSv/uur/persoon
5. kernenergie	0,0015
totaal gemiddelde stralingsbelasting	2,9

Daarnaast worden de longen bij elke inademing blootgesteld aan de radongasconcentratie van de ingeademde lucht. Radongas is een edelgas dat uitsluitend een extra stralingsbelasting voor de longen veroorzaakt. Deze belasting is van gelijke orde als de belasting van de overige drie natuurlijke bronnen samen.

Naast gemiddeld 2,4 mSv natuurlijke stralingsbelasting per jaar is de Nederlandse bevolking blootgesteld aan gemiddeld 0,5 mSv per jaar afkomstig van stralingstoepassingen, merendeels voor medisch-diagnostisch onderzoek.

Voor werknemers die ten gevolge van hun beroep aan straling worden blootgesteld, wordt de extra belasting geschat op 2 mSv per jaar, gemiddeld over de diverse betrokken beroepsgroepen. Figuur 4.4 laat zien dat ook voor enkele niet-radiologische beroepsgroepen sprake kan zijn van een aanzienlijke extra stralingsbelasting.

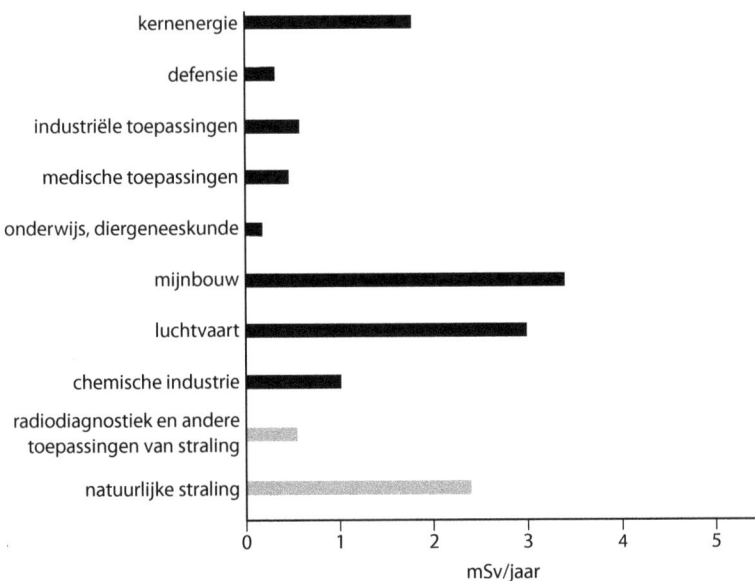

Figuur 4.4
Stralingsbelasting (mSv/jaar) en beroep (zwarte balken). Wereldwijd zijn 11 miljoen mensen beroepsmatig blootgesteld. Ter vergelijking geeft de figuur de jaarlijkse belasting voor de Nederlandse bevolking door natuurlijke straling en door toepassingen van straling (grijze balken).

Meten van de dosis ioniserende straling

De keuze voor een apparaat voor de detectie van ioniserende straling hangt af van de toepassing.

1. Thermoluminescentiedosismeters (vroeger ook filmbadges), te bevestigen op een relevante plek op de kleding, zijn geschikt voor routinematige dosisregistratie (persoonsdosimetrie). Het persoonlijke dossier wordt getoetst aan de wettelijke voorschriften.
2. Voor het meten van het stralingsniveau op de werkplek wordt een met gas gevulde ionisatiedetector (zoals een Geiger-Müllertelbuis) of een natriumjodidescintillatieteller gebruikt. Deze worden ook gebruikt voor het opsporen van kleine besmettingen, bijvoorbeeld op de werktafel. Een simpele en efficiënte methode om een besmetting vast te stellen, is de 'veegproef'. Een propje watten gedrenkt in oplosmiddel wordt over het verdachte oppervlak geveegd. De radioactiviteit wordt met een vloeistofscintillatieteller bepaald.
3. Wanneer men een inwendige besmetting met een radioactieve stof vermoedt, worden de sporen daarvan in urine, feces, speeksel, bloed of extracten van een stukje weefsel bepaald met behulp van een vloeistofscintillatieteller. Op sommige plaatsen in Nederland zijn zogenaamde *whole-body counters* beschikbaar, waarmee de totale activiteit in het lichaam wordt gescand.

Normen voor veilig werken met ioniserende straling

In bijna alle landen worden de stralingsbeschermingsregelingen gebaseerd op de aanbevelingen van de ICRP. De recentste aanbevelingen (ICRP, 1991) vormen de basis voor de Europese richtlijnen voor stralingsbescherming; de Euratom richtlijnen. De Nederlandse wetgeving, verankerd in de Kernenergiewet, conformeert zich aan de Euratom-richtlijnen. De Kernenergiewet is een raamwet, waarvan de regelgeving op het gebied van de stralingsbescherming is uitgewerkt in het Besluit Stralingsbescherming 2002 en diverse ministeriële richtlijnen.

De ICRP beschrijft de algemene doelstellingen voor stralingsbescherming als volgt.

1. Blootstelling van personen aan ioniserende straling zonder nuttig doel moet worden voorkomen.
2. Blootstelling van personen aan straling moet steeds zo gering mogelijk worden gehouden (as low as reasonably achievable; deze stelregel wordt aangeduid als het ALARA-principe). Daarbij moeten de geneeskundige, wetenschappelijke, sociale en economische voordelen van de activiteit die leidt tot blootstelling afgewogen worden tegen de nadelen.
3. De dosis die door een persoon wordt ontvangen, mag de vastgestelde limiet niet overschrijden. De ICRP heeft de limieten zo vastgesteld dat de inductiefrequentie van stochastische effecten wordt beperkt tot een acceptabel niveau. Door vervolgens het ALARA-principe toe te passen probeert men zo ver mogelijk onder de limiet te blijven, voor zover dit sociaal en economisch verantwoord is. In box 4.32 zijn de dosislimieten gegeven voor blootgestelde werknemers en leden van de bevolking bij homogene bestraling van het hele lichaam. Bij inhomogene bestraling moet per blootgesteld orgaan een gewichtsfactor worden toegepast om per orgaan de relatieve gevoeligheid voor inductie van stochastische effecten in rekening te brengen.

Box 4.32	Dosislimieten voor blootgestelde werknemers (Besluit Stralingsbescherming 2002). De dosislimieten voor de bevolking zijn hiervan afgeleid
blootgestelde werknemers	100 mSv / 5 jaar
leden van de bevolking	5 mSv / 5 jaar

Gezien de drempeldosis zullen deterministische effecten over het algemeen niet voorkomen wanneer bovenstaande limieten in acht worden genomen. Toch acht de ICRP in bijzondere situaties de toetsing aan een deterministische dosislimiet noodzakelijk: bij lokale blootstelling van de ooglens, van een klein oppervlak van de huid of van handen en voeten.

Voor bepaalde groepen personen, zoals vrouwen in de vruchtbare leeftijd en jongeren van 16 tot 18 jaar die in het kader van hun studie aan ioniserende straling kunnen worden blootgesteld, gelden strengere beschermingsregels.

Preventieve maatregelen ter voorkoming van schadelijke effecten

Bij het werken met ioniserende straling zijn de belangrijkste beschermingsprincipes:

1 *Afscherming*. Veelal wordt lood gebruikt als afschermingsmateriaal dat bij voorkeur zo dicht mogelijk bij de bron wordt geplaatst. Vertrekken waarin grote stralingsbronnen staan opgesteld, zoals lineaire versnellers voor radiotherapie, zijn omgeven door wanden van barytbeton van een bepaalde loodequivalente dikte. Soms is een loodschort nodig voor extra persoonlijke bescherming.
2 *De afstand tot de bron*. Het vergroten van de afstand is zeer doeltreffend omdat de dosis vermindert met het kwadraat van de afstand.
3 *Beperking van de duur van blootstelling*. Naarmate men korter is blootgesteld, zal de ontvangen dosis minder zijn. Dikwijls kan een aanzienlijke dosisreductie worden bereikt met een goede voorbereiding van de werkzaamheden.
4 *Persoonlijke dosisregistratie*. Persoonsdosimeters zijn compact uitgevoerd en registreren een eventuele blootstelling. De metingen dienen ter evaluatie en kunnen worden gebruikt voor verbetering van toekomstige werkzaamheden.
5 *Collegiale controle bij de uitvoering van ingewikkelde handelingen*. Een collega wordt gevraagd toe te zien bij cruciale handelingen.

Het risico van radiologische werkzaamheden

Als men van de ICRP-dosislimiet van 100 mSv per 5 jaar uitgaat, kan op grond van waarnemingen (figuur 4.4) worden aangenomen dat de gemiddelde dosis voor de groep blootgestelde werknemers niet hoger zal zijn dan 2 mSv per jaar.

Blootstelling van 2 mSv per jaar zal leiden tot 100 gevallen van fatale stochastische schade per miljoen werknemers per jaar. Dit risico is van dezelfde orde van grootte als bij andere beroepen en vergelijkbaar met de risico's die we in het dagelijks leven lopen, bijvoorbeeld wanneer we als autorijder of fietser deelnemen aan het verkeer (box 4.33).

Box 4.33	Risico's in het dagelijks leven. Kans op overlijden ten gevolge van diverse situaties en activiteiten per jaar per 10^6 inwoners van Nederland
activiteit	kans op overlijden
vliegen	1,2
wandelen/lopen	18,5
fietsen	38,5
autorijden	175
bromfietsen	200
motorrijden	1000
sigaretten roken (pakje per dag)	5000
extra kans op overlijden t.g.v. toepassing van straling	
bevolking (gemiddeld 0,5 mSv per jaar extra)	25
radiologische werkers (2 mSv per jaar extra)	100

4.5 Giftige stoffen

Casus

Jan van Duiven, een 35-jarige bloemenkweker, komt in april op het spreekuur van zijn huisarts. Hij is moe en voelt zich opgejaagd en snel geïrriteerd. Hij slaapt slecht, zijn handen trillen en hij transpireert abnormaal veel. Bij navraag door de arts blijkt dat hij vorige week begonnen is zijn land gereed te maken voor de nieuwe teelt, dat wil zeggen de onkruiden te bespuiten. Daarvóór had hij deze verschijnselen niet. Bij verdere navraag komt naar voren dat zijn zwager, die tevens zijn compagnon is, ongeveer dezelfde verschijnselen heeft. In het kader van milieubehoud en vanwege kostenbesparing hadden ze in plaats van de tractor de rugspuit gebruikt. Die is niet geheel lekdicht en in de haast hebben ze bij het vullen weleens wat over hun kleding gemorst. De arts laat een potje met Jans urine in de koelkast zetten. Verder adviseert hij voorlopig te stoppen met spuiten, de verpakking van het gebruikte middel te (laten) brengen en de spuit te laten reviseren. Op de verpakking staat dat de werkzame stof een dinitrofenolderivaat is. 's Avonds belt de arts het Nationaal Vergiftigingen Informatie Centrum (NVIC); het blijkt dat de gebruikte stof werkt door de oxidatieve fosforylering te ontkoppelen en zodoende tot onder andere hyperthermie leidt. Behalve afkoeling is er geen specifieke therapie. De verschijnselen van Jan passen zo goed bij deze stof dat analyse van de urine niet nodig is.

4.5.1 Wat zijn giftige stoffen?

Men noemt stoffen giftig als ze bij lage dosis schade kunnen toebrengen aan de gezondheid. Afhankelijk van de stof kan de schade, en daarmee het ziektebeeld, alle organen betreffen. De toxicologie helpt om antwoord te geven op de vraag: veroorzaken chemische stoffen bij deze persoon een (kans op) verminderde gezondheid?

> **Box 4.34 Toxicologie**
>
> De leer van de negatieve effecten op de gezondheid ten gevolge van schadelijke chemische stoffen.

Toxicokinetiek

De meeste stoffen waarmee een mens in contact komt, zijn onderhevig aan de 'kinetische' processen van het lichaam. Deze bepalen de concentratie op de werkingsplaats (figuur 4.5) en maken dat bij sommige mensen of situaties wel en bij andere geen effecten optreden.

Onder 'inname' verstaat men het binnentreden van een stof in luchtwegen, maag-darmkanaal of huid; meestal zal een gedeelte van de stof *opgenomen* worden, dat wil zeggen in het bloed.
In de *luchtwegen* worden wateroplosbare gassen 'weggevangen' door de vochtige slijmvliezen, waar effecten kunnen optreden; bijvoorbeeld bronchoconstrictie door SO_2 of NH_3. Weinig-wateroplosbare gassen dringen door tot in de longblaasjes; sterk reactieve stoffen kunnen daar schade veroorzaken, in het bijzonder longoedeem door NO_2 of O_3. Minder reactieve verbindingen worden in het bloed opgenomen, bijvoorbeeld CO en organische oplosmiddelen.
Van deeltjes (aërosolen, bijv. rook, roet, as, stof, zout) komen de grotere (> 5 μm) in de hogere luchtwegen terecht, worden vervolgens door de trilhaarwerking naar de keel verplaatst en 'secundair' ingeslikt. De kleinere ('respirabel stof') deeltjes komen in de longblaasjes en het merendeel wordt vervolgens door cellen opgenomen en in het lichaam verspreid. Deeltjes kunnen gassen absorberen en tot in de longblaasjes meenemen.

Bij *huidcontact* worden vooral *kleine* moleculen die *zowel* vet als wateroplosbaar zijn, geresorbeerd. De resorptie is verhoogd bij een ontvette of geïrriteerde huid en bij versterkte doorbloeding. Door het plukken van pas

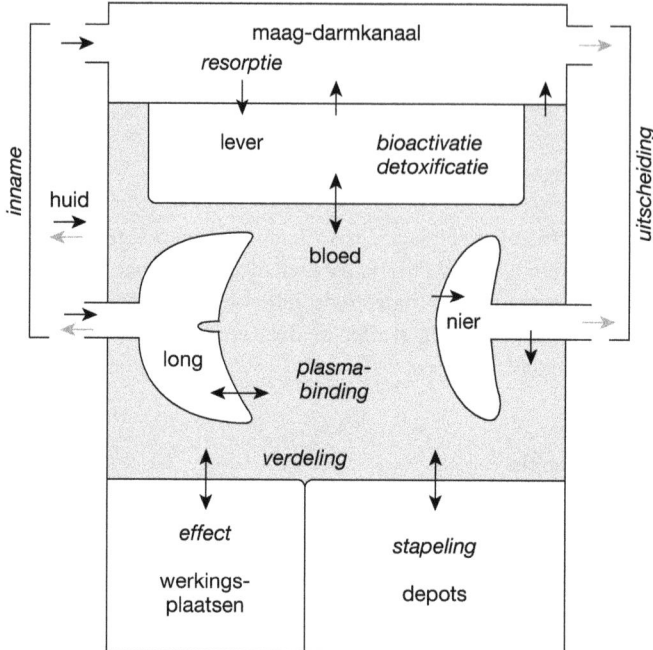

Figuur 4.5
Compartimentenmodel. De kinetische processen (schematisch) bepalen samen de concentratie op de werkingsplaatsen.

bespoten fruit of bloemen kan de huidopname van bestrijdingsmiddelen aanzienlijk zijn. Kleding doorweekt met parathion, DNOC, nitrobenzeen of aniline[2] is levensbedreigend. Bij blootstelling aan gassen is de huidopname doorgaans niet meer dan enkele procenten van de inhalatoire opname. Uitzonderingen zijn glycolethers[3], waar de huidopname ruwweg gelijk is aan de inhalatoire opname.

Opname via het *darmkanaal* treedt op na secundaire ingestie van geïnhaleerde deeltjes en bij eten of roken met vuile handen.

Bij de *verdeling* van vetoplosbare stoffen leidt meer lichaamsvet ('bufferfunctie') tot een grotere opname en een lagere concentratie, maar langduriger aanwezigheid in het bloed. Waarschijnlijk betekent dit geen noemenswaardig extra gezondheidsrisico.

Biotransformatie (omzetting) leidt uiteindelijk tot producten die minder schadelijk zijn (detoxificatie). Soms is een tussenproduct de werkzame stof (bio-

---

2 Parathion: *insecticide van de organofosfaatgroep, cholinesteraseremmer; dnoc(dinitroocresol): herbicide/loofdoodspuitmiddel, veroorzaakt hyperthermie; nitrobenzeen: oplosmiddel voor speciale verven, veroorzaakt hemiglobinemie (methemoglobinemie); aniline: grondstof voor veel kleurstoffen, carcinogeen en veroorzaakt hemiglobinemie.*

3 *'Moderne' oplosmiddelen, onder andere voor watergedragen verven.*

activatie), bijvoorbeeld paraoxon bij parathion, 2,5-hexaandion bij hexaan en een kankerverwekkende oxymetaboliet bij benz(a)pyreen.[4]

De *uitscheiding* van de meeste stoffen gaat via de nieren, van vluchtige stoffen ook via de longen en van lipofiele stoffen via de lever. Aangezien de omgezette en uitgescheiden hoeveelheid meestal evenredig is met de hoeveelheid in het lichaam, daalt het gehalte exponentieel. Hoe groter de eliminatiesnelheid, des te korter de halfwaardetijd (T1/2).

Bioaccumulatie (stapeling) treedt op indien een deel van de stof nog in het lichaam aanwezig is wanneer de volgende dosis wordt opgenomen. De hoeveelheid in het lichaam bereikt een hoger niveau naarmate de dagelijkse opname groter is en de eliminatiecapaciteit voor die stof kleiner. Voorbeelden van cumulerende stoffen met T1/2 van meer dan enige weken zijn: lood (T1/2 van zachte weefsels: circa 6 weken, bot: 10 jaar), cadmium (T1/2 van de nier: > 20 jaar) en PCB's (T1/2 van vetweefsel: circa 1 jaar).

Omdat kinetische processen tussen mensen kunnen verschillen (zie par. 4.5.3), zal bij eenzelfde uitwendige blootstelling bij de ene persoon meer agens op de werkingsplaats komen dan bij de ander.

4.5.2 Effecten van giftige stoffen

Lokale effecten treden op ter plaatse van het contact met het lichaam (luchtwegen, huid, ogen, maagdarmkanaal), terwijl *systeem*effecten pas na verspreiding van de stof via het bloed naar een doelorgaan naar voren komen. *Acute* effecten nemen snel in ernst toe; ze treden meestal op kort na het begin van een hoge blootstelling (bijv. longoedeem door chloor of bronchosecretie door parathion). *Chronische* effecten nemen niet of langzaam (na meer dan enkele weken) in ernst af. Ze kunnen ontstaan door een minder hoge blootstelling, mits die lang genoeg duurt (bijv. toxische encefalopathie door oplosmiddelen),[5] soms door eenmalige hoge blootstelling (bijv. bronchiolitis obliterans door chloor). Om bij een gegeven (of veronderstelde) blootstelling het effect te schatten, kan men de expositie-effectrelatie(s) van de betreffende stof gebruiken. Figuur 4.6 geeft een voorbeeld.

Belangrijk bij een expositie-effectrelatie is de laagste expositie waarbij het effect optreedt: de zogenaamde *effectdrempel*. Ten gevolge van statistische onzekerheid kan zo'n drempel niet nauwkeurig bepaald worden. Spreekt men over *de* effectdrempel van een stof, dan bedoelt men van alle effecten de drempel met de laagste expositie. Dergelijke drempels liggen lager naarmate gevoeliger onderzoeksmethoden worden toegepast. Dit noopt tot voorzichtigheid bij het gebruik van de bestaande (beperkte) kennis. In de praktijk

---

4 Hexaan: *oplosmiddel, komt ook voor in benzine, neurotoxisch; benz(a)pyreen: prototype van de groep carcinogene polycyclische aromatische koolwaterstoffen (PAK's).*

5 *Men vermoedt dat korte perioden van hogere blootstelling hier relatief belangrijk zijn; de capaciteit van de detoxificatie- of reparatiemechanismen zou dan overschreden kunnen worden.*

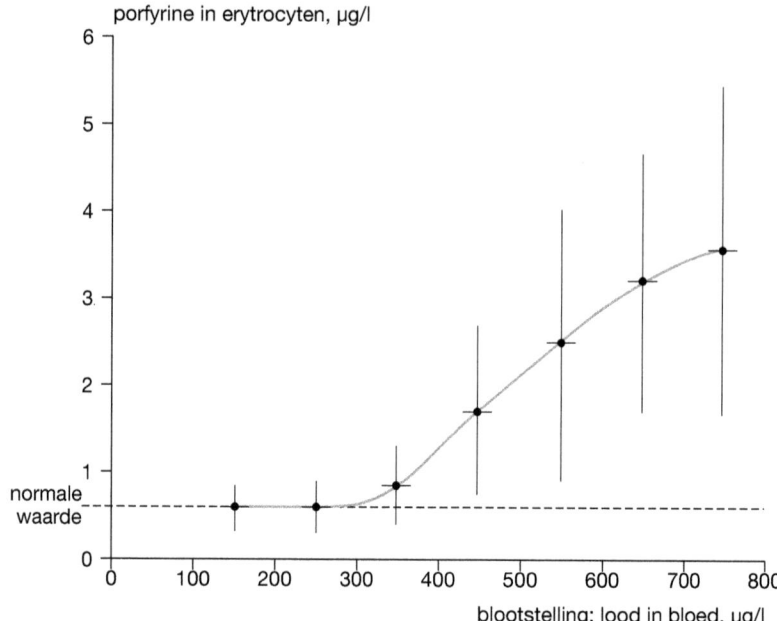

Figuur 4.6
Expositie- effectrelatie: effect van lood op porfyrine in erytrocyten, bij een groep werknemers, m ± sd.

volstaat men voor de expositie-effectrelatie vaak met een tabel van drempelwaarden.

Box 4.35	Beroepen met kankerrisico	
lokalisatie	agens	beroep/bedrijfstak
blaas	aromatische amines	kleurstof-, rubberindustrie
huid	PAK's	wegwerkers
leukemie	benzeen	chemische en rubberindustrie
long	asbest, chroom, nikkel, PAK's	scheepsbouw, metaal- en petrochemische industrie
mesothelioom	asbest	scheepsbouw, isoleerders, slopers
neus, bijholte	hout, leer	hout- en leerbewerkers
nier, prostaat	cadmium	metaalindustrie

Carcinogene effecten

Door de Nederlandse overheid wordt beroepsmatige blootstelling aan ongeveer 200 chemicaliën als 'bewezen humaan carcinogeen' beschouwd.

De meeste carcinogenen werken via DNA-beschadiging (mutageen, 'genotoxisch') en met een stochastisch mechanisme. Daarbij wordt de kans op kanker geacht evenredig te zijn met de dosis en geen effectdrempel te hebben. Dat wil zeggen dat reeds een enkele molecuul de kans op kanker – zij het in minimale mate – zou verhogen. Enkele carcinogenen hebben waarschijnlijk geen stochastisch mechanisme, maar daarmee wel een drempelwaarde. Voorbeelden: formaldehyde is pas carcinogeen in 'cytotoxische' concentratie, arsenicum remt de 'spontane' reparatie van DNA-schade ten gevolge van andere stoffen en dioxinen hebben overwegend promotorwerking. Dierproeven zijn belangrijk om het werkingsmechanisme en de werkzaamheid vast te stellen. Problemen bij extrapolatie naar de arbeidssituatie zijn: soortspecifieke verschillen in kinetiek en orgaangevoeligheid, en de hoge doseringen en soms afwijkende blootstellingswijze, bijvoorbeeld per maagsonde (zie par. 2.7). Tumoren zijn meestal morfologisch niet herkenbaar als zijnde veroorzaakt door het beroep.

Effecten op voortplanting en nageslacht

Effecten bij en via vrouwen: lood, cadmium en zwavelkoolstof kunnen schade veroorzaken aan het ongeboren kind beneden de effectdrempel voor de moeder en ook vroeggeboorte of abortus (*teratogeniteit*). Effecten op de vruchtbaarheid en menstruatiestoornissen zijn beschreven. Verdacht zijn: koolmonoxide, arsenicum, kwikverbindingen, dichloormethaan en styreen,[6] evenals oplosmiddelen waarbij dat de specifieke oorzakelijke stof onduidelijk is.

Effecten bij en via mannen: dibroomchloorpropaan (bodemontsmetter) kan oligospermie en libidovermindering veroorzaken. Narcosegassen kunnen mogelijk leiden tot aangeboren afwijkingen. Het is heel wel denkbaar dat ook bij andere stoffen dergelijke effecten zullen blijken.

Effecten van meervoudige blootstelling

Zolang de blootstelling laag is (d.w.z. omstreeks de drempelwaarde) en verschillende orgaansystemen betreft, zal de aanwezigheid van een factor meestal *geen* invloed hebben op de inwerking van een andere factor. Wanneer de inwerking wel dezelfde orgaanfunctie betreft, zullen de effecten vaak *additief* zijn: het gezamenlijke effect is de som van de afzonderlijke. Additie treedt

---

6 *Dichloormethaan wordt onder andere gebruikt als verfafbijtmiddel, styreen is de grondstof van polyester en komt als zodanig voor bij de bouw van (plezier)vaartuigen en dergelijke.*

waarschijnlijk op bij diverse luchtwegprikkelende, narcotisch werkende of neurotoxische stoffen.

In de andere gevallen spreekt men van *interactie*. Bij *synergisme* (gelijksoortige werking) en *potentiëring* (ongelijksoortige werking) is het gezamenlijke effect groter dan de som van de afzonderlijke effecten. Hiervan zijn overigens maar enkele combinaties bekend: roken en asbest ten aanzien van longkanker,[7] sommige organofosfaatbestrijdingsmiddelen, mogelijk zwaveldioxide en zwevend stof. Wordt het gezamenlijke effect kleiner dan het grootste afzonderlijke effect, dan spreekt men van *antagonisme*; zo werkt selenium antagonistisch op de effecten van kwik, zink op cadmium en ijzer op lood.

4.5.3 Risicogroepen

Bij de vraag 'waarom heeft deze persoon een klacht/ziekte en zijn collega's niet?', dient men de volgende, niet strikt gescheiden categorieën risicogroepen te overwegen.

1 *Hogere uitwendige blootstelling*. De werkplek bevindt zich bijvoorbeeld dicht bij de bron, er is huidcontact, of eventueel riskante hobby's.
2 *Het gedrag leidt tot extra inname.*
3 *Grotere gevoeligheid*. Deze kan berusten op afwijkende kinetiek. Mensen met een N-acetyltransferasedeficiëntie vormen meer carcinogene metabolieten uit aromatische amines. Met een G6PD-deficiëntie (dit komt vaker voor bij het negroïde ras) krijgt men eerder hemolyse bij blootstelling aan bijvoorbeeld naftaleen. Bij weinig calcium, ijzer of eiwit in de voeding is de resorptie van sommige giftige metalen, bijvoorbeeld lood, verhoogd. Verminderde zelfreiniging van de luchtwegen als gevolg van roken is belangrijk; leverziekte leidt pas in het eindstadium tot verminderde detoxificatie. Grotere gevoeligheid kan ook aanwezig zijn op de *werkingsplaats*. Bij vrouwen (en kinderen) wordt de haemsynthese sneller gestoord door lood dan bij mannen. Het ongeboren kind is gevoeliger voor bijvoorbeeld organisch kwik dan de zwangere moeder. Ook allergie en hyperreactiviteit, bijvoorbeeld van de luchtwegen (prikkelende gassen!), behoren tot deze categorie. Ook het bestaan van bepaalde ziekte (geringe *reservecapaciteit*) kan men hiertoe rekenen: bij personen met vernauwde kransslagaderen leidt bijvoorbeeld een toename van het koolmonoxidegehalte in het bloed eerder tot pijn en tot beëindiging van lichamelijke activiteit. Bij oudere werknemers zullen sommige orgaanfuncties verminderd zijn.

---

7   Hier is het aantal kankergevallen meer dan men zou verwachten op grond van optelling van de afzonderlijke effecten. Het aantal past echter goed bij het gebruikelijke multiplicatieve model voor incidenties; vanuit deze optiek is er geen synergisme.

Box 4.36 Hygiënisch gedrag

Een bloembollenkweker gaat zijn tulpen bespuiten. Hij trekt een schone overall aan (1), sluit de schuurdeur (stuiven!) (2), doet een mondkapje voor (3), opent voorzichtig de zak met stuivend poeder dat hij zonder morsen in de spuittank schept (4), wast zijn handen (5) en eet niet op de werkplek (6).

4.5.4 Meten van de blootstelling

De aanwezigheid van een toxische stof op de werkplek leidt niet automatisch tot gezondheidsschade. Naast de *toxiciteit,* het vermogen van een stof om een lokaal of systemisch effect te veroorzaken, is blootstelling van belang: de mate van contact (intensiteit en tijdsduur) met een stof. De expositie wordt uitgedrukt als de omgevingsconcentratie (mg/m^3, bij een veronderstelde vrij constante blootstelling), als de cumulatieve expositie (bijv. mg/m^3 × jaar) of als inwendige expositie (bijv. het loodgehalte in bloed).

Vaak is het verstandig een meting van blootstelling zo uit te voeren, onder andere wat betreft tijdsduur en tijdstip, dat men de uitkomst kan toetsen aan een grenswaarde.

Uitwendige blootstelling

Het meten van de *gemiddelde* hoogte van de blootstelling is van belang met het oog op chronische effecten; *'pieken'* vooral in verband met acute effecten. Een voorbeeld: lage beroepsmatige blootstelling aan cadmiumoxide (inhaleerbaar stof) gedurende twintig jaar kan leiden tot nierschade met verlies van eiwit in de urine, maar niet tot longschade. Echter, hoge blootstelling gedurende een uur kan metaaldampkoorts veroorzaken, maar draagt nauwelijks bij aan de kans op (latere) nierschade.

Meten op vaste punten in een ruimte, omgevings- of *environmental monitoring,* geeft zelden een goed beeld van de (inhalatoire) blootstelling van een werknemer. Beter is de persoonlijke luchtbemonstering (*personal air sampling, PAS*), dat door middel van een slangetje bevestigd aan de kraag, met behulp van een pompje gevoed door een accu, de lucht bij de mond aanzuigt en door absorberend materiaal leidt. Speciale aanzuigkoppen en filters dienen voor het lastige meten van stof. Ook worden wel 'passieve' samplers gebruikt, die op de kleding gespeld kunnen worden. De bemonsteringsduur is meestal 1-8 uur. Voor eenmalige, oriënterende metingen zijn eenvoudige handpompjes verkrijgbaar; die zuigen een vast volume door een 'indicatorbuisje' waarin de verkleuring bij benadering de concentratie aangeeft. Figuur 4.7 toont enige apparaten.

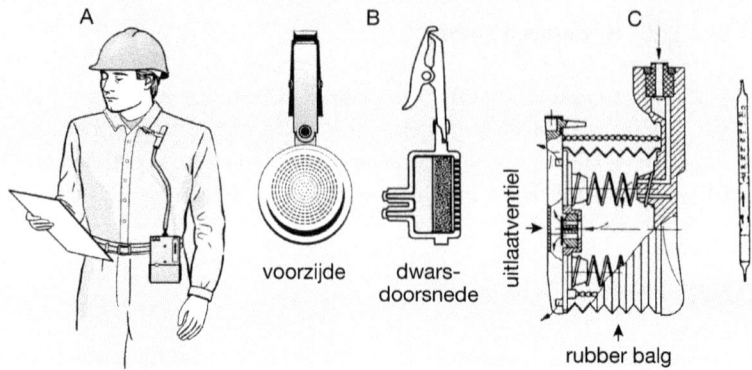

Figuur 4.7
Persoonlijke monstername: met pomp (A) of passieve sampler (B); zuigpompje met indicatorbuisje (C).

Inwendige blootstelling en biomonitoring

Met *inwendige blootstelling* bedoelt men de aanwezigheid van een lichaamsvreemde stof in een biologisch medium (bloed, urine, doelorgaan, enz.). *Biomonitoring* is het (systematisch) meten van een stof of omzettingsproduct in een biologisch medium om de blootstelling of het risico voor de gezondheid te schatten.[8] De tijdsduur tussen de meting en het einde van de blootstelling is belangrijk: hoe langer, des te lager de concentratie van de stof in het monster (een zogenaamd *exponentieel verval*). Omgekeerd: een bepaalde concentratie van perchlooretheen in de uitademingslucht van een werknemer na een week afwezigheid van het werk, bijvoorbeeld wegens ziekteverzuim, duidt op een veel hogere blootstelling dan dezelfde concentratie wanneer hij de vorige dag nog gewerkt heeft. Box 4.38 geeft enkele voorbeelden van biologische grenswaarden.

Hoofdhaar lijkt aantrekkelijk voor biomonitoring, maar het is moeilijk om de 'inwendige' blootstelling van uitwendige contaminatie te scheiden en de spreiding bij gezonde personen is groot. Voor arsenicum en kwik is toepassing op groepsniveau mogelijk.

Tot de voordelen van de biologische monitoring in vergelijking met omgevingsmonitoring hoort dat alle opnamewegen (luchtwegen, darmkanaal, huid) en bronnen (voedsel, lucht, hobby, arbeid) verdisconteerd worden en dat individuele (leef)gewoonten, (werk)hygiëne en afwijkende kinetiek[9] 'automatisch' in rekening gebracht worden. Bij *lokale* effecten is biomonitoring meestal zinloos: de uitwendige blootstelling is een veel betere voorspel-

---

8 *Ook het meten van 'vroege' effecten, die geen tot weinig symptomen veroorzaken, wordt wel tot 'biomonitoring' gerekend.*

9 *Bij het schatten van de uitwendige blootstelling op basis van biomonitoring vormt afwijkende kinetiek een foutenbron.*

ler voor zulke effecten dan de inwendige. Een nadeel van biomonitoring kan echter zijn dat men de medewerking van de werknemer nodig heeft.

4.5.5 Preventie

Grenswaarden

De maximaal aanvaarde concentratie (MAC) betreft een gas-, nevel- of stofvormig agens in de lucht op de werkplek. Bij de vaststelling hanteert de Gezondheidsraad zo veel mogelijk als uitgangspunt dat die concentratie gedurende een arbeidsleven – voor zover de kennis reikt – in het algemeen de gezondheid van zowel de werknemers als van hun nageslacht niet benadeelt.

De MAC is de bovengrens voor de tijdgewogen gemiddelde (tgg) concentratie over 8 uur. Daarbij zijn in het algemeen korte (< 15 min.) overschrijdingen, meestal tot een factor 2 toegestaan. Bij stoffen met een MAC-C(eiling) mag de vermelde concentratie nooit overschreden worden.

Bij het afleiden bepaalt men eerst bij welke mate van expositie geen 'nadelig' effect voor de gezondheid te verwachten is: de *no-observed adverse effect level (NOAEL)*. Men neemt daarvoor in beginsel de drempelwaarde en anders een expositie waarbij wel enig, maar acceptabel effect optreedt. Meestal worden een of meer veiligheidsfactoren gebruikt, zie box 4.37.

> **Box 4.37 Veiligheidsfactoren**
>
> Vaak zijn de beschikbare gegevens niet adequaat voor de arbeidssituatie of bevatten onzekerheden; bijvoorbeeld het onderzoek is bij proefpersonen of proefdieren, of met orale opname, beperkte expositieduur, of er is alleen een 'adverse effect level' bekend. In die gevallen deelt men de blootstelling uit het meest geschikte onderzoek door extrapolatie- en veiligheidsfactoren (grootte ca. 1,5-10 per factor). Zo krijgt men een MAC die veilig geacht wordt voor werknemers. Hierbij is er vrij veel interpretatieruimte.
> Stel dat de blootstelling in een arbeidssituatie de MAC overschrijdt, dan wordt een uitspraak over het feitelijke risico voor de gezondheid van die werknemers onzekerder naarmate meer factoren voor deze MAC gebruikt waren.

Bij toegelaten stochastische carcinogenen berekent men de extra kans op kanker per mg/m^3 arbeidslevenslange blootstelling (op basis van het 'lineaire geen-drempelmodel'). Daaruit leidt men het blootstellingsniveau af dat bijvoorbeeld één extra ziektegeval per 10.000 werknemers (in hun gehele leven) zal veroorzaken. Of die concentratie correct is, valt niet te controleren; het werkelijke risico is waarschijnlijk kleiner.

Bij *gelijktijdige blootstelling* aan verschillende stoffen die een soortgelijk effect hebben, gaat men vaak veiligheidshalve uit van additieve werking en hanteert men de formule

$$C_1/N_1 + C_2/N_2 \ldots + C_n/N_n \leq 1$$

waarbij C de toegelaten concentratie (of dosis) van een stof is in die situatie en N de (liefst effectspecifieke) grenswaarde in geval van enkelvoudige blootstelling.

Een voorbeeld: stel $N_1 = 4$ mg/m^3, $N_2 = 60$ mg/m^3 en C_1 op die plek = 3 mg/m^3, dan mag C_2 daar ten hoogste 15 mg/m^3 zijn.

Van de *biologische grenswaarden* zijn er enkele vermeld in box 4.38.

Box 4.38	Biologische grenswaarden	
agens	biologische grens	hoogste waarde bij algemene bevolking
Pb-B	700 µg/L	200 µg/L
Hg-U	50 µg/L	5 µg/L
Cd-U	5 µg/L	2 µg/L
CO-Hb	4 %	½ - 10% (t.g.v. roken)
PER-L/	50 µg/m^3	0,05 µg/m^3
TCA-U	5 mg/L	0,1 mg/L?

De achtervoegsels duiden het medium (Bloed/Urine/Lucht) aan.

Maatregelen

De Arbeidsomstandighedenwet verplicht een bedrijf tot een toxische-stoffenbeleid. Bij een patiënt met een toxicologisch probleem kan de arts, via de bedrijfsarts, nuttig gebruikmaken van de blootstellingsgegevens die het bedrijf beschikbaar moet hebben. Het toxische-stoffenbeleid kan men zien als een aantal stappen, die hier kort worden aangeduid:
1 vastleggen van taken en verantwoordelijkheden van personen en eventueel een 'toxische-stoffenteam';
2 werkplekonderzoek en risico-inventarisatie en -evaluatie (RI&E): stoffen, hun toxiciteit, gebruik of voorkomen vastleggen in een *register*; tijdsduur en hoogte van de blootstelling bepalen en vergelijken met MAC-waarden;
3 preventieve maatregelen: bijvoorbeeld technisch, afzuiging, persoonlijke bescherming, voorlichting en training.

De arbodienst moet de dossiers van aan carcinogenen blootgestelde werknemers (gedurende 40 jaar) bewaren. Voor *teratogenen* zijn dergelijke voorschriften op komst. Van asbest zijn alle toepassingen verboden en strenge maatregelen voorgeschreven bij opruiming, enzovoort. Voor lood in lucht en in bloed zijn 'actieniveaus' vastgesteld, waarboven bepaalde maatregelen verplicht zijn.

4.5.6 Acute behandeling

In geval van een acute intoxicatie kan een arts 24 uur per dag contact opnemen met het Nationaal Vergiftigingen Informatie Centrum, telefoon (030) 274 88 88, voor informatie en therapieadvies. Voor een beperkt aantal stoffen zijn *antidota* beschikbaar.

4.6 Biologische gezondheidsrisico's

> **Casus**
>
> Op het spreekuur komt Piet Jansen, 44 jaar. Hij heeft last van buikklachten, met name buikkrampen, en klaagt dat hij lusteloos is en moe. In de anamnese komt ook zijn beroep aan bod: hij werkt bij de rioolwaterzuiveringsinstallatie. Hoewel u een verklaring van zijn klachten niet direct in de richting van biologische risico's in zijn werk zoekt, neemt u de mogelijkheid op in uw differentiële diagnose. U vraagt om die reden nog wat door: hij komt als procestechnicus bij de slibdrooginstallatie vaak direct in aanraking met afvalwater en ontwaterd slib. Meestal eet en drinkt hij samen met zijn collega's op de werkplek.

In veel beroepen, zoals bij de rioolwaterzuivering en in de gezondheidszorg, zijn er biologische gezondheidsrisico's. Soms is bescherming mogelijk, bijvoorbeeld door te vaccineren. Maar het begint met het (her)kennen van de mogelijke risico's, de transmissiemogelijkheden en de blootgestelde of kwetsbare groepen. Ook bij biologische gezondheidsrisico's is voorkómen van blootstelling én goed en veilig omgaan met de risico's het belangrijkst.

4.6.1 Wat zijn biologische gezondheidsrisico's?

Biologische gezondheidsrisico's zijn risico's bij het werken met bacteriën, virussen, schimmels, menselijke endoparasieten en celculturen, al dan niet genetisch gemanipuleerd, en het werken met plantaardige of dierlijke producten. Ook biologische enzymen en prionen, eiwitten die in verband worden gebracht met BSE (boviene spongiforme encefalopathie) bij runderen en de ziekte van Creutzfeldt-Jakob bij mensen, worden hierbij ingedeeld.

4.6.2 Effecten van biologische gezondheidsrisico's

Het gevolg van blootstelling aan biologische agentia kan zijn: een infectie en de verspreiding ervan, een allergische reactie, een toxische reactie of kanker. Denk bijvoorbeeld aan hepatitis B in de gezondheidszorg of allergisch beroepsastma bij proefdierverzorgers en beroepsgebonden huidaandoeningen.

Komt het veel voor?

Op veel arbeidsplaatsen komen biologische gezondheidsrisico's voor, bijvoorbeeld bij werk (of studie) in de medische zorg, in land- en tuinbouw en in laboratoria.

Box 4.39 Beroepswerkzaamheden met potentiële blootstelling aan biologische agentia

- werk in de voedingsindustrie
- werk in de landbouw
- werkzaamheden waarbij er contact is met dieren en/of producten van dierlijke oorsprong
- werk in de gezondheidszorg, met inbegrip van werk in isolatie- en post-mortem eenheden
- werk in klinische, veterinaire en diagnoselaboratoria
- werk in afvalverwerkingsbedrijven
- werk in installaties voor de zuivering van rioolwater

(Bron: publicatie Europese gemeenschap EU 2000 / 54 / EC)

Geschat wordt dat er in 12% van de bedrijven kans is op contact met mogelijk besmettelijke personen, dieren of materiaal. Maar in ander, minder voor de hand liggend werk kunnen ook risico's voorkomen, zoals in het onderwijs (slecht schoongemaakte scholen), bij internationaal werkende bedrijven (het 'meenemen' van allerlei infectieziekten, bijv. SARS), werk in de zorg voor jonge kinderen/kinderdagverblijven. Er is in bedrijven ook alertheid op de risico's van bioterrorisme.

4.6.3 Blootstelling en transmissie

Het is belangrijk om biologische gezondheidsrisico's te (her)kennen en te benoemen in de risico-inventarisatie en -evaluatie (RI&E).
    Bronnen van biologische gezondheidsrisico's zijn: water, (mensen)bloed, voedsel, dieren, afval en planten. Transmissie vindt plaats door direct contact (aanraken, bijten), via de lucht (stoffen, aërosolen) en via vectoren (insecten, naalden, werkkleding).

Meten en normen

Het meten van de blootstelling met expositiemetingen is lastig. De kennis over grenswaarden is schaars, er zijn nauwelijks goede meetmethoden en voor de meeste biologische risicofactoren zijn er geen dosis-responsrelaties bekend. Ook traditionele methoden (kweken/cultuur) zijn beperkt bruikbaar. Er is één MAC-waarde: voor endotoxine (200 EU/m^3).

4.6.4 Risicogroepen

Naast de al genoemde beroepsgroepen 'at risk' (box 4.39) zijn er groepen werknemers te benoemen voor wie het risico op infecties door hun werk groter is dan gemiddeld. Dit zijn zwangere werknemers in kinderdagverblijven, dierenartspraktijken of vleesverwerkende industrie; werknemers met een chronische ziekte, werknemers met een risicovolle leefstijl en werknemers in specifieke arbeidsomstandigheden.

In de regelgeving van de Europese Unie wordt het risico van biologische agentia ingedeeld in vier klassen op basis van de ziekmakende potentie van het agens, het risico voor de werknemers, de kans op verspreiding en de mogelijkheid voor profylaxe/behandeling.

Zo komen ze tot vier groepen:
- groep 1: onwaarschijnlijk dat ziekte wordt veroorzaakt;
- groep 2: potentieel ziekmakend, risico voor werknemers, laag risico op verspreiding, wel profylaxe/behandeling (bijv. *Leptospira interrogans* (ziekte van Weil), Epstein-Barr-virus, influenzavirus);
- groep 3: potentieel ernstig ziekmakend, groot risico voor werknemer, kans op verspreiding, wel profylaxe/behandeling (bijv. *Mycobacterium tuberculosis*, hepatitis-B-virus, hepatitis-C-virus, HIV);
- groep 4: potentieel ernstig ziekmakend, groot risico voor werknemer, grote kans op verspreiding, gewoonlijk geen profylaxe/behandeling mogelijk (bijv. Lassa-virus, Ebola-virus).

4.6.5 Preventie en bestrijding

Casus

Nicole van der Meer is erg blij dat ze ingeloot is en begint vol enthousiasme aan de medische studie. Er is van alles te regelen: stapels dikke en dure boeken, een kamer, afspraken met het mentorgroepje en ga zo maar door. Omdat ze nu medisch student is en in het ziekenhuis met patiënten in aanraking gaat komen, krijgt ze een oproep van de arbodienst om zich te laten inenten tegen hepatitis B. Dat is goed geregeld, denkt ze.

Bij de preventie en bestrijding van biologische gezondheidsrisico's wordt de zogenoemde bio-hygiënische strategie toegepast. Net zoals bij de arbeidshygiënische strategie geeft deze strategie de prioriteitsvolgorde aan van preventieve beheersingsmaatregelen. De prioriteiten zijn de volgende.
- Bestrijding aan de bron, aanpak van de blootstelling en de risico's zelf: dit zijn maatregelen om de risico's te beheersen. Deze zijn medeafhankelijk

van de risicogroep waarin de biologische agentia zitten. Denk bijvoorbeeld aan maatregelen als: gescheiden arbeidsplaats, apart filter voor luchtafvoer, specifieke desinfecteerprocedures, veilige opslag, veilige omgang met geïnfecteerd materiaal, ruimtes gemakkelijk schoon te maken en beschermende kleding.

Voorbeeld: Vanaf 2004 moeten bedrijven aangeven welke maatregelen ze hebben genomen om de groei en verspreiding van legionella te voorkomen in bijvoorbeeld koeltorens, wasstraten en luchtbevochtigingsinstallaties (airconditioning).

– Overdracht/transmissie beheersen en hygiënisch gedrag bevorderen: vooral in de gezondheidszorg weten we dat het heel belangrijk is om met hygiënisch gedrag de overdracht van infecties te voorkomen. Naar gelang de specifieke situatie zijn er allerlei tips te geven voor het hygiënisch omgaan met potentieel besmet materiaal en biologische risico's. Zie ook box 4.40.

Box 4.40 Hygiënisch werken om HBV- en HIV- infectie te voorkomen

– Gebruikte naalden niet in het beschermhoesje terugstoppen, maar in speciale containers
– Training in het omgaan met scherpe voorwerpen
– Glasscherven die met bloed besmet kunnen zijn met pincet of iets dergelijks opruimen
– Handschoenen dragen bij kans op contact met lichaamsvochten van patiënten, onder andere bij een bevalling
– Mondmasker en bril gebruiken bij behandelingen waarbij spatten of aërosolen voorkomen, bijvoorbeeld tandsteenverwijdering
– Waterdicht pleister of verband op huidverwondingen en kloofjes aanbrengen

---

– Persoonlijke bescherming en behandeling in een vroeg stadium: een van de belangrijkste toe te passen maatregelen is het beschermen van de werknemer door middel van vaccinatie, als dat mogelijk en effectief is. Vaccinaties bieden goede bescherming; bijvoorbeeld na vaccinatie tegen hepatitis B is 80-100% goed beschermd. Daarom moeten werkgevers in de gezondheidszorg vanaf medio 1999 vaccinatie tegen hepatitis B aanbieden aan werknemers die kans lopen op intensief bloedcontact. Bij vaccinatie tegen hepatitis B wordt een maand na de eerste vaccinatie een tweede vaccinatie gegeven, na een half jaar de derde vaccinatie. In maand 7 volgt bloedonderzoek ter controle.

Is er geen vaccinatie gegeven of mogelijk, dan is na een (prik)transmissieaccident een EHBO- of 'post-exposure' profylaxe mogelijk. En ten slotte worden persoonlijke beschermingsmiddelen gebruikt (zie ook box 4.41).

Box 4.41	Genomen maatregelen bij biologische gezondheidsrisico's
gebruik van persoonlijke beschermingsmiddelen	76%
voorlichting en training aan werknemers	37%
bronmaatregelen	30%
vaccinatie tegen hepatitis B	23%
overige maatregelen	17%
protocol prikaccidenten	15%
vaccinatie tegen andere infectieziekten	7%

(Bron: Arbobalans)

4.6.6 Tot slot

Infectieziekten als beroepsinfectieziekten komen veel voor. Sommige ziekten zijn betrekkelijk nieuw, zoals legionellose (*Legionella pneumophila*, vanaf 1977) of de ziekte van Lyme (*Borrelia burgdorferi*, vanaf 1982). Andere zijn al langer bekend of komen weer terug, zoals kinkhoest (*Bordetella pertussis*) en malaria. Internationale verspreiding gaat vaak snel, zoals bij SARS (een coronavirus, sinds 2003 bekend). Helemaal voorkómen van (beroeps)infectieziekten is moeilijk. De nadruk ligt op het verbeteren van hygiënische omstandigheden, vaccinatie en gezond gedrag. Dit op basis van een gedegen kennis van de risico's en blootstelling.

4.7 Werken in ploegendienst

Werken in ploegendienst valt onder arbeidsvoorwaarden (zie hoofdstuk 1) en is bij een aantal beroepen onvermijdbaar, bijvoorbeeld in de gezondheidszorg, politie, brandweer en energievoorziening. Daarnaast spelen economische aspecten een rol om tot ploegendienst over te gaan. Het werken in onregelmatige diensten is een vorm van ploegenarbeid. Overwerk is iets anders dan ploegenarbeid, aangezien overwerk alleen dient voor te komen als een karwei voor een bepaalde deadline naar verwachting niet af is en tijdelijk langer werken dan normaal (8 uur per dag) een oplossing is om het karwei af te ronden.

Er bestaan allerlei varianten van ploegendiensten (twee, drie, vijf of zes ploegen) en dienstroosters. Snel en voorwaarts roteren (met de klok mee) van het rooster blijkt de minste gezondheidsklachten op te leveren. Dit houdt in dat na een periode van dagdienst (niet meer dan 5 aaneengesloten werkdagen) en daaropvolgende vrije dagen, een avonddienst wordt geroosterd en tot slot nachtdienst. De vraag kan gesteld worden of werken in ploegendienst vanuit humaan oogpunt acceptabel is. In feite niet, aangezien we weten dat werken in ploegendienst, behalve tot een gebroken sociaal leven, kan leiden tot (chronische) gezondheidsklachten, zoals vermoeidheid, maag-darmklachten, hormonale disbalans, hoofdpijn enzovoort. Bij toename van de leeftijd stijgt het aantal gezondheidsklachten bij werknemers die in ploegendienst werken. Door toelages in salariëring wordt het werken in ploegendienst echter niet door alle werknemers als negatief ervaren.

Literatuur

Åstrand PO, Rodahl K. Textbook of work physiology. (4rd ed.). 2003.
Besluit stralingsbescherming 2002, Wetgeving stralingsbescherming. Lelystad: Koninklijke Vermande, Den Haag: Sdu Uitgevers, 2002. Toegang: www.vrom.nl.
Brouwer G, Eijnde JHGM van den. Praktische stralingshygiëne, 6e druk. Syntax media, 2008.
Douwes J, Thorne P, Pearce N, Heederik D. Bioaerosol health effects and exposure assessment: progress and prospects. Ann Occup Hyg 2003;47:187-200.
Folkard S, Tucker P. Shift work, safety and productivity. Occup Med (Lond). 2003 Mar;53(2):95-101. Review.
Griffin MJ. Minimum health and safety requirements for workers exposed to hand-transmitted vibration and whole-body vibrations in the European Union; a review. Occup Environ Med 2004;61(5):387-97. Review.
ICRP Publication 60. Recommendations of the International Commission on Radiological Protection. London: Pergamon press, 1991. Toegang: www.icrp.org.
Klaassen CD, Watkins J (eds.). Casarett and Doull's Toxicology; the basic science of poisons. New York: MacMillan, 1998.
May JJ. Occupational hearing loss. Am J Ind Med. 2000;37(1):112-20. Review.
Meulenbelt J, Vries I de, Joore JCA (eds.). Behandeling van acute vergiftigingen; praktische richtlijnen. Houten/Diegem: Bohn Stafleu van Loghum, 1999.
Ministerie van SZW. De Nationale MAC-lijst 2007.
Peereboom KJ, N.C.H. de Langen (red.). Handboek fysieke belasting. 5e geheel herziene editie, Den Haag: Sdu Uitgevers, 2008.
Psychische aandoeningen en vermoeidheid in de arbeidssituatie: www.psychischenwerk.nl.
Punnett L, Wegman DH. Work-related musculoskeletal disorders: the epidemiologic evidence and the debate. J Electromyogr kinesiol 2004;14:13-23.
Reports of the United Nations Scientific Committee on the Effects of Atomic Radiation (UNSCEAR). New York. Toegang: www.unscear.org.
Seppanen OA, Fisk WJ. Summary of human responses to ventilation. Indoor Air. 2004;14(7):102-18. Review.
Stinis HPJ. Biologische factoren. In: praktijkcahier VGWM nr. 41. Alphen aan den Rijn: Kluwer, 2004.
Stress en werk: www.cdc.gov/niosh/stresswk.html.

Waters TR, PutzAnderson V, Garg A, Fine LJ. Revised NIOSH equation for the design and evaluation of manual lifting tasks. Ergonomics 1993;36:749-76.

World Health Organisation. Biological monitoring of chemical exposure in the workplace; guidelines. Volume 1, volume 2. Genève: WHO/ICPS, 1996.

Websites

Kennissysteem InfectieZiekten en Arbeid, www.kiza.nl

5 Hoe blijven werknemers gezond aan het werk? Arbo- en verzuimbeleid in het bedrijf

F.J.H. van Dijk en J.H. Kwantes

Beroepsziekten en gezondheidsrisico's moeten worden aangepakt in bedrijven. Werkgevers en werknemers zijn daarom verplicht samen vorm te geven aan een preventief beleid in het bedrijf. Ze worden daarbij geadviseerd door bedrijfsartsen en andere arbospecialisten, vaak werkend in een arbodienst. De voorwaarden voor een gezond beleid in een bedrijf liggen vast in de Arbowet en worden gecontroleerd door de Arbeidsinspectie.

5.1 Zorg in de bedrijven

Casus

Mevrouw Van der Vaart, een 45-jarige bejaardenverzorgster, verzuimt al bijna een half jaar vanwege lage-rugklachten. De huisarts constateert aspecifieke rugpijn en daarnaast tekenen van burn-out of 'opgebrand zijn'. Zij vraagt vervolgens naar de arbeidsomstandigheden. De patiënte vertelt haar dat de bedden op de verzorgingsafdeling niet instelbaar zijn en dat er een tekort is aan personeel. Tijd voor een pauze is er nauwelijks en vrije dagen kunnen maar zelden worden opgenomen. De steeds wisselende leiding heeft de gang van zaken niet in de hand.

Zinvol en prettig werk scoort nog steeds bijzonder hoog op het prioriteitenlijstje van de Nederlander. Bedrijven hebben er alleen maar voordeel van wanneer de werknemers gezond en gemotiveerd blijven. Bescherming door wetten blijkt in de praktijk maar beperkt mogelijk. Het is daarom belangrijk dat in de bedrijven zelf al het mogelijke wordt gedaan om de werkende bevolking gezond te houden en om mensen met een ziekte of handicap een eerlijke kans te geven op betaald werk. De vraag hoe bedrijven omgaan met vraagstukken van werk en gezondheid is daarom een relevante vraag.

De feitelijke gang van zaken bij de 800.000 bedrijven in Nederland is niet eenvoudig samen te vatten. De omstandigheden verschillen per sector en er zijn wel 2000 verschillende beroepen te onderscheiden. We nemen als voorbeeld de gang van zaken bij een chipsfabriek.

Casus

Bij de chipsfabriek Crips zijn 128 werknemers in dienst. De kern van het productieproces omvat als afdelingen: ontvangst aardappelen, schilafdeling, bakafdeling, inpakafdeling en transport. Er zijn daarnaast ondersteunende afdelingen, zoals de administratie en de kwaliteitscontrole. Het ziekteverzuimpercentage is hoog, namelijk 6%. Vooral de jongere werknemers klagen over slechte arbeidsomstandigheden en er is een groot verloop. Het bedrijf is bij een arbodienst aangesloten, maar speelt met de gedachte om een contract te sluiten met een bedrijfsarts in de stad die voor zichzelf begonnen is. Het management van het bedrijf is de laatste jaren wel meer gemotiveerd geraakt om stap voor stap aan de arbeidsomstandigheden en het verzuim te gaan werken. De ondernemingsraad klaagt al jaren over de arbeidsomstandigheden en wil een voortvarende aanpak. De fabriek heeft al een start gemaakt door een herziening van de verouderde risico-inventarisatie en -evaluatie (RI&E) van de werkplekken te maken. Het resultaat was een lijst met een groot aantal punten die verbetering behoefden. Er is nog aanvullend onderzoek nodig. Bedrijf en arbodienst komen overeen dat er eerst een plan van aanpak zal worden gemaakt voor de komende twee jaar.

De risico-inventarisatie en -evaluatie (RI&E) leverde onder meer als belangrijkste knelpunten op:
- zeer gladde tegels;
- werken op hoogte zonder afdoende beveiliging;
- vermoedelijk hoge geluidsniveaus, metingen ontbreken nog;
- volgens de medewerkers is er een hoge lichamelijke belasting op de inpakafdeling;
- blootstelling aan irriterende en mogelijk kankerverwekkende dampen in de productiehal.

Op het organisatorische vlak blijken knelpunten te zijn:
- het ontbreken van een register voor ongevallen en gevaarlijke stoffen;
- geen werkoverleg met de werknemers over arbeidsomstandigheden;
- geen systematische voorlichting;

- geen beleid voor bijzondere groepen, in dit geval de allochtone werknemers die de veiligheidsvoorschriften niet kunnen lezen.

> **Casus (vervolg)**
>
> In overleg met de arbodienst neemt het bedrijf het besluit om in het eerste halfjaar de bijzonder hoge risico's aan te pakken: de gladde vloeren en het onbeveiligd werken op hoogte. Aan werknemers die daarvoor gemotiveerd zijn, worden gehoorbeschermingsmiddelen verstrekt. In deze periode worden ook lawaaimetingen uitgevoerd. Daarnaast wordt een inventarisatie gemaakt van de aanwezige chemische stoffen en worden voorstellen gedaan voor metingen van de blootstelling. In het tweede halfjaar worden voorstellen gemaakt voor lawaaibestrijdingsmaatregelen.
>
> Als voorbeeld voor de verdere gang van zaken nemen we de lawaaiblootstelling. Vijf machines moeten omkast worden, waarbij technische problemen te voorzien zijn omdat de warmteafvoer in het gedrang dreigt te komen door de omkasting. Hulp van een akoestisch bureau is gewenst. Een aantal eenvoudige voorzieningen is nodig om lawaai door perslucht tegen te gaan. Daarnaast moet de kantine van geluidsisolatie voorzien worden, zodat de werknemers gewoon met elkaar kunnen praten. De kosten van de voorzieningen bedragen ruim 500.000 euro. Om er zeker van te zijn dat de doelen gehaald zijn, worden op het einde van het tweede jaar lawaaimetingen verricht ter controle. De meetresultaten laten zien dat de doelstellingen inderdaad gehaald zijn: het gemiddelde lawaainiveau is meestal onder de 80 dB(A) wanneer volgens de voorschriften gewerkt wordt. Dit laatste blijkt niet altijd het geval. Panelen in de omkasting van de machines worden vaak opengezet om beter zicht te hebben op het productieproces. Een snelle berekening leerde dat het beschermende effect voor 80% verloren ging door deze werkwijze. Daarom is opdracht gegeven om de omkastingen te voorzien van geluidwerende, doorzichtige panelen. Tot slot is gekeken of een nieuwe risico-inventarisatie en -evaluatie nodig was.

De stappen bij een systematische aanpak van arbeidsomstandigheden en verzuim worden vaak zichtbaar gemaakt met de vijf w's: willen, weten, wegen, werken en waken. In figuur 5.1 zijn er vier weergegeven.

Uit het voorbeeld blijkt dat een systematische aanpak is gevolgd. Het 'willen' is zichtbaar gemaakt door een schriftelijke verklaring van de bedrijfsleiding waarin de intenties van een goed arbeidsomstandigheden- en verzuimbeleid worden geformuleerd. De fase van het 'weten' is vormgegeven door de uitvoering van een risico-inventarisatie en -evaluatie. Dan volgt de fase van het nadenken, overleg en wegen, via het plan van aanpak. Wat zijn wettelijke verplichtingen? Wat heeft op andere gronden prioriteit? Wat zijn de kosten en opbrengsten? Vervolgens kwam de fase van uitvoering van maatregelen, ofwel van 'werken'. Aan het einde van ieder jaar zal met de OR overlegd moe-

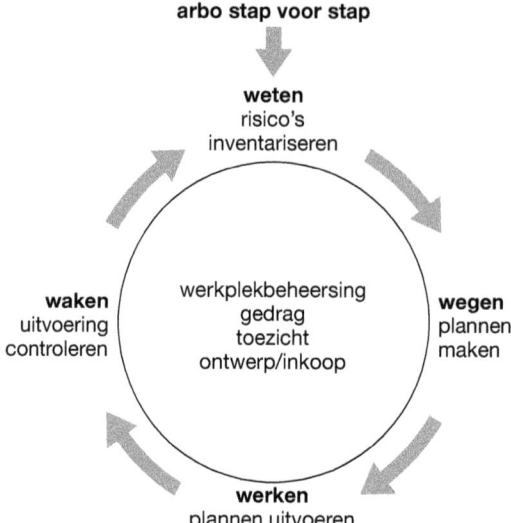

Figuur 5.1
Arbo stap voor stap.

ten worden over de voortgang van het plan van aanpak. Dit overleg vormt een belangrijk evaluatiemoment om te kijken of de situatie nog steeds voldoet aan de wensen en eisen, het zogenaamde 'waken'.

5.1.1 Arbeidsinspectie

Casus

De inspecteur van de Arbeidsinspectie is al driemaal op bezoek geweest bij een machinefabriek. Daar werd geconstateerd dat de volgende maatregelen noodzakelijk zijn: het maken van een aparte, geventileerde 'uitdampruimte' voor het verfspuitwerk, het aanbrengen van ventilatie in de verfmengruimte, het aanbrengen van een oogdouche en het ophangen van zogenaamde chemiekaarten over eerste hulp bij ongevallen met de gebruikte chemicaliën. Met de directeur was steeds moeilijk te praten. De laatste keer is de inspecteur opgestapt nadat de directeur het gesprek voortdurend onderbrak met telefoontjes en daarmee niet wilde stoppen. Toen is een 'eis tot naleving' gesteld.

In een aantal bedrijven gaat het minder goed. Dit blijkt onder meer uit het grote aantal ongevallen: ruim 7% van de werknemers heeft per jaar te maken met een ongeval op het werk met lichamelijke of geestelijke schade (NEA, 2008). Per jaar worden gemiddeld 240.000 slachtoffers van een arbeidsongeval medisch behandeld, de meesten moeten ervoor verzuimen van hun werk. Ruim 4.500 arbeidsongevallen leidden tot een ziekenhuisopname. In de periode 2005-2007 is het aantal arbeidsongevallen met verzuim per 100.000 werkende mannen iets gedaald, bij vrouwen is het aantal met gemiddeld 13% per jaar gestegen (TNO Monitor Arbeidsongevallen in Nederland 2007). Het aantal mensen dat elk jaar overlijdt aan een bedrijfsongeval is ongeveer honderd.

De Arbeidsinspectie heeft onder andere als taak het toezicht op het naleven van de wet en opsporing van strafbare feiten en heeft daarom toegang tot alle werkplaatsen. De Arbeidsinspectie is verplicht een onderzoek in te stellen wanneer de ondernemingsraad of een vakbond daarom vraagt. Elke werknemer kan een klacht indienen bij deze instantie. Over het algemeen zal de Arbeidsinspectie eerst proberen een afspraak te maken met de werkgever of werknemer. Indien de afspraak niet wordt nageleefd, kan een eis tot naleving gesteld worden, waarin exact wordt aangegeven wat men moet doen om de wet na te leven. Levert dit weer geen concreet resultaat op, dan kan de Arbeidsinspecteur een boete opleggen. Bij ernstige overtredingen, zoals bij stralingsgevaar of onverantwoord werken in mogelijk gashoudende besloten ruimten, kan het werk onmiddellijk worden stilgelegd. Strafrechtelijke vervolging komt voor bij zeer ernstige overtredingen of bij zeer ernstige ongevallen met bijvoorbeeld dodelijke slachtoffers.

In meer risicovolle bedrijfstakken wordt frequenter gecontroleerd dan in minder risicovolle. Kleinere bedrijven in bijvoorbeeld de detailhandel zien de Arbeidsinspectie maar zelden. De Arbeidsinspectie kan daarom het werk van een arbodienst en arbodeskundigen niet vervangen. Dat neemt niet weg dat er een preventieve werking uitgaat van de wettelijke verplichtingen, de verboden en van de sancties. Op deze wijze draagt de Arbeidsinspectie bij aan de over het algemeen betrekkelijk veilige arbeidsomstandigheden in ons land.

In grote bedrijven wordt vaak op een andere manier geïnspecteerd: er vinden *arbo-audits* plaats. Het functioneren van een bedrijf wordt doorgelicht met betrekking tot het 'systeem' waarmee gezorgd wordt voor goede arbeidsomstandigheden: beleid, planning, deskundigheid, overleg en het beheersen van risico's op het gebied van arbeidsomstandigheden.

Wanneer een werknemer een acuut ernstig gevaar loopt op het werk, kan de werknemer het werk onderbreken. Hij moet dit onmiddellijk melden aan de werkgever. Komen de werkgever en werknemer er niet uit, dan dient de Arbeidsinspectie erbij gehaald te worden. De Arbeidsinspectie kan de werknemer weer aan het werk sturen dan wel de werkgever een 'eis tot naleving' geven of het werk stilleggen totdat de situatie weer veilig is gemaakt.

In de bovenstaande casus werd een 'eis tot naleving' gesteld, waarbij verwezen werd naar concrete voorschriften in het Arbobesluit (zie verderop in dit hoofdstuk) die moeten worden nageleefd. Werkgevers en werknemers zijn verplicht deze eis op te volgen. Omdat er al diverse malen gewaarschuwd was, is door de inspecteur tevens een boete aangezegd. Er is aangegeven dat als de maatregelen niet binnen een maand genomen zijn, de boete verdubbeld zal worden.

> **Box 5.1 Maatregelen die de Arbeidsinspectie kan nemen**
>
> – een 'eis tot naleving' stellen over de wijze waarop bepaalde regels moeten worden nageleefd
> – 'stilleggen van het werk' bij acuut ernstig gevaar
> – een boete opleggen
> – een proces-verbaal opmaken

5.1.2 Voorkómen van seksuele intimidatie, pesten, agressie en geweld, discriminatie en werkdruk

> **Casus**
>
> Mirjam de Boer, secretaresse van een advocaat, klaagt er bij de bedrijfsverpleegkundige over dat haar werkgever haar regelmatig aanraakt, waar ze niet van gediend is. Mirjam is huiverig er een zaak van te maken omdat ze bang is haar baan te verliezen. De bedrijfsverpleegkundige stelt voor dat zij bij het advocatenkantoor een informatiecampagne over ongewenste intimiteiten zal starten, zonder de individuele problematiek bekend te maken.

Psychosociale problematiek, ook wel psychosociale arbeidsbelasting genoemd, speelt een steeds grotere rol. De Arbowet speelt hierop in door te eisen dat er een duidelijk arbobeleid wordt gevoerd om seksuele intimidatie, maar ook pesten, agressie en geweld, discriminatie en werkdruk te voorkómen. Hoe dit beleid eruit moet zien, wordt aan de bedrijven zelf overgelaten. Een kwart van de werknemers heeft te maken met een vorm van psychosociale belasting komend van buiten; 19% van de werknemers rapporteert bijvoorbeeld ongewenst gedrag van klanten, patiënten, leerlingen of passagiers (NEA, 2008). Intimidatie door de leiding of collega's wordt door meer dan 10% gemeld. Mogelijke maatregelen zijn het organiseren van een meldpunt of de aanstelling van een vertrouwenspersoon in het bedrijf. Alle bepalingen in de wet gelden overigens ook voor stagiairs, bijvoorbeeld in een ziekenhuis.

5.1.3 Keuze van maatregelen

> **Casus**
>
> Mijnheer de Leeuw komt bij zijn huisarts met klachten over voortdurende irritatie van de huid, hoofdpijn en duizeligheid. Dit komt door blootstelling aan oplosmiddelen in de 'ontvetterij' van een bedrijfje dat reserveonderdelen levert aan vliegtuigmaatschappijen. De huisarts adviseert hem met de bedrijfsarts te overleggen over alternatieven voor de oplosmiddelen. Dit bleek op korte

termijn niet haalbaar. Daarop nam de arbodienst het initiatief over en adviseerde de ontvettingsinstallatie te verplaatsen naar een afgesloten ruimte om het aantal blootgestelden te beperken. De arbodienst maakte het bedrijf erop attent dat pas in derde instantie maatregelen zijn te overwegen die gericht zijn op de individuele werknemer, zoals speciale afzuigmogelijkheden op de werkplek. Alleen wanneer geen andere oplossingen te bedenken zijn, mogen persoonlijke beschermingsmiddelen worden voorgeschreven, zoals handschoenen en gelaatsschermen waarmee de ingeademde lucht gezuiverd wordt van chemische stoffen.

Volgens artikel 3 van de Arbowet moet de werkgever een zo goed mogelijk arbeidsomstandighedenbeleid voeren. Daarvoor kunnen allerlei maatregelen worden genomen in de organisatie van het werk, in de inrichting van de werkplek en bij de toepassing van werkmethoden. De overheid heeft een aantal criteria vastgesteld om invloed uit te kunnen oefenen op de keuze van maatregelen. De belangrijkste regel is dat gevaren zo veel mogelijk bij de bron moeten worden aangepakt (bronaanpak). Een goed voorbeeld is de vervanging van oplosmiddelen in verfproducten door water. Als dat redelijkerwijs niet kan, bijvoorbeeld om technische redenen, dienen collectieve maatregelen genomen te worden of desnoods maatregelen op individueel niveau.

Box 5.2 Rangorde van te nemen maatregelen ter bescherming van werknemers

- bestrijding aan de bron
- collectieve maatregelen
- individuele maatregelen
- persoonlijke beschermingsmiddelen

De werkgever heeft veel vrijheid om de door de overheid gestelde doelen te bereiken. Om controle over de kwaliteit te behouden, zijn enkele regels gesteld. De maatregelen die het bedrijf heeft genomen, moeten voldoen aan de 'stand van de wetenschap en professionele dienstverlening'. Oplossingen die tien jaar geleden nog als passend golden, hoeven dat op de dag van vandaag niet meer te zijn.

In het voorbeeld van de mevrouw Van der Vaart, de bejaardenverzorgster met rugklachten die mede zijn ontstaan door het niet-instelbaar zijn van de bedden, beriep de directie zich op overmacht. Er was geen geld en ook geen tijd om aandacht aan dit soort zaken te besteden. Het advies van de arbodienst om instelbare bedden aan te schaffen werd genegeerd. Deze situatie is wettelijk gezien niet toegestaan. Het bedrijf is verplicht om die hulpmiddelen en methoden te gebruiken die in een normaal functionerende instelling kunnen worden toegepast.

Daar staat tegenover dat de werkgever niet verplicht kan worden om zonder meer alles aan te schaffen. De werkgever moet maatregelen nemen, zoveel als redelijkerwijs kan worden gevergd. Deze *redelijkerwijs-bepalingen* moeten een afweging mogelijk maken tussen veiligheids- en gezondheidsbelangen aan de ene kant, en de technische, operationele en economische haalbaarheid aan de andere kant.

> **Box 5.3**
>
> Redelijkerwijs-bepalingen hebben betrekking op:
> - technische haalbaarheid
> - operationele haalbaarheid
> - economische haalbaarheid

5.1.4 Arbozorgsystemen

De zorg voor de arbeidsomstandigheden, ook wel *arbozorg* genoemd, heeft veel verschillende aspecten. Het kan gaan om risico's van chemische stoffen voor de werknemer of het nageslacht. Soms staan stralingsrisico's centraal. In weer andere situaties gaat het om confrontatie met agressieve cliënten bij een Sociale Dienst. Beleid moet gedragen worden door de verschillende afdelingen en door alle werknemers van een bedrijf. Het kan gaan om inkoop van materiaal (verf zonder zware metalen), vaststelling en evaluatie van blootstellingsniveaus (MAC-waarden), aanname van personeel met voldoende ervaring, bijscholing van het middenkader, informatieverstrekking, enzovoort. Met de term 'arbozorgsysteem' wordt aangegeven dat allerlei aspecten systematisch moeten worden vastgesteld, gestuurd en geëvalueerd. Een dergelijk zorgsysteem is vooral bij grote bedrijven te vinden, zoals in de chemische procesindustrie en in de offshore industrie.

5.1.5 Werkgever, leidinggevenden en werknemers

> **Casus**
>
> Op het spreekuur bij zijn huisarts komt Boy Nieuwkoop, een jongen die sinds kort werkt bij een sloopbedrijf. Nieuwkoop komt in aanraking met chemische stoffen die lekken uit vaten die moeten worden afgevoerd van een fabrieksterrein. Er wordt geen informatie verstrekt. Hij heeft geen gezondheidsklachten, maar is wel bang voor mogelijke gevolgen. De huisarts belt de arbodienst. De arbeidshygiënist onderneemt onmiddellijk actie en wijst de werknemer op zijn recht om hangende het onderzoek met het werk te stoppen.

Volgens de wet is de werkgever de eerstverantwoordelijke voor de zorg voor de arbeidsomstandigheden. Dat is logisch. De werkgever is immers degene die beslist over wat er geproduceerd wordt of welke dienst er geleverd wordt. Hij of zij neemt personeel aan, beslist over materiaal en hulpmiddelen, organiseert bijscholing, betrekt het personeel bij de gang van zaken (of niet), enzovoort. Deze beslissingen hebben grote invloed op gezondheidsrisico's en op de manier waarop daarmee wordt omgegaan. In de dagelijkse praktijk speelt het management, zoals de directie en afdelingshoofden, dus een hoofdrol. De kosten die voortvloeien uit slechte arbeidsomstandigheden en uit een slecht personeelsbeleid dragen ertoe bij dat bedrijven steeds meer hun best gaan doen. Als de leiding streeft naar een goede zorg voor het personeel, de *human resources* van het bedrijf, dan is er een goede basis aanwezig voor verbetering van de arbeidsomstandigheden en verlaging van het ziekteverzuimpercentage.

Voor de werknemer lijkt een bescheidener rol weggelegd, maar schijn bedriegt. De inzet van de werknemers is essentieel. Het is noodzakelijk dat werknemers, middenkader en bedrijfsleiding zo veel mogelijk samenwerken om een goed resultaat te behalen. Werknemers hebben ook verplichtingen. In de Arbowet is vastgelegd dat de werknemers voorzichtig en zorgvuldig moeten werken om gevaren te vermijden voor henzelf en anderen. Zo moeten zij machines, transportmiddelen en gevaarlijke stoffen op de juiste wijze gebruiken en zijn ze verplicht om persoonlijke beschermingsmiddelen te gebruiken en om gevaren aan de werkgever te melden. Zij zijn ook verplicht relevante cursussen te volgen. In het Arbobesluit is een lijst van verplichtingen voor de werknemer opgenomen, zoals rook-, eet- of drinkverboden in de nabijheid van bepaalde gevaarlijke stoffen en bij werken met biologische 'agentia'. Dergelijke verboden zijn bijvoorbeeld relevant voor werknemers in laboratoria en in de gezondheidszorg. Een andere bepaling gaat over het betreden van gevarenzones bij het werken met kankerverwekkende stoffen. De werkgever moet de werknemer natuurlijk wel via voorlichting en onderricht op de hoogte brengen van deze verplichtingen. Een werknemer heeft het recht op werkonderbreking wanneer naar zijn oordeel een ernstig gevaar voor leven of gezondheid aanwezig is.

De wet verplicht de werkgever en werknemer tot samenwerking. Daarvoor heeft de ondernemingsraad (OR) bepaalde rechten gekregen. De OR, verplicht voor bedrijven en instellingen met meer dan vijftig werknemers, heeft een instemmingsrecht waar het gaat om alle regelingen in het bedrijf die te maken hebben met arbeidsomstandigheden, ziekteverzuim en re-integratie, waaronder het contract met de arbodienst en het plan van aanpak. Bij kleinere bedrijven heeft de personeelsvertegenwoordiging (PVT) dit instemmingsrecht of moet rechtstreeks met de belanghebbende werknemers worden overlegd. De Arbowet geeft aan de ondernemingsraad nog extra faciliteiten. Zo heeft de OR/PVT het recht om de Arbeidsinspecteur te vergezellen bij een bedrijfsbezoek.

5.1.6 Werken en gezondheid, een complexe relatie

Voor artsen is het belangrijk om te beseffen dat het eerste doel van arbeidsorganisaties niet gezond en veilig werken is. Het actief aanbieden van een werkplek aan een sollicitant met beperkingen behoort nog steeds tot de uitzonderingen. Het eerste doel van bedrijven en instellingen is vrijwel altijd het maken van winst, dan wel het leveren van een product, dienst of zorg tegen zo laag mogelijke kosten. Een aantal bedrijven en instellingen formuleert het leveren van producten en diensten *met een goede kwaliteit* echter als een van de belangrijkste doelstellingen. Er zijn bedrijven die er zelfs een pluspunt in zien om hun zorg voor de werknemers uit te bouwen tot een van de speerpunten van de bedrijfscultuur. In veel grote bedrijven zien we dat systematisch aandacht wordt besteed aan de arbeidsomstandigheden van het eigen zogenaamde *kernpersoneel*. Er is echter minder aandacht voor de werknemers die werken voor de *subcontractors*, bedrijven en bedrijfjes die opdrachten uitvoeren voor het grote concern, en voor werknemers van kleine bedrijfjes in het algemeen. Zorgwekkend is het vaak ontbreken van aandacht voor de gezondheid en veiligheid van werknemers zonder vast contract en van illegale werknemers.

Een ander probleem is dat arbeidsomstandigheden en ziekteverzuim ingewikkelde zaken zijn die bedrijven vaak niet alleen aankunnen. Mede vanwege het grote belang voor de volksgezondheid zijn wettelijke maatregelen genomen, zoals de verplichting van werkgevers om een contract te sluiten met arbodiensten of met gecertificeerde bedrijfsartsen en andere gecertificeerde arbodeskundigen, ter ondersteuning van hun beleid.

5.2 Arbodiensten

Vrijwel de gehele beroepsbevolking heeft toegang tot een arbodienst. Het grootste deel van de beroepsbevolking wordt verzorgd door een aantal grote, landelijk werkzame arbodiensten, zoals Arbo Unie, ArboNed en Achmea Vitale. Dat wil overigens niet zeggen dat daarmee alle verplichte taken van de werkgever naar behoren worden uitgevoerd. Bij veel kleinere bedrijven bijvoorbeeld is geen getoetste RI&E aanwezig. De zorg voor kleine bedrijven wordt soms branchegewijs aangepakt. In de bouwnijverheid en in de sector 'transport en logistiek' zijn aparte coördinerende organisaties in het leven geroepen die maatwerk leveren: de stichting Arbouw en de stichting Gezond Transport.

Omdat er sprake is van een vrije markt, vinden we in elke regio meerdere arbodiensten. Er zijn vestigingen van grote, landelijk opererende arbodiensten, maar er zijn ook diensten die onderdeel zijn van een groot bedrijf, bijvoorbeeld een universiteit of een bank. Die laatste noemen wij interne arbodiensten. Bij de arbodiensten zijn niet alleen bedrijfsartsen werkzaam, maar ook de volgende drie verplicht aanwezige arbospecialisten: arbeidshygiënisten, veiligheidskundigen, en arbeids- en organisatiedeskundigen. Daarnaast zijn vaak ook andere arbospecialisten aanwezig, hoewel die niet wettelijk verplicht aanwezig hoeven te zijn binnen een arbodienst. Te denken valt aan: ergonomen, psychologen, verpleegkundigen, informateurs ziekteverzuim, bedrijfsmaatschappelijk werkers, arbeidsdeskundigen en arbocoördinatoren.

Per 1 juli 2005 is de algemene verplichting om als bedrijf aangesloten te zijn bij een arbodienst opgeheven. Onder bepaalde voorwaarden mag een bedrijf zich alleen laten ondersteunen door gecertificeerde arbodeskundigen, maar dat hoeft niet langer de arbodienst te zijn. De belangrijkste voorwaarde om dit te mogen doen, is dat er overeenstemming is met de OR of met de personeelsvertegenwoordiging, of dat het afgesproken is in een CAO. Dit alternatief voor een contract met een arbodienst wordt de maatwerkregeling genoemd. Bij de maatwerkregeling moet in elk geval een contract of een arbeidsovereenkomst aangegaan worden met een gecertificeerde bedrijfsarts. De gecertificeerde bedrijfsarts blijft de aangewezen deskundige voor de ziekteverzuimbegeleiding, de re-integratie van arbeidsongeschikte werknemers, periodiek arbeidsgezondheidskundig onderzoek en aanstellingskeuringen.

Als er geen overeenstemming komt met het personeel over de maatwerkregeling, dan blijft de verplichting tot ondersteuning door een arbodienst bestaan. Deze laatste situatie wordt aangeduid met de term 'vangnetregeling'. De overheid geeft wel de voorkeur aan een interne arbodienst, dus een dienst binnen het bedrijf.

Nieuw in 2005 is de verplichting voor elk bedrijf met meer dan 25 medewerkers om een werknemer binnen het bedrijf aan te stellen als 'preventiemedewerker'. Zijn taken bestaan uit het uitvoeren van een RI&E, het geven van adviezen aan en samenwerken met de OR of PVT, en het uitvoeren van arbomaatregelen. Hoe zwaar deze functie moet zijn en hoeveel preventiemedewerkers er moeten komen, moet door de organisatie zelf worden bepaald met inachtneming van de risico's zoals aangegeven in de RI&E. Over de wijze waarop de organisatie vormgeeft aan de functie van preventiemedewerker (qua tijd, hoeveelheid, opleiding, enz.) heeft de OR of PVT een instemmingsrecht. Overigens kunnen de taken van de preventiemedewerker over verschillende personen binnen de organisatie worden verdeeld.

> **Box 5.4 Arbodienst, arbodeskundige, preventiemedewerker**
>
> *Maatwerkregeling*
> – in overleg en ná overeenstemming met OR of toegestaan via de CAO
> – ten minste een dienstverleningscontract of een arbeidsovereenkomst met een gecertificeerde bedrijfsarts
>
> *Vangnetregeling*
> – geen overeenstemming met OR
> – verplichte aansluiting bij arbodienst
> – voorkeur gaat uit naar een interne arbodienst
>
> *Preventiemedewerker*
> – werknemer in bedrijf die ten minste drie uitvoerende arbotaken uitvoert

5.2.1 Wettelijke achtergronden

In de Arbowet is opgenomen dat elk bedrijf voor vier taken verplicht is de hulp in te roepen van een gecertificeerde arbodienst (vangnetregeling) of van een individuele gecertificeerde arbodeskundige (maatwerkregeling). Deze taken zijn:

1 *Het toetsen van de RI&E en daarover adviseren.*
   Alle bedrijven en instellingen zijn verplicht een RI&E te maken. In het bedrijf moet bovendien een plan van aanpak aanwezig zijn met passende maatregelen. Deze RI&E, ook wel de hoeksteen van de Arbowet genoemd, moet in principe worden uitgevoerd door, of althans onder regie staan van, de preventiemedewerker. Het resultaat van de RI&E moet ter toetsing en advies worden voorgelegd aan een arbodienst of een gecertificeerde arbodeskundige. Deze arbodienst of arbodeskundige moet ook advies geven over de maatregelen die de werkgever voorstelt te nemen. Afschriften van de adviezen die door de arbodienst of door de arbodeskundigen aan de werkgever zijn gestuurd m.b.t. de RI&E en plan van aanpak moeten ook naar de OR, de PVT of de belanghebbende werknemers worden gestuurd.
2 *Het geven van ondersteuning bij de begeleiding van zieke werknemers.*
   Het is de taak van de bedrijfsleiding om werknemers die verzuimen vanwege ziekte te begeleiden. In overleg met de ondernemingsraad stelt de werkgever een regeling op voor bijvoorbeeld de procedure van ziekmelding, afspraken over bezoek thuis door een ziekteverzuimrapporteur en over een bezoek aan de bedrijfsarts. Het bedrijf is verplicht zich bij de verzuimbegeleiding te laten bijstaan door een bedrijfsarts. Een bedrijf kan afspreken dat werknemers na bijvoorbeeld twee weken ziekteverzuim worden opgeroepen om bij de bedrijfsarts op het spreekuur te komen. Deze ziekteverzuimbegeleiding vloeit mede voort uit de Wet verbetering poortwachter (WVP) en Wet werk en inkomen naar arbeidsvermogen (WIA). De basis voor al deze regels rondom ziekteverzuim is gebaseerd op de loondoorbetalingsverplichting van de werkgever bij ziekte uit het Burgerlijk Wetboek.
3 *Het uitvoeren van het Periodiek Arbeidsgezondheidskundig Onderzoek (PAGO).*
   De werkgever moet alle werknemers periodiek in de gelegenheid stellen een medisch onderzoek te ondergaan. Voor dit onderzoek wordt steeds meer de term Preventief Medisch Onderzoek (PMO) gebruikt. In hoofdstuk 7 wordt nader ingegaan op deze taak.
4 *Het uitvoeren van aanstellingskeuringen.*
   In gevallen waarin een aanstellingskeuring toegestaan en nodig is, moet de werkgever die laten uitvoeren door een bedrijfsarts.

Voor andere taken kan de werkgever deskundigen naar eigen keuze inschakelen, bijvoorbeeld een organisatieadviesbureau of een specialist in klimaatproblemen.

Box 5.5 Verplicht uit te voeren taken door arbodienst of arbodeskundige

- toetsing van risico-inventarisatie en -evaluatie (RI&E) en advisering daarover
- begeleiding van zieke werknemers
- periodiek Arbeidsgezondheidskundig Onderzoek
- aanstellingskeuringen

5.2.2 Eisen die aan arbodiensten gesteld worden

In het Arbobesluit en de Arboregeling (zie verderop) is vastgelegd aan welke eisen arbodiensten en arbodeskundigen moeten voldoen. Sinds 2005 worden geen eisen meer gesteld aan de organisatievorm van de arbodienst. De meeste arbodiensten maken geen deel uit van het bedrijf waar zij adviezen en zorg aan leveren. Het zijn zogenaamde 'externe' diensten. Bij een aantal grote bedrijven, zoals het Gemeentelijk Vervoer Bedrijf in Amsterdam en DAF Trucks, en vrijwel alle universiteiten en universitair medische centra zijn 'interne' diensten aanwezig. Er zijn ook mengvormen: zoals arbodiensten die voor een groot bedrijf werken en daarnaast zorg verlenen aan andere bedrijven, zoals KLM Health Services en ABN Amro Arbo Services.

Wettelijk is vastgelegd dat bij een arbodienst ten minste één deskundige moet werken afkomstig uit elk van de volgende vier vakdisciplines: een bedrijfsarts, een arbeidshygiënist, een veiligheidskundige en een arbeids- en organisatiedeskundige. Een *arbeidshygiënist* is een specialist in het meten en beoordelen van arbeidsomstandigheden, en in het adviseren over oplossingen. Zijn expertise is groot op het terrein van de beoordeling van risico's van chemische stoffen, de blootstelling aan biologische risico's (bacteriën, virussen, dierlijke en plantaardige afscheidingsproducten, enz.) en aan fysische factoren, zoals straling en lawaai, en klimatologische factoren. Een *veiligheidskundige* is een technische professional die gespecialiseerd is op het terrein van de fysieke veiligheid op het bedrijf, zoals de preventie van brand en ontploffingen. Hij of zij is ook betrokken bij veiligheidsvoorschriften voor het werken met gevaarlijke machines en toxische stoffen. Samenwerking met de bedrijfsarts is nodig, bijvoorbeeld bij het stellen van eisen aan werknemers die werken in gevaarlijke situaties. Een *arbeids- en organisatiekundige* is een sociale wetenschapper met kennis over de psychische belasting door werk en over organisatorische vraagstukken in de bedrijven. Een onderwerp is bijvoorbeeld het verbeteren van de functies van werknemers om overbelasting te voorkomen. Zij doen onderzoek naar oorzaken van stressverschijnselen en burn-out, leiden kaderpersoneel op om een arbo- en ziekteverzuimbeleid te kunnen opzetten en geven organisatieadviezen.

5.2.3 Certificering

Het is niet eenvoudig voor een werkgever of voor werknemersvertegenwoordigers om de kwaliteit van de technische en medische aspecten van een arbodienst te beoordelen. Daar komt bij dat de overheid de kwaliteit van de dienstverlening van de arbodiensten wil bewaken; het gaat om belangrijke zaken als veiligheid en volksgezondheid. Daarom is een systeem opgezet van 'certificering' van de arbodiensten als een vorm van kwaliteitsgarantie voor klanten. Om een certificaat te krijgen, moet een arbodienst voldoen aan de eisen die de Arbowet, het Arbobesluit en de Arboregeling stellen, en bij de uitvoering van haar taken moet de dienst een kwaliteitssysteem hanteren dat ervoor zorgt dat aan de wettelijke eisen wordt voldaan. Het gaat hierbij vooral om de aanwezige deskundigheid en de kwaliteit van de processen binnen een dienst. Deze uitwerking van wettelijke eisen aan arbodiensten wordt verzorgd door de Stichting Beheer Certificatie Arbodiensten (SBCA).

De noodzakelijke aanwezige deskundigheid is al besproken. De kwaliteit van de processen wordt gemeten tijdens een *audit*, dat wil zeggen een toetsend onderzoek op de dienst.

Vanaf 2005 worden naast de arbodienst ook de vier arbodeskundigen gecertificeerd. Bij een maatwerkregeling mogen bedrijven alleen in zee gaan met een gecertificeerde arbodeskundige, bijvoorbeeld een gecertificeerde bedrijfsarts. Het is denkbaar dat het werken volgens de richtlijnen voor bedrijfsartsen en volgens de principes van *evidence-based medicine* als criteria zullen worden gebruikt voor periodieke visitaties. Hierbij wordt het functioneren van de bedrijfsarts op kwaliteit beoordeeld.

5.2.4 Werkwijze en strategie van de arbodienst

Er zijn verschillende soorten bedrijven te onderscheiden. Op basis hiervan is af te leiden welke rol een arbodienst of een arbodeskundige kan spelen. Bij bedrijven met over het algemeen goede arbeidsomstandigheden en met een serieus arbobeleid heeft de arbodienst de rol van *een gewaardeerde adviseur en uitvoerder van gespecialiseerde activiteiten*. Er kan bijvoorbeeld worden gewerkt aan een preventief beleid voor bijzondere groepen, zoals ouderen en gehandicapten. Bij bedrijven met goede arbeidsomstandigheden zonder de wil om een goed beleid uit te voeren, heeft de arbodienst de rol van *troubleshooter* wanneer het fout gaat, zoals bij ziekte van medewerkers. De deskundigen zullen er dan naar streven het bedrijf tot een arbobeleid te bewegen omdat dit effectiever is. Voor bedrijven met slechte arbeidsomstandigheden die bereid zijn om aan te pakken, vervult de deskundige de rol van adviseur en biedt een brede ondersteuning. Dit geldt echter niet voor de categorie van bedrijven met slechte arbeidsomstandigheden zonder bereidheid er iets aan te doen. Steeds zal aan de arbodienst worden gevraagd om aan de symptomen te sleutelen, bijvoorbeeld door streng te controleren bij een hoog ziekteverzuim. De rol van de arbodienst is dan te trachten de bereidheid tot een wezenlijke aanpak te vergroten. Anders blijft het dweilen met de kraan open.

5.2.5 Een paar instrumenten nader bekeken

Casus

Hanna Kloosterman, een oudere telefoniste, krijgt problemen met haar werk vanwege een slechter wordend gehoor. Tegen het einde van de dag is ze uitgeput. Ze is nu twee weken thuis met een griepje. De chef van haar afdeling belt de bedrijfsarts en vraagt om hulp. Hanna wordt opgeroepen voor een gesprek. Bij het daaropvolgende audiometrische onderzoek door de arbodienst wordt een presbyacusis gevonden in combinatie met een eenzijdig verminderd gehoor door een geleidingsstoornis, het gevolg van middenoorontstekingen in de jeugd. Er wordt samenwerking gezocht met een audiologisch centrum, waar geavanceerde gehoorfunctieonderzoeken worden verricht en waar een speciaal, werkgericht adviescentrum aanwezig is. In goed overleg wordt een plan gemaakt om voortzetting van het werk mogelijk te maken met behulp van hiervoor geselecteerde hoortoestellen en bijpassende technische voorzieningen in de telefoonapparatuur. Tevens worden rustpauzes 'voorgeschreven'.

RI&E, plan van aanpak

De inhoud van de RI&E is al eerder aan bod geweest. De preventiemedewerker zal de RI&E moeten uitvoeren en de arbodienst of arbodeskundige moet de kwaliteit toetsen en over het geheel een advies opstellen. Behalve een omschrijving van de risico's omvat de RI&E ook een plan van aanpak, dat aangeeft welke maatregelen er genomen zullen worden om de risico's te bestrijden. Van belang is ook de verplichting dat in het plan van aanpak moet zijn opgenomen wanneer de maatregelen zullen worden uitgevoerd.

Hoewel niet langer meer wettelijk verplicht valt het aan te bevelen om ten minste één keer per jaar als werkgever met de werknemers te overleggen over de voortgang van de uitvoering van het plan van aanpak.

Voorlichting en onderricht, en melding van beroepsziekten en ongevallen

Om de werknemers te beschermen heeft de overheid vastgelegd dat zij moeten worden voorgelicht over de gevaren die aan het werk verbonden zijn, over preventiemaatregelen en over persoonlijke beschermingsmiddelen. Specifieke regels gelden bijvoorbeeld voor de voorlichting bij het werken met asbest en lood, in bepaalde gevaarlijke situaties, bij biologische risico's en bij het tillen van zware lasten.

De werkgever moet erop toezien dat werknemers veiligheidsinstructies ook daadwerkelijk opvolgen.

De werkgever is verplicht ernstige of dodelijke ongevallen te melden aan de Arbeidsinspectie. Aan de Arbeidsinspectie gemelde ongevallen en ongevallen die geleid hebben tot een verzuim van meer dan drie werkdagen moeten worden geregistreerd in een lijst van bedrijfsongevallen. De bedrijfsarts moet beroepsziekten melden bij het Nederlands Centrum voor Beroepsziekten in Amsterdam.

Ziekteverzuimbegeleiding

De werkgever moet het ontstaan van ziekte en ziekteverzuim zo veel mogelijk voorkomen en de werknemers die verzuimen begeleiden (Wet verbetering poortwachter). De begeleiding mag de werkgever niet helemaal op eigen houtje doen. Hij is verplicht daarbij een gecertificeerde arbodienst of een gecertificeerde bedrijfsarts in te schakelen om een verantwoorde werkhervatting te bevorderen. Op basis van de Arbowet, de Wet verbetering poortwachter en bepalingen uit het Burgerlijk Wetboek moet een bedrijf de werkplek redelijkerwijs aanpassen voor een werknemer met beperkingen door een ziekte.

Periodiek arbeidsgezondheidskundig onderzoek (PAGO)

De Arbowet schrijft voor dat de werkgever de werknemers periodiek in de gelegenheid stelt om een medisch onderzoek te laten verrichten dat erop gericht is om gezondheidsrisico's op het werk zo veel mogelijk te voorkomen of te beperken. De resultaten van de RI&E vormen een vertrekpunt. Het PAGO moet door de arbodienst of door een gecertificeerde arbodeskundige worden uitgevoerd. Werknemers zijn niet verplicht om aan het onderzoek mee te werken. Voor verschillende beroepen en functies moeten verschillende maatregelen genomen worden, afhankelijk van de concrete risico's. De term Preventief Medisch Onderzoek wordt steeds meer gebruikt.

> **Casus**
>
> Productiemedewerkers in een kleine drukkerij werken veel in belastende werkhoudingen en zijn blootgesteld aan oorverdovend lawaai, oplosmiddelen, pigmenten, lijmen en stof. De werkgever besluit in overleg met de arbodienst om te beginnen met een periodiek onderzoek van het gehoor. Afhankelijk van literatuuronderzoek naar blootstellingsgegevens van andere bedrijfjes, kan later gekozen worden voor metingen van oplosmiddelen in de lucht en eventueel voor een vorm van PAGO, zoals metingen van metabolieten van oplosmiddelen in de urine (biomonitoring).

In het Arbeidsomstandighedenbesluit zijn voor een aantal risico's concrete wettelijke voorschriften opgenomen. Zo moeten werknemers die voor de eerste keer werk gaan verrichten met risico op blootstelling aan kankerverwekkende stoffen de gelegenheid krijgen zich te laten onderzoeken. Werknemers die met asbest werken, moeten de gelegenheid krijgen zich ten minste eenmaal in de drie jaar te laten onderzoeken. Bij het werken met biologische agentia moet een onderzoek uitgevoerd worden vóór de aanvang van het werk en telkens wanneer door het werk een infectie is opgetreden. Bij loodblootstelling geldt een frequentie van ten minste eenmaal per jaar, bij lawaaiblootstelling ten minste eenmaal in de vier jaar. Andere voorschriften gaan over jeugdige werknemers, beeldschermwerk (oogonderzoek) en nachtdienst.

5.3 Bedrijfsarts

In ons land zijn momenteel bijna 2000 artsen werkzaam als bedrijfsarts bij een arbodienst. De tijd dat de bedrijfsarts een huisarts was die het op het einde van de loopbaan wat rustiger aan wilde doen, is voorbij. De bedrijfsarts is een sociaal-geneeskundig specialist in de arbeids- en bedrijfsgeneeskunde. Het specialisme *occupational medicine* is internationaal erkend.

Om bedrijfsarts te worden moet men behalve de opleiding in de praktijk een cursus volgen en een scriptie schrijven. De cursus duurt vier jaar en neemt gemiddeld een dag per week in beslag. De bedrijfsarts-in-opleiding moet daarnaast ongeveer evenveel eigen uren in de opleiding investeren. Een voltooide opleiding geeft recht op inschrijving in het register van de Sociaal Geneeskundige Registratie Commissie (SGRC) als '*bedrijfsarts*'.

Door de Nederlandse Vereniging voor Arbeids- en Bedrijfsgeneeskunde (NVAB) is in een professioneel statuut vastgelegd welke rechten en plichten de bedrijfsarts heeft ten opzichte van werkgevers, werknemers en eventueel arbodienst.

5.3.1 Activiteiten van de bedrijfsarts

Bedrijfsartsen houden zich veel bezig met ziekteverzuimbegeleiding. Zij organiseren spreekuren voor zieke werknemers, overleggen met de leiding van het bedrijf, nemen contact op met huisarts of psycholoog, verwijzen naar gespecialiseerde zorgcentra, enzovoort. De rest van de tijd wordt besteed aan werkplekbezoek, PAGO, aanstellingskeuringen, spreekuren los van ziekteverzuim, beleidsvoorbereiding, overleg en advies, en aan administratie. De tendens is dat de bedrijfsarts in de toekomst meer tijd zal besteden aan complexe situaties bij het functioneren van werknemers, zeker bij verzuim, maar ook meer tijd aan preventief medisch onderzoek en preventie gericht op het werk zelf. Dit kan doordat de bedrijven zelf meer aandacht besteden aan kortdurend verzuim.

5.4 Arbeidsomstandighedenwet

De *Arbeidsomstandighedenwet*, meestal afgekort tot Arbowet, is in 1983 voor het eerste gedeelte in werking getreden. De Arbowet is in 1999 geheel vervangen door een nieuwe versie en is per 1 januari 2007 opnieuw gewijzigd. De wet verplicht de werkgever om een zo goed mogelijk arbeidsomstandighedenbeleid te voeren. De Arbowet heeft betrekking op ruim 6,4 miljoen werknemers in 800.000 bedrijven en instellingen, inclusief de overheid (2009). De wet is maar in beperkte mate van toepassing op de ruim 950.000 zelfstandigen in ons land (2009).

De Arbowet geldt voor alle bedrijven en instellingen, ook voor ambtenaren, en voor een beperkt deel ook voor leerlingen en studenten. Voor sommige werknemers gelden afwijkende regels, zoals voor militairen.

Arbobesluit en Arboregeling

De Arbowet is een raamwet, dat wil zeggen dat de meeste bepalingen globaal geformuleerd zijn. Meer concrete voorschriften staan in het *Arbobesluit* dat in juli 1997 van kracht is geworden. Het besluit omvat ongeveer 400 bepalingen die voor het grootste deel gebaseerd zijn op Europese richtlijnen. De belangrijkste onderwerpen die erin behandeld worden, zijn voorschriften die gaan over belastende arbeidsomstandigheden, zoals gevaarlijke stoffen, biologische agentia, lichamelijk belastend werk en fysische factoren (straling, geluid, klimaat en trillingen). Er zijn ook bepalingen voor de arbozorg en arbodiensten, de inrichting van de werkomgeving, arbeidshulpmiddelen en persoonlijke beschermingsmiddelen. Bij veel onderwerpen wordt aandacht geschonken aan bijzonder kwetsbare groepen, zoals zwangeren en thuiswerkers.

Voor zwangere vrouwen en vrouwen die borstvoeding geven, moeten rustruimten beschikbaar zijn en zijn er extra beschermende voorschriften opgenomen voor het werken met chemische stoffen en voor werkzaamheden met risico op voor de ontwikkeling van de vrucht schadelijke infecties.

In de *Arboregeling* zijn praktische bepalingen opgenomen, zoals over de concrete eisen die gesteld worden aan de deskundigen die in arbodiensten werken en meetmethoden om asbest vast te stellen. Hierin zijn ook de wettelijke grenswaarden te vinden wat betreft blootstelling aan gevaarlijke stoffen.

In de *Arbobeleidsregels* staan niet-bindende voorschriften zoals die door de Arbeidsinspectie gehanteerd worden. Ze zijn te beschouwen als richtinggevend. Er zijn bijvoorbeeld regels over het omgaan met kankerverwekkende stoffen en over het beoordelen van schadelijk geluid. In deze beleidsregels is ook de niet-wettelijke, maar toch richtinggevende lijst van 'bestuurlijke grenswaarden' voor gevaarlijke stoffen opgenomen. Een voordeel van het opnemen van een aantal bepalingen in de Arboregeling of in de beleidsregels is de grotere flexibiliteit en snelheid die daarbij mogelijk is, vergeleken met de traagheid bij wetgeving en bij algemene maatregelen van bestuur. Via *Arbo Informatiebladen* (niet gratis) wordt voorlichting gegeven, bijvoorbeeld over biologische agentia op het werk.

Sinds 1 januari 2007 bestaan er zogenaamde arbocatalogi per branche. Hierin kunnen werkgevers en werknemers gezamenlijk concrete afspraken, voorstellen, oplossingen en good practices opnemen voor de bedrijven in hun branche. Iedere arbocatalogus wordt door de Arbeidsinspectie getoetst. Na een positieve toetsing zal de Arbeidsinspectie deze arbocatalogi ook gaan gebruiken bij het controleren van bedrijven uit die branche. Het is de bedoeling dat op den duur alle Arbobeleidsregels komen te vervallen en dat daarvoor in de plaats arbocatalogi zijn gekomen. Een goede arbocatalogus zou eigenlijk vooral praktische oplossingen moeten aanreiken voor werkgevers en werknemers in de branche om veilig en gezond te werken.

Literatuur

AI-1 (ArboInformatieblad), Arbo- en verzuimbeleid (10e editie). Den Haag: Sdu Uitgevers. www.aibladen.sdu.nl (februari 2010)

Beroepsziekten zie www.beroepsziekten.nl ; bevat informatie over beroepsziekten uit het Nederlands Centrum voor Beroepsziekten, AMC, Amsterdam (februari 2010)

CBS via www.statline.cbs.nl (februari 2010) informatie over werk en arbeidsmarkt.

Ministerie Sociale Zaken en Werkgelegenheid, zie: www. arbo.nl. Via deze gratis website is toegang te verkrijgen tot veel relevante informatie, zoals tot alle recente wetgeving; lijst wettelijke grenswaarden; de recentste Arbobalans; recente cijfers over arbeidsongevallen en ziekteverzuim (februari 2010).

NEA, Nationale Enquête Arbeidsomstandigheden 2008. Hoofddorp, TNO Kwaliteit van Leven, 2009.

NVAB (bedrijfsartsen) zie: www.nvab.artsennet.nl

6 Is deze sollicitant geschikt voor dit werk? Keuringen

C.T.J. Hulshof en J.H.A.M. Verbeek

Keuringen hebben belangrijke individuele en maatschappelijke consequenties. Door de invoering van de Wet op de medische keuringen in 1998 is het verrichten van aanstellingskeuringen door artsen sterk beperkt. Alleen bij functie-eisen die een bijzonder beroep doen op iemands medische geschiktheid zijn aanstellingskeuringen nog toegestaan. In dit hoofdstuk wordt hiervoor een algemene methodiek gegeven. Om verschillen en overeenkomsten te verduidelijken, worden naast aanstellingskeuringen ook andere keuringen behandeld. Voor het verrichten of juist niet verrichten van keuringen wordt een aantal overwegingen gegeven.

6.1 Keuring

Casus

Sonja de Greef, 30 jaar, solliciteert naar de functie van brandweervrouw. De procedure verloopt voorspoedig. Tot slot van de sollicitatieprocedure moet ze naar de bedrijfsarts van de arbodienst voor een keuring. Een aantal formulieren met gezondheidsvragen moet ze ingevuld meenemen naar de bedrijfsarts. Omdat ze last heeft van astma, moet Sonja bij een aantal vragen antwoorden dat ze gezondheidsproblemen heeft. Ze heeft er nooit zo zwaar aan getild. Ondanks haar klachten heeft ze op topniveau aan roeiwedstrijden deelgenomen. Door een medisch assistente wordt eerst een uitgebreid biometrisch onderzoek uitgevoerd. Ook wordt de lichamelijke conditie vastgesteld

> met behulp van een fietsergometer. De bedrijfsarts neemt samen met Sonja de uitslagen van de onderzoeken door en bespreekt de antwoorden op haar vragen. De bedrijfsarts legt uit dat, omdat haar astmatische klachten vooral optreden als ze blootstaat aan prikkelende stoffen, ze ongeschikt is om deel te nemen aan bluswerkzaamheden. Gezamenlijk komen ze tot de conclusie dat het werk bij de brandweer voor Sonja niet geschikt is. Sonja ziet daarom af van de verdere sollicitatieprocedure.

6.2 Soorten keuringen

De hier beschreven casus heeft voor Sonja grote gevolgen. Ze was al bijna aangenomen, maar werd medisch niet geschikt bevonden voor de functie. De baan waar ze haar zinnen op had gezet, gaat niet door. Deze situatie komt gelukkig niet vaak voor, maar maakt wel duidelijk dat een aanstellingskeuring grote consequenties kan hebben. De uitslag van een keuring kan leiden tot beperking van de toegang tot belangrijke maatschappelijke rechten, zoals het recht op werk, het recht op verzekeringen en het recht op huisvesting. Om keuringen tegen al te gemakkelijke uitsluiting te beschermen, is door de overheid in de Wet op de medische keuringen de mogelijkheid om keuringen uit te voeren sterk beperkt.

In het verleden werden de gegevens van de aanstellingskeuring bovendien vaak voor meer doeleinden gebruikt. Er werd niet alleen beoordeeld of de betrokkene medisch geschikt was voor de functie, maar het kon tegelijkertijd gaan om een risicobeoordeling voor het pensioenfonds of voor een aanvullende arbeidsongeschiktheidsverzekering. Die beoordelingen konden gemakkelijk tot verschillende conclusies leiden: wel geschikt voor het werk, maar een verhoogd risico op overlijden of arbeidsongeschiktheid op de langere duur. Door het verhoogde overlijdens- of arbeidsongeschiktheidsrisico was de kans aanwezig dat de werkgever de werknemer in zo'n geval in financieel opzicht niet aantrekkelijk vond en dat hij afzag van een arbeidsovereenkomst. Op grond van de Wet op de medische keuringen is deze combinatie van keuringsdoelen niet meer toegestaan.

Het bovenstaande voorbeeld leert dat het goed is het doel van een keuring duidelijk te definiëren. Daarvan hangt immers af welke aspecten van de gezondheid beoordeeld worden. Een medische keuring kan het best gedefinieerd worden als *het vaststellen van psychische of lichamelijke kenmerken door middel van vragen of medisch onderzoek door een arts, meestal op verzoek van een derde partij, om te kunnen beoordelen of er een verhoogd risico bestaat op het optreden van gezondheidsschade bij de persoon zelf of bij 'derden'*. Het gaat om risico's die men loopt bij het uitvoeren of ondergaan van een bepaalde activiteit, zoals werk, sport of het besturen van een auto. In de Wet op de medische keuringen is een aanstellingskeuring gedefinieerd als: '*Vragen of medisch onderzoek in verband met het aangaan (of wijzigen) van een arbeidsverhouding.*' Dit betekent dat volgens de Wet op de medische keuringen ook het vragen naar de gezondheid of naar ziekteverzuim in het verleden wordt beschouwd als een aanstellingskeuring. Omdat deze alleen door artsen mogen worden uitgevoerd (zie verderop), betekent dit dat er in het sollicitatietraject door werkgevers of personeelchefs nooit vragen mogen worden gesteld over de gezondheid of ziekteverzuim in het verleden. Helaas komt dit toch nog regelmatig voor.

Wat zijn nu verhoogde risico's op grond van persoonlijke kenmerken? Enkele voorbeelden kunnen dit verduidelijken. Een sollicitant met astma die in een meelfabriek moet gaan werken, loopt een groter risico op een astma-aanval dan een gezonde sollicitant. Iemand met een visus lager dan 0,5 die een auto moet gaan besturen, loopt een groter dan gemiddeld risico op een ongeval en kan bovendien andere personen in gevaar brengen. Iemand met een BMI-index hoger dan 30 heeft een hoger dan gemiddeld overlijdensrisico.

Wanneer er geen risico's zijn of de risico's aanvaardbaar zijn, zegt men dat betrokkene *medisch geschikt* is voor die activiteit. Wanneer de risico's onaanvaardbaar zijn, is men medisch ongeschikt en is er sprake van een 'afkeuring'. Lang niet altijd zijn er echter eenduidige criteria beschikbaar om de aanvaardbaarheid van de risico's aan af te meten. Bovendien maakt het verschil vanuit welk perspectief het risico wordt beoordeeld: vanuit de keurling, de opdrachtgever (keuringvrager) of de maatschappij als geheel. Regelmatig brengen die posities tegengestelde belangen met zich mee. Het is voor een individuele arts in die situaties moeilijk om een goede belangenafweging te maken. De arts verricht de keuring bovendien altijd in opdracht van een ander. Het is daarom belangrijk dat er afspraken zijn in de beroepsgroep en bij de betrokken partijen, zoals verzekeringsmaatschappijen, werkgevers en werknemers en overheid, over de correcte gang van zaken bij een keuring. Vanwege hun ervaring met het omgaan met verschillende belangen en hun deskundigheid in het beoordelen van aan het werk verbonden risico's, mogen aanstellingskeuringen alleen worden verricht door (bedrijfs)artsen werkzaam bij gecertificeerde arbodiensten.

6.3 Validiteit van keuringen

De nauwkeurigheid waarmee persoonskenmerken en de daarmee samenhangende gezondheidsrisico's vastgesteld kunnen worden, wisselt nogal. Een overlijdensrisico is in een aantal situaties vrij nauwkeurig vast te stellen. Het risico om over een groot aantal jaren arbeidsongeschikt te worden, is echter nauwelijks te voorspellen. De nauwkeurigheid van de voorspelling hangt af van de validiteit van de testmethoden waarmee persoonskenmerken of gezondheidsrisico's kunnen worden vastgelegd én de voorspellende waarde die het kenmerk heeft voor het doel van de keuring. Het laten uitvoeren van tien kniebuigingen als test voor de lichamelijke conditie is bijvoorbeeld weinig nauwkeurig. Het inspanningsvermogen heeft geen voorspellende waarde voor het later optreden van rugklachten. Een keuring waarbij het inspanningsvermogen op deze manier wordt getest en die tot doel heeft rugklachten te voorkomen, is niet valide. Het vaststellen van functionele eenogigheid kan betrekkelijk nauwkeurig geschieden, maar voorspelt weer geen onveilig rijgedrag. Bij het besturen van een voertuig blijken eenogigen namelijk doorgaans voldoende compensatiemechanismen te hebben ontwikkeld om toch afstand te kunnen schatten. Een weinig valide keuring betekent dat relatief veel keurlingen ten onrechte goedgekeurd en/of ten onrechte afgekeurd zullen worden.

Voorbeeld

Als we een diagnostische test bij een aanstellingskeuring gebruiken om na te gaan of bij deze persoon een bepaalde ziekte of risicofactor aanwezig is, moet die test aan een aantal eigenschappen voldoen. De test moet positief zijn bij de personen die de ziekte of risicofactor (gaan) krijgen ('terecht positieven'): dit is de *sensitiviteit* van een test. Daarnaast moet de test negatief zijn bij

Box 6.1	Prevalentie van ziekte of risicofactor en voorspellende waarde			
prevalentie 10%				
			ziekte/risicofactor	
		aanwezig	afwezig	(totaal)
testuitslag	positief	a (90)	b (90)	a+b (180)
	negatief	c (10)	d (810)	c+d (820)
		a+c (100)	b+d (900)	a+b+c+d (1000)
prevalentie 1%				
			ziekte/risicofactor	
		aanwezig	afwezig	(totaal)
testuitslag	positief	a (9)	b (99)	a+b (108)
	negatief	c (1)	d (891)	c+d (892)
		a+c (10)	b+d (990)	a+b+c+d (1000)

sensitiviteit: a/(a+c): 90%
specificiteit: d/(b+d): 90%
voorspellende waarde van een positieve test: a/(a+b): 50%

personen bij wie de ziekte of de risicofactor niet aanwezig is ('terecht negatieven'). Dit wordt met *specificiteit* aangeduid. Stel dat we een testmethode hebben met een redelijk hoge sensitiviteit van 90% en ook een specificiteit van 90% (in de praktijk zal dit voor veel bij aanstellingskeuringen gebruikte testmethoden lager liggen), wat betekent dat dan voor de *voorspellende waarde* van een positieve testuitslag? In box 6.1 is eenvoudig te zien dat die voorspellende waarde ook bepaald wordt door de mate van voorkomen (de prevalentie) van de betreffende ziekte of risicofactor in de populatie.

Met andere woorden, met deze test wordt bij een ziekte- of risicofactorprevalentie van 10% de helft van de personen op grond van testuitslag ten onrechte als ziek of risicodrager geïdentificeerd: bij dezelfde testeigenschappen, maar nu toegepast bij een zeldzamer vóórkomen van de ziekte of de risicofactor, namelijk een prevalentie van 1%, zal zelfs 92% van de personen ten onrechte als ziek of risicodrager worden geïdentificeerd. In het geval van een afkeuring bij een aanstellingskeuring op grond van deze test zal dat dus in de meerderheid van de gevallen ten onrechte gebeuren.

Het ten onrechte afkeuren wordt als een groot persoonlijk en maatschappelijk probleem gezien. Hier geldt wel dat de aanvaardbaarheid van de nadelige aspecten van een keuring groter is naarmate de risico's die in het geding zijn groter zijn. Vanwege de grote veiligheidsrisico's vindt men het bijvoorbeeld acceptabel om piloten een strenge medische keuring te laten ondergaan, ondanks de daarmee gepaard gaande grotere aantallen ten onrechte afgekeurden. Vergelijkbare problemen doen zich voor rond sportkeuringen. Dit heeft ertoe geleid dat verplichte keuringen voor de meeste sporten zijn afgeschaft. Op vrijwillige basis kan de sporter nu een *preventief* sportmedisch onderzoek ondergaan. Het doel hiervan is niet langer een sporter uit te sluiten voor bepaalde takken van sport. Het gaat nu om het opsporen van en adviseren met betrekking tot eventuele gezondheidsproblemen bij het sporten. Veelal gaat het dan om preventie van blessures door gerichte adviezen over de sportbeoefening, sportmateriaal of een eventuele medische behandeling.

Het ondergaan van medisch onderzoek is niet altijd zonder risico. De testmethode die bij een keuring gebruikt wordt, moet in verhouding staan tot het beoogde doel en acceptabel zijn voor betrokken partijen. In het geval van een levensverzekering wordt het onderzoek uitgebreid naar gelang de hoogte van het te verzekeren bedrag. Bij een bedrag beneden de 160.000 euro hoeft in eerste instantie alleen een gezondheidsverklaring ingevuld te worden. Wanneer dat bedrag veel hoger ligt, kunnen ook een inspannings-ECG, X-thorax en uitgebreid bloedonderzoek worden geëist. Bij grote risico's in de werksituatie wordt een invasieve testmethode acceptabeler. Bij het werk in een aluminiumfabriek bestaat een risico op beroepsastma. Het testen van de bronchiale hyperreactiviteit bij aanstelling kan een methode zijn om dat risico te verminderen, maar erg efficiënt lijkt dat niet: het aantal mensen dat gekeurd moet worden om één geval van beroepsastma te voorkómen is erg groot.

Een belangrijk, maar weinig bestudeerd aspect is de afweging van kosten en baten. Op het niveau van een bedrijf kan zo'n afweging voor een aantal beroepen wel worden gemaakt. Bijvoorbeeld: om een geval van proefdierastma te voorkomen met behulp van selectie op het IgE-gehalte van sollicitanten moeten 142 keuringen worden uitgevoerd en zullen 14 sollicitanten ten onrechte worden afgewezen. Tegenover de opbrengst van één vermeden geval van beroepsastma staan de kosten van 142 keuringen en 14 sollicitanten aan wie het werk ten onrechte is onthouden.

> **Box 6.2 Afwegingen bij keuringen**
>
> – Is medisch onderzoek naar persoonskenmerk mogelijk?
> – Is medisch onderzoek valide?
> – Voorspelt uitslag functioneren of gezondheidsrisico?
> – Is onderzoeksmethode aanvaardbaar?
> – Is keuring ethisch verantwoord?
> – Is keuring economisch zinvol?

6.4 Juridische aspecten

Lange tijd was de aanstellingskeuring een algemeen geaccepteerd fenomeen op de arbeidsmarkt. De discussie over het nut en de aanvaardbaarheid van keuringen begon in de jaren zeventig en werd geleidelijk steeds sterker. Vanuit wetenschappelijke hoek bestond er al langer twijfel aan de effectiviteit, efficiëntie en validiteit van vele vormen van aanstellingskeuringen. Ook werd in maatschappelijke discussies over het recht op werk, het verbod op discriminatie op grond van ziekte of handicap en de toegang van chronisch zieken tot de arbeidsmarkt in toenemende mate om een terughoudend gebruik van aanstellingskeuringen gevraagd. In internationaal verband is vooral naar aanleiding van het testen op HIV en de steeds verder toenemende mogelijkheden voor genetische screening veel discussie over de aanvaardbaarheid van medische keuringen ontstaan. Daarom zijn ook in andere landen, bijvoorbeeld in Engeland en de Verenigde Staten, wetten en richtlijnen opgesteld die terughoudendheid ten aanzien van het doen van selectieve aanstellingskeuringen voorschrijven. In ons land waren fundamentele veranderingen in de sociale zekerheid, met name de privatisering van de Ziektewet en de WAO, aanleiding voor een toegenomen discussie over risicowering en risicoselectie. Vooral nadat uit cijfers bleek dat het aantal aanstellingskeuringen en het aantal afkeuringen vrij plotseling gestegen was na de gedeeltelijke privatisering van de Ziektewet bestond de vrees dat de verdere privatisering van de ziekteverzuim- en arbeidsongeschiktheidsregelingen de neiging tot risicoselectie aan de poort van de ondernemingen alleen maar zou versterken. Al eerder hadden onder leiding van de artsenorganisatie KNMG veel maatschappelijke en professionele organisaties (werkgevers, werknemers, artsen, patiëntenorganisaties enz.) zich verenigd in een protocol waarin doel en spelregels rondom de aanstellingskeuring zijn beschreven. Deze regels vormden de voorbode van de wet.

Al deze ontwikkelingen hebben er uiteindelijke toe geleid dat werd besloten een wet op te stellen om aanstellingskeuringen en keuringen voor verzekeringen aan banden te leggen. De Wet op de medische keuringen heeft tot doel ongewenste risicoselectie te beperken. Het belangrijkste uitgangspunt van de Wet op de medische keuringen is dat een keuring als voorwaarde voor aanstelling in een functie alleen dan is toegestaan: '(...) *als er bijzondere eisen aan de medische geschiktheid worden gesteld.*' In de overige gevallen zijn aanstellingskeuringen dus verboden. Verder mogen aanstellingskeuringen alleen nog worden verricht door een (bedrijfs)arts die werkzaam is bij een gecertificeerde arbodienst. Bovendien mag een keuring pas aan het einde van de aanstellingsprocedure plaatsvinden, dus nadat alle overige beoordelingen van geschiktheid van de aspirant-werknemer hebben plaatsgevonden en de werkgever op grond daarvan van plan is de keurling aan te stellen.

De Wet op de medische keuringen regelt voor de aanstellingskeuring de algemene uitgangspunten, maar geen details. Er is geen lijst van functies waarvoor een aanstellingskeuring nog is toegestaan. Het wordt aan het veld (organisaties van werkgevers, werknemers en bedrijfsartsen) overgelaten om hier inhoud aan te geven.

Bij evaluatie van de wet in 2001 bleek dat het aantal door artsen uitgevoerde aanstellingskeuringen inderdaad sterk was afgenomen. Toch werden nog veel overtredingen van de Wet op de medische keuringen geconstateerd. Daarom werden er nog aanvullende wettelijke bepalingen opgesteld en werd een speciale Commissie Klachtenbehandeling Aanstellingskeuringen ingesteld. Sollicitanten of anderen die klachten of vragen hebben over medische keuringen of onderzoeken tijdens de sollicitatieprocedure kunnen zich wenden tot de commissie.

Behalve de Wet op de medische keuringen zijn er nog andere wettelijke regelingen die invloed hebben op het doen van keuringen. Zo is ook bij keuringen voor de keurende arts het beroepsgeheim van kracht. Daarbij geldt alleen als beperking dat de keurend arts de uitslag moet kunnen rapporteren aan de opdrachtgever. De rapportage is beperkt tot dat wat strikt noodzakelijk is voor het doel waarvoor de keuring is verricht. Voor een aanstellingskeuring betekent dit dat er alleen gerapporteerd wordt of de keurling medisch geschikt is, geschikt onder beperkende voorwaarden of ongeschikt is voor de functie. Soms kan het nodig en zinvol zijn om voorwaarden aan de geschiktheid te verbinden, bijvoorbeeld 'geschikt, mits werk in stofvrije ruimte'. Medische gegevens kunnen alleen in zeldzame gevallen en dan uitsluitend met de uitdrukkelijke toestemming van de keurling aan de opdrachtgever ter inzage worden gegeven. Sommigen zijn echter van mening dat de keurings-

procedure toetsbaar moet zijn voor de opdrachtgever. Het is dus zinvol dat er van tevoren met de opdrachtgever afspraken gemaakt worden over de aard en de kwaliteit van het onderzoek.

Het beroepsgeheim geldt overigens ook voor de intercollegiale informatie-uitwisseling. De behandelend arts mag alleen informatie verstrekken aan de keurend arts met toestemming van de keurling. Andersom geldt ook dat de keurend arts informatie over de keuring alleen met toestemming van de keurling aan de behandelend arts verstrekt.

Bij sommige artsen bestaat de angst dat ze worden aangesproken op de gevolgen van een keuring. Ze zijn bang dat ze aansprakelijk gesteld zullen worden voor de kosten van de arbeidsongeschiktheid van een werknemer die achteraf ten onrechte goedgekeurd bleek te zijn. Ze proberen dat te voorkomen door maximaal alle potentiële risico's uit te sluiten. Hun redenering is dat 'een werknemer met diabetes kan maar beter afgekeurd kan worden, want je weet maar nooit'. Daarmee wordt het aantal personen dat ten onrechte wordt afgekeurd, beduidend vergroot, wat de aanstellingskeuring minder efficiënt en aanvaardbaar maakt. Juridisch gezien wordt de arts echter niet aangesproken op het keuringsresultaat, maar op de zorgvuldigheid en bekwaamheid waarmee de keuring is uitgevoerd. Dat laatste betekent dat de arts op de hoogte is van het doel van de keuring en de medische eisen die daaruit voortvloeien. Zorgvuldigheid houdt onder andere in dat de keuringsuitslag op eigen onderzoek berust en niet alleen op bij anderen ingewonnen informatie. Verder moet voldaan zijn aan de professionele standaard. Aan alle keurlingen moeten dezelfde eisen worden gesteld en de keurend arts moet onafhankelijk en objectief te werk gaan.

Een ander veelvoorkomend probleem voor artsen is de consequentie van het verzwijgen van relevante informatie door de keurling. Verzwijgen is echter niet het probleem van de arts, maar van de keurling. Verzwijgen van relevante informatie door de keurling bij een aanstellingskeuring kan een reden voor ontslag zijn als hij of zij had kunnen begrijpen dat men met de verzwegen gezondheidsproblemen niet geschikt zou zijn geweest. Een werknemer die met ernstige persoonlijke problemen overspannen raakt, die deze informatie bij een nieuwe keuring verzwijgt en vervolgens weer overspannen wordt, zal hierop kunnen worden aangesproken. Daar staat weer tegenover dat problemen die niet relevant zijn voor het werk ook niet vermeld hoeven te worden. Een metselaar die niet meldt dat hij last van migraineaanvallen heeft, zal hier niet op worden aangesproken. Deze plicht tot het melden van relevante beperkingen door een sollicitant staat overigens los van een eventuele aanstellingskeuring. Ook in de situatie dat er geen keuring plaatsvindt (en dat is tegenwoordig in de meerderheid van de sollicitaties het geval), heeft de sollicitant, op grond van 'precontractuele redelijkheid en billijkheid', de plicht tot het melden van informatie over de gezondheid die rechtstreeks van belang is voor het vervullen van de functie.

6.5 Algemene keuringsmethodiek

Gezien de grote belangen die met de keuringsuitslag gemoeid zijn, is het belangrijk om een keuring met de nodige zorgvuldigheid uit te voeren. Om belangenverstrengeling tegen te gaan, dient een *onafhankelijke* arts de keuring uit te voeren. Dat wil zeggen dat de keurend arts beter niet de behandelend arts kan zijn. Vanzelfsprekend dient de keurend arts professioneel een onafhankelijke positie ten opzichte van de opdrachtgever te hebben. Wanneer keuringen niet tot het dagelijkse werk behoren, is het goed om van tevoren te bedenken of het zinvol is een keuring uit te voeren. Er bestaat immers geen verplichting om dat als arts te doen. Belangrijk is duidelijkheid te verkrijgen over het doel van de keuring. Gaat het om het vaststellen van een risico of alleen om het vaststellen van de gezondheidstoestand? Om welk risico gaat het dan in het bijzonder? De volgende stap zal moeten zijn om te bezien welk onderzoek of tests nodig zijn om het risico te beoordelen. Zijn er handleidingen beschikbaar of keuringsrichtlijnen? Wordt er alleen gevraagd om onderzoeksgegevens aan te leveren, zoals vaak bij een levensverzekering, of wordt er ook een eigen beoordeling verlangd? Voor sommige onderzoeken is specifieke deskundigheid vereist, zoals voor het uitvoeren van fietsergometrie. Is de keurend arts hiervoor voldoende deskundig?

De keurling heeft recht op duidelijke voorlichting. Doel en inhoud van de keuring moeten van tevoren besproken worden. Voor de aanstellingskeuring geldt dat indien er sprake is van een aanstellingskeuring dit tevoren in de wervings- of advertentietekst moet worden vermeld. Na het uitvoeren van het onderzoek moeten de resultaten en de uitslag met de keurling worden besproken.

Box 6.3 Keuringsmethodiek

1 Stel vast:
   - doel van de keuring
   - of medische bijdrage zinvol is
   - welk onderzoek nodig of gevraagd is
   - voldoende deskundig hiervoor?
   - bereid om uit te voeren?
2 Bespreek doel en inhoud met de keurling
3 Voer onderzoek uit
4 Bespreek resultaten en uitslag met de keurling
5 Rapporteer met inachtneming van beroepsgeheim

6.6 Keuring levensverzekering

Een van de oudste keuringen is de keuring voor de levensverzekering. Het doel van die keuring is om vast te stellen of betrokkene risicofactoren heeft die de kans op overlijden vergroten. Wanneer de verzekerde na korte tijd overlijdt, is er weinig premie betaald en loopt de verzekeringsmaatschappij een schadepost op. Daarom vraagt de maatschappij bij mensen met een groter dan gemiddeld overlijdensrisico een hogere premie of ze legt vast dat er bij overlijden ten gevolge van de aandoening die het verhoogde risico veroorzaakt, geen uitkering volgt (clausulering). Bij een zeer groot risico kan de verzekering zelfs geheel geweigerd worden. Levensverzekeringsmaatschappijen verzamelen al jarenlang gezondheidsgegevens van hun klanten. Mede aan de hand daarvan maken ze een schatting van het overlijdensrisico. Op grond van onderzoek is het bijvoorbeeld aannemelijk dat het overlijdensrisico met een factor 2-2,5 verhoogd is bij rokers. Het is soms echter niet duidelijk welke gegevens verzekeringsmaatschappijen hanteren voor het vaststellen van een verhoogd overlijdensrisico. Dat betekent dat er discussie mogelijk is. Klachten kunnen voorgelegd worden aan de Ombudsman Levensverzekering: een door het Verbond van Verzekeraars ingesteld klachteninstituut.

Het afsluiten van een levensverzekering of een overlijdensrisicoverzekering is meestal noodzakelijk bij het sluiten van een hypotheek, bijvoorbeeld voor de koop van een eigen huis. Een te hoge inschatting van het risico leidt voor betrokkene dus tot een hoge premie of zelfs uitsluiting van de verzekering. Daarmee kan de koop van een eigen huis onmogelijk worden.

Belangrijk is de vraag naar een HIV-test bij aanvragers van een levensverzekering. De uitslag van zo'n test kan immers nogal wat problemen oproepen. Er is in de Wet op de medische keuringen vastgelegd dat bij bedragen tot 160.000 euro geen HIV-test van aspirant-verzekerden gevraagd mag worden. Dit geldt niet alleen voor de HIV-test, maar ook voor genetische screening naar risicofactoren, bijvoorbeeld familiaire hypercholesterolemie. In de praktijk blijken overigens niet alle verzekeringsmaatschappijen zich daaraan te houden.

6.7 Aanstellingskeuringen

Casus

Meneer Van der Wiel solliciteert naar de functie van vrachtwagenchauffeur. Voorafgaand aan het sollicitatiegesprek vult hij, op verzoek van het bedrijf, een sollicitatieformulier in. Op dit formulier staan onder meer vragen over zijn gewicht, het hebben van lichamelijke gebreken, het langdurig ziek zijn geweest en over diverse mogelijke gezondheidsklachten. Tijdens het sollicitatiegesprek worden deze vragen door de personeelschef met hem doorgenomen. De personeelschef stelt het overgewicht van meneer Van der Wiel aan de orde en kwalificeert dit als risicovol voor het vervullen van de functie. Hij raadt hem aan om af te vallen. Uiteindelijk wordt Van der Wiel voor de functie afgewezen. Hij heeft het stellen van vragen over zijn gewicht als zeer beledigend ervaren en acht de procedure ook in strijd met de Wet op de medische keuringen. Hij dient een klacht in bij de Commissie Klachtenbehandeling Aanstellingskeuringen (CKA).

De CKA oordeelt dat het bedrijf heeft gehandeld in strijd met de Wet op de medische keuringen. Het mondeling en schriftelijk vragen naar de gezondheidstoestand van de sollicitant in het kader van werving en selectie en het daaraan verbinden van een oordeel over de medische geschiktheid van de sollicitant is voorbehouden aan een arts van een gecertificeerde arbodienst; deze vragen mogen dus niet gesteld worden door het bedrijf zelf.

Het doel van de aanstellingskeuring is om na te gaan of de kandidaat medisch gezien in staat is de functie te vervullen, gelet op de bijzondere eisen die aan de medische geschiktheid worden gesteld, zonder de veiligheid en gezondheid van hem/haarzelf of die van anderen op het spel te zetten.

In de Wet op de medische keuringen is vastgelegd dat een aanstellingskeuring niet mag plaatsvinden tenzij aan de vervulling van de functie *bijzondere* eisen op het punt van de medische geschiktheid worden gesteld. De definiëring van bijzondere eisen wordt overgelaten aan organisaties van werkgevers, werknemers en artsen. Vanuit de beroepsgroep is in 1999 een Algemene Richtlijn Aanstellingskeuring (ARA) opgesteld. Deze richtlijn had tot doel vooral de grote lijnen van een verantwoord beleid ten aanzien van de aanstellingskeuring weer te geven en zodoende arbodiensten en bedrijfsartsen bij de uitvoeringspraktijk houvast te bieden. Na evaluatie van de bruikbaarheid en invoering van een aantal aanvullingen en verbeteringen is in 2005 de Leidraad Aanstellingskeuringen uitgebracht.

In de Leidraad worden bijzondere functie-eisen omschreven als functie-eisen die een ongewoon hoge belasting met zich meebrengen, die niet eenvoudig met gangbare maatregelen – overeenkomstig de stand der techniek – te reduceren is. In de richtlijn worden vijf stappen geformuleerd die aan een aanstellingskeuring ten grondslag moeten liggen.

In de eerste plaats moet het bedrijf geïnformeerd worden over de gang van zaken rond een keuring. Vervolgens moeten er functie-eisen worden opgesteld op grond waarvan de keuze wordt gemaakt of een aanstellingskeuring kan worden uitgevoerd. Aan de hand daarvan worden gezondheidscriteria geformuleerd die de inhoud van de keuring bepalen. Ten slotte wordt de aanstellingskeuring uitgevoerd. In het volgende voorbeeld wordt dit verduidelijkt.

Voorbeeld

Het hoofd van het proefdierbedrijf van de universiteit trekt een nieuwe dierenverzorgster aan. Nadat de meest geschikte kandidaat is gekozen, moet zij voor een aanstellingskeuring naar de bedrijfsarts. Tevoren is in overleg met de ondernemingsraad vastgesteld dat het hier een functie betreft waarvoor bijzondere functie-eisen gelden die een aanstellingskeuring zinvol maken. Het hoofd van de afdeling geeft de volgende functie-eisen door aan de bedrijfsarts. De proefdierverzorgster moet bestand zijn tegen allergenen afkomstig van ratten, muizen, konijnen, katten, honden en varkens. Ze moet bestand zijn tegen chloorhoudende schoonmaakmiddelen. Beide brengen risico's voor schade aan de ademhalingswegen en aan de huid met zich mee. De bedrijfsarts die de keuring verricht, vertaalt deze functie-eisen in de volgende gezondheidscriteria: de sollicitant mag niet lijden aan chronische obstructieve longaandoeningen of daarvoor een uitgesproken aanleg hebben en de sollicitant mag niet lijden aan eczeem of allergische huidaandoeningen. Op grond hiervan wordt een lijst met gezondheidsvragen opgesteld, die de sollicitant voor de keuring invult. Vervolgens wordt een longfunctieonderzoek uitgevoerd. Indien er gezondheidsproblemen bestaan, kan de arts zo nodig gericht lichamelijk onderzoek uitvoeren.

Andere voorwaarden waaraan de aanstellingskeuring moet voldoen, zijn *onafhankelijkheid* en *deskundigheid* van de arts. Verder mag slechts voor de keuring aantoonbaar relevante informatie worden verzameld. Vragen naar medicatie voor hoge bloeddruk of nierziekten in het bovenstaande voorbeeld van de proefdierverzorgster zijn niet relevant en mogen dus ook niet meer gesteld worden.

De *diepgang van het medisch onderzoek* mag niet onevenredig zijn met de te beoordelen risico's en mag geen onevenredige inbreuk maken op de persoonlijke levenssfeer. Een HIV-test hoort dus niet thuis in een aanstellingskeuring. Bij een keuring voor een administratief medewerkster mag geen maximale inspanningstest worden gebruikt. De opdrachtgever is uiteindelijk verantwoordelijk voor de goede procedure en voor de kosten van de keuring.

De bedrijfsarts adviseert het bedrijf over de inhoud van de keuring. De werkgever blijft echter verantwoordelijk voor de aanstellingskeuring. Hij moet daartoe ook overleg voeren met de ondernemingsraad.

Bij een aanstellingskeuring moeten regels voor wederzijdse *informatieverstrekking* in acht worden genomen. De keurling dient tevoren geïnformeerd te zijn over het doel en de inhoud van de keuring. Hij dient naar beste weten informatie te verstrekken aan de keurend arts. De keurling heeft het recht om als eerste de uitslag van de keuring te vernemen en kan bepalen dat de opdrachtgever niet op de hoogte mag worden gebracht. Hij neemt dan zelf contact op met de opdrachtgever. De uitslag van een keuring kan *positief* luiden (bij medische geschiktheid), *positief met beperkingen* of *negatief*. De keurend arts heeft maximaal vier weken om aanvullende informatie te verzamelen als hij niet direct tot een oordeel kan komen.

Bij medische ongeschiktheid, een afkeuring, moet het medisch dossier worden vernietigd als de totale sollicitatieprocedure is afgerond. De keurling heeft inzagerecht in zijn dossier en iedereen heeft recht op een onafhankelijke herkeuring voordat de uitslag naar de opdrachtgever gaat. De uitslag van die herkeuring is bindend.

Box 6.4 Aanstellingskeuring

Beoordelen van de belastbaarheid van de sollicitant ten opzichte van de belasting van de functie; heeft hij voldoende capaciteiten en is er geen onaanvaardbaar gezondheids- en veiligheidsrisico?

Voorwaarden
- functie-eisen en gezondheidscriteria
- voldoende informatie aan keurling
- beperkte rapportage alleen met toestemming keurling
- maximaal vier weken onderzoekstijd
- recht op herkeuring voor rapportage

6.8 Rijbewijskeuringen

Net na 1900 werd voor het eerst melding gemaakt van een auto-ongeluk dat ontstond doordat de chauffeur een epileptisch insult kreeg. Dat leidde ertoe dat het besturen van motorvoertuigen voor alle personen met epilepsie werd verboden. De bemoeienis van de overheid met gezondheidseisen voor het besturen van motorvoertuigen kent dus al een lange geschiedenis. Desondanks zijn de zaken minder duidelijk geregeld dan bij aanstellingskeuringen. Bij een aanstellingskeuring is er een zekere verplichting om functie-eisen te definiëren. In het kader van de rijbewijskeuring is echter niet gedefinieerd aan welke functie-eisen een bestuurder moet voldoen. De volgende criteria zijn impliciet afgeleid uit de gezondheidscriteria die voor de rijbewijskeuring van kracht zijn.

Een bestuurder moet in principe beschikken over het normale functioneren van zijn ledematen en halswervelkolom, mag geen onaanvaardbaar risico lopen op een plotselinge, onaangekondigde bewustzijns-, evenwichts-, of denkstoornis en moet over een voldoende gezichtsveld en gezichtsvermogen beschikken. Het gehoor speelt bij het besturen van een auto niet zo'n belangrijke rol. Ook dove mensen kunnen zonder probleem aan het verkeer deelnemen.

De gezondheidscriteria betreffen: het gezichtsvermogen, motorische aandoeningen, hart- en vaatziekten, diabetes mellitus, neurologische ziekten (vooral epilepsie), psychische aandoeningen, nieraandoeningen en alcohol, drugs en geneesmiddelen. Vooral de criteria voor diabetes en epilepsie zijn belangrijk, omdat dit zulke grote aantallen mensen betreft. Er zijn momenteel twee sets van criteria in gebruik. Er zijn criteria voor het 'gewone' rijbewijs; voor auto's lichter dan 3500 kg waarin niet meer dan acht personen vervoerd mogen worden. Voor het 'groot' rijbewijs – dat wil zeggen voor vrachtwagens zwaarder dan 3500 kg of bussen voor meer dan acht personen – gelden strengere criteria. Die criteria zijn ook van groot belang voor de aanstelling van buschauffeurs en vrachtwagenchauffeurs. Voor deze groep geldt bijvoorbeeld dat ze slechts bij uitzondering geschikt zijn bij insulineafhankelijke diabetes of wanneer ze meerdere epileptische aanvallen hebben gehad waarvoor medicatie gebruikt wordt. De gehanteerde gezondheidscriteria zijn gebaseerd op een richtlijn van de Europese Unie.

Het is overigens de vraag wat de bijdrage van de medische rijbewijskeuring aan de verkeersveiligheid is. De verkeersveiligheid wordt vooral in gevaar gebracht door alcoholgebruik, een probleem dat echter op een andere manier aangepakt moet worden. Er is betrekkelijk weinig epidemiologisch onderzoek dat de genoemde criteria ondersteunt. Bijvoorbeeld voor het gezichtsvermogen is niet aangetoond dat de ongevalskans toeneemt wanneer de visus beneden een bepaalde waarde daalt. Van epilepsie is weer wel bekend dat naarmate de laatste aanval korter geleden is de kans op een volgende aanval verhoogd is en daarmee ook de ongevalskans. Uit onderzoek onder oudere weggebruikers blijkt dat zelfselectie een belangrijkere rol speelt bij het stoppen met autorijden dan de medische keuring.

De procedure voor het beoordelen van de medische geschiktheid voor het rijbewijs vindt getrapt plaats. De aanvrager van een rijbewijs vult een zogenaamde 'eigen verklaring' in waarin gevraagd wordt naar mogelijke problemen of aandoeningen die de rijgeschiktheid beïnvloeden. Wanneer er in de eigen verklaring problemen worden aangegeven, dan dient het probleem door een arts te worden onderzocht. De arts stuurt een verslag naar het Centraal Bureau Rijvaardigheid (CBR). Voor mensen ouder dan 70 jaar en voor aanvragers van een rijbewijs voor vrachtwagens of personenvervoer moet er naast de eigen verklaring ook altijd een geneeskundig onderzoek of een medische keuring plaatsvinden. Hiervoor is een standaard verslagformulier beschikbaar.

Van de keurend arts wordt verwacht dat hij ten minste een algemeen lichamelijk onderzoek verricht, de functie van de ledematen beoordeelt, de bloeddruk meet, het gehoor beoordeelt, de visus meet en de gezichtsvelden beoordeelt. Bovendien moet de keurend arts een algemeen oordeel uitspreken over de rijgeschiktheid. Het is uiteindelijk de bevoegdheid van de medisch adviseur van het CBR om de rijgeschiktheid vast te stellen op basis van de verzamelde onderzoeksgegevens. In bijzondere gevallen, zoals bij epilepsie of diabetes, kan de medisch adviseur van het CBR na deze procedure nog een arts aanwijzen die een specialistisch onderzoek verricht.

Voor de aanvrager van het rijbewijs bestaan herkeuringsmogelijkheden. Het CBR kan voor mensen met een lichamelijke handicap de mogelijkheden onderzoeken voor technische aanpassingen van de auto.

Literatuur

Commissie Klachtenbehandeling Aanstellingskeuringen. Jaarverslagen. www.aanstellingskeuringen.nl.

Cox R, Edwards FC, Palmer K (eds.). Fitness for work, the medical aspects. 3rd ed. Oxford: Oxford Medical Publications, 2009.

Leidraad aanstellingskeuringen. Rapport ministerie van Sociale Zaken en Werkgelegenheid, 2005. www.nvab-online.nl.

Rayer CWG, Asscher-Vonk IP. Aanstellingskeuringen. Monografieën Sociaal Recht 36. Deventer: Kluwer, 2004.

Sorgdrager B, Hulshof CTJ, Dijk FJH van. Evaluation of the effectiveness of pre-employment screening. Int Arch Occup Environ Health 2004;77:271-6.

7 Hoe blijft deze werknemer of groep van werknemers gezond? Preventief Medisch Onderzoek bij werknemers

C.T.J. Hulshof en J.H.A.M. Verbeek

> In de loop van de tijd zijn er diverse vormen van preventief medisch onderzoek ontstaan. Er wordt gericht medisch onderzoek gedaan naar de effecten van risicovolle werkomstandigheden om eventuele gezondheidsschade in een vroeg stadium te signaleren. Daarnaast wordt preventief medisch onderzoek gedaan gericht op het ontdekken en verbeteren van persoonlijke risicofactoren, bijvoorbeeld ter preventie van hart- en vaatziekten Als derde vorm wordt bij risicoberoepen, zoals brandweerlieden, periodiek de arbeidsgeschiktheid beoordeeld.

7.1 Waarom preventief medisch onderzoek?

Het preventief medisch onderzoek maakt deel uit van de gezondheidsbewaking van werknemers, in het Engels aangeduid met *health surveillance*. Er worden verschillende manieren van gezondheidsbewaking onderscheiden. De activiteiten kunnen gericht zijn op het bewaken van de kwaliteit van de werkomstandigheden, *workplace health surveillance*. Het doel is dan te voorkomen dat het lawaai in het bedrijf de gezondheidskundige norm overschrijdt. Daarnaast wordt preventief medisch onderzoek gedaan als een complementaire activiteit, waarbij er gekeken wordt of er geen verslechtering in de gezondheid van de werknemers optreedt. Dit wordt ook wel *workers' health surveillance* genoemd. Het audiometrisch onderzoek is een typisch voorbeeld van bewaking van de gezondheid van werknemers. Hieruit kunnen interventies op verschillende niveaus voortvloeien: op groeps- en op individueel niveau, bijvoorbeeld een verlaging van het lawaainiveau door machines te verbeteren en een individueel advies tot betere gehoorbescherming. Het is belangrijk om te bedenken dat het medisch onderzoek het probleem slechts signaleert en dat de daarop volgende interventie pas bepaalt of het onderzoek effectief is.

Op individueel niveau gaat het om het vaststellen van gezondheidsschade in een vroeg stadium, zoals bij screeningsprogramma's voor de algemene bevolking. De aanbevelingen voor screening van de algemene bevolking zijn echter niet zonder meer over te plaatsen naar de werkende bevolking. Dit heeft te maken met verschillen in het vóórkomen van ziekte. Bij werknemers komen beroepsziekten zoals lawaaidoofheid, tbc, of hepatitis B veel vaker voor dan in de algemene bevolking. Dit heeft consequenties voor de efficiëntie van het screeningsprogramma. Of een screeningsprogramma verantwoord is, hangt uiteindelijk af van een afweging van de kosten tegen de baten. Wanneer met een goedkope test en interventie een dure ongeneeslijke ziekte kan worden voorkomen, zal die afweging snel positief zijn. Wanneer er sprake is van een dure test en interventie bij een ziekte die zonder veel kosten geneest, zal de afweging sneller in het nadeel van screening uitvallen.

Casus

De heer Adriaanse is 52 jaar. Hij werkt al meer dan 25 jaar als timmerman op de machinale houtbewerkingswerkplaats bij een groot aannemingsbedrijf. Hij heeft in het algemeen weinig klachten over zijn gezondheid. Wel merkt hij dat zijn gehoorvermogen afneemt. Vooral bij recepties en feestjes verstaat hij de anderen soms slecht. Bij het periodiek bedrijfsgezondheidskundig onderzoek waaraan hij laatst heeft deelgenomen, is ook een audiogram gemaakt. Daarbij werd aan linker- en rechteroor een gehoorverlies van 40, 50 en 55 dB(A) bij respectievelijk 2000, 3000 en 4000 Hz gevonden. Ten opzichte van het vorige onderzoek, vier jaar geleden, is er weinig veranderd. Hij draagt nu altijd gehoorbescherming tijdens zijn werk. Vroeger kwamen er in de werkplaats erg hoge geluidsniveaus voor, vaak tussen 90 en 110 dB(A). De laatste jaren is er gelukkig veel verbeterd. Vooral door de aanschaf van geluidsarme cirkelzagen en door een andere opstelling van een aantal machines ligt het lawaainiveau nu meestal tussen 85 en 90 dB(A).

Werknemers die werken in geluidsniveaus boven 80 dB(A) moeten door hun werkgever periodiek in de gelegenheid gesteld worden een audiometrisch onderzoek te ondergaan. Dit is een voorbeeld van een wettelijke verplicht preventief medisch onderzoek. De belangrijkste doelen van dit audiometrisch onderzoek zijn: vroegtijdige signalering van gehoorschade, het opsporen van 'gevoeligen' (wat vooral bij jongere werknemers van groot belang is), voorlichting en instructie over gebruik van persoonlijke gehoorbeschermingsmiddelen aan de hand van individuele audiometrieresultaten en het maken van groepsaudiogrammen als controle op de effectiviteit van de door de werkgever te nemen maatregelen ter bestrijding van het lawaai.

Casus

Joris Bunschoten, 45 jaar, werkt als technisch tekenaar bij een groot metaalbedrijf. Een keer in de vier jaar krijgt hij van de arbodienst een uitnodiging voor een preventief medisch onderzoek. Op de vragenlijst die hij van tevoren heeft gekregen, heeft hij aangegeven dat hij soms een wat drukkend gevoel op de borst heeft. Aan de bedrijfsarts vertelt hij dat hij zich ongerust maakt, want zijn vader is aan een hartaanval overleden toen deze 60 jaar oud was. Joris beseft dat hij minder moet roken en meer moet bewegen. Ook is hij zich bewust van zijn overgewicht: 93 kg bij een lengte van 1,80 m. Bij verder biometrisch en lichamelijk onderzoek wordt een normaal ECG, een cholesterolwaarde (niet-nuchter bloedonderzoek) van 7,1 mmol/l en een bloeddruk van 150/100 mm Hg gevonden. De bedrijfsarts probeert zijn ongerustheid met betrekking tot het hart wat weg te nemen, maar stelt wel zijn leefgewoonten, vooral eetgedrag en roken, aan de orde. Hij geeft Joris de opdracht om gedurende 10 dagen alles op te schrijven wat hij eet en drinkt, en laat hem over 4 weken terugkomen.

In heel wat arbodiensten wordt preventief medisch onderzoek verricht naar cardiovasculaire risicofactoren. Vooral in de jaren zestig en zeventig werd hier veel van verwacht in de bedrijfsgezondheidszorg. Hoewel zo'n vorm van gezondheidsonderzoek, soms ook wel *health checkup* genoemd, door werknemers en werkgevers doorgaans gewaardeerd wordt, is het niet onomstreden. Systematische reviews naar het effect van interventies die bij zulk onderzoek worden voorgesteld, laten nauwelijks effect zien. Verder zagen sommigen hierin geen taak voor arbodiensten vanwege het feit dat het onderzoek niet of nauwelijks een relatie met het werk of de werkomstandigheden heeft. Hierin is de laatste jaren wel een kentering opgetreden. Door demografische ontwikkelingen en door veranderingen in het sociale-zekerheidsstelsel blijven veel mensen langer aan het werk dan tot voor kort het geval was. Het belang van preventie van gezondheidsbedreigingen die dit langer doorwerken negatief kunnen beïnvloeden, wordt daardoor vergroot. Preventief medisch onderzoek naar belangrijke gezondheidsbedreigingen als hart- en vaatziekten en kanker komt daarmee steeds meer in het vizier van de bedrijfsgezondheidszorg. Sommige vormen van onderzoek, bijvoorbeeld bepaling van PSA (prostaatspecifiek antigeen, een tumormarker voor prostaatkanker) vallen onder de vergunningsplicht van de Wet op het bevolkingsonderzoek (WBO).

Casus

Joris Eikelenboom is 20 jaar werkzaam bij de brandweer en is trots op zijn vak. Hij moet periodiek gekeurd worden. Hij krijgt een bloedonderzoek, longfunctieonderzoek en een inspanningstest op de fietsergometer. Hij is een beetje zenuwachtig, want je weet maar nooit wat er uit zo'n keuring komt.

Preventief medisch onderzoek vindt in een aantal risicoberoepen plaats, zoals bij brandweerlieden, ambulancechauffeurs, treinmachinisten en piloten. Het doel van de keuring is vast te stellen of betrokkene nog opgewassen is tegen de zware eisen die het beroep stelt en of er geen beperkingen zijn voor de uitvoering van het beroep. Zo'n keuring is goed vergelijkbaar met een aanstellingskeuring en we verwijzen hiervoor naar het betreffende hoofdstuk.

7.2 Richtlijnen voor preventief medisch onderzoek

De Nederlandse Vereniging voor Arbeids- en Bedrijfsgeneeskunde (NVAB) heeft onlangs een leidraad gepubliceerd ter ondersteuning van de opzet en uitvoering van arbeidsgezondheidskundig onderzoek in Nederland. Deze leidraad geeft via een stappenplan een handreiking aan bedrijfsartsen om in overleg met een bedrijf een dergelijk onderzoek in te richten. De aanleiding daarvoor was de constatering dat de praktijk rond het periodiek arbeidsgezondheidskundig onderzoek in Nederland veel te wensen overlaat. Er was onduidelijkheid en verwarring over doelen, methoden en instrumenten. Veel werkgevers voldoen niet of niet meer aan hun verplichtingen op grond van de Arbowet en veel arbodiensten concentreren zich op hun taak bij de begeleiding van het ziekteverzuim. Voor preventie is weinig aandacht. De overheid handhaaft de wettelijke verplichting voor het aanbieden van medisch onderzoek aan werknemers niet of nauwelijks. Daarnaast is er de toegenomen belangstelling voor *health checkups*. Voor de NVAB waren dit genoeg redenen om door middel van het opstellen van een leidraad te trachten tot een vernieuwing en protocollering van de uitvoeringspraktijk rond het medisch onderzoek onder werknemers te komen. Omdat het daarbij niet alleen gaat om het 'klassieke' arbeidsgebonden medisch onderzoek, maar ook om bedreigingen van de gezondheid die niet per definitie in de arbeid ontstaan, werd gekozen voor de nieuwe (verzamel)naam: preventief medisch onderzoek van werkenden (PMO).

Bij het PMO kunnen in feite drie kerndoelen worden onderscheiden:
1 Preventie van beroepsziekten en arbeidsgebonden aandoeningen bij individuele en groepen werknemers.
2 Bewaken en bevorderen van de gezondheid van individuele en groepen werknemers in relatie tot het werk. Hierbij gaat het om de balans tussen belasting en belastbaarheid, ook bij (bijvoorbeeld) chronische aandoeningen die niet in het werk zijn ontstaan, maar wel consequenties voor het arbeidsvermogen hebben.
3 Bewaken en verbeteren van het functioneren en de inzetbaarheid van individuele medewerkers.

Volgens de International Labour Organization (ILO) moet een concreet programma voor preventief medisch onderzoek bij werknemers voldoen aan vier criteria. In de eerste plaats moet de noodzaak ervan duidelijk zijn, zoals een verhoogd risico op gezondheidsschade. In de tweede plaats moet het relevant zijn voor de betrokken werknemer. Het heeft bijvoorbeeld weinig zin om een gehoortest te doen bij werknemers die niet bloot staan aan lawaai. In de derde plaats moet de diagnostische waarde en de effectiviteit van de daarop volgende interventie wetenschappelijk onderbouwd zijn. De projectgroep die de ontwikkeling van de NVAB-leidraad Preventief Medisch Onderzoek coördineerde, voegde hieraan de volgende praktische criteria toe. Het onderzoek moet doelmatig zijn in de uitvoering, met beheersing van kosten en benodigde tijd. Het onderzoek moet uitvoerbaar zijn binnen het bedrijf en bijvoorbeeld geen hinderlijke verstoring van werkprocessen veroorzaken. De individuele werknemer moet het onderzoek acceptabel vinden, waarbij goede voorlichting vooraf kan helpen. Er moet sprake zijn van subsidiariteit, hetgeen betekent dat de gekozen onderzoeksmethoden en interventies, gegeven de omstandigheden, de beste zijn. Bovendien moet er sprake zijn van proportionaliteit, hetgeen betekent dat de belasting als gevolg van de uitvoering van het onderzoek redelijk is in verhouding tot de te verwachten resultaten.

7.3 Preventief Medisch Onderzoek in de praktijk

Casus

De heer Vinken, 56 jaar, werkt al meer dan 20 jaar bij een verzekeringsmaatschappij. Zijn werk bestaat vooral uit het verwerken van facturen en het invoeren van mutaties in het verzekerdenbestand. Het grootste deel van zijn werktijd zit hij achter het beeldscherm.
De laatste tijd heeft Vinken last van een vermoeid en branderig gevoel in zijn ogen. Het is alweer een tijd geleden dat hij bij zijn opticien een nieuwe leesbril had gehaald. Wanneer het bedrijf alle werknemers die veel met een beeldscherm werken een oogonderzoek door de arbodienst aanbiedt, besluit hij er gebruik van te maken. Nadat hem enkele vragen zijn gesteld, vooral over de opstelling van zijn bureau, zijn beeldscherm en zijn toetsenbord, wordt er ook een ogentest gedaan. Daaruit blijkt dat zijn accommodatievermogen op alle onderzochte afstanden (40 cm, 66 cm en 6 m) onvoldoende is. Door de bedrijfsarts wordt hem het dragen van een bifocale werkbril (40 cm en 66 cm) geadviseerd. Zijn werkgever zal de kosten hiervan vergoeden. Over twee jaar wordt de test herhaald.

Een dergelijk preventief medisch onderzoek is gericht op het opsporen van personen met een verhoogd gezondheidsrisico. Zo kan worden vastgesteld welke personen kwetsbaar zijn; tijdige interventie is dan mogelijk. Het onderzoek leidt tot een persoonlijk advies aan de werknemer. Vaak krijgt men ook de uitslag op schrift mee. Indien nodig vindt verwijzing naar de curatieve sector plaats; in het geval van gehoorschade soms naar een audiologisch centrum ter verdere evaluatie. Soms kan het op grond van het onderzoek noodzakelijk zijn het werk of de werkomstandigheden voor een individuele werknemer aan te passen. In dat geval zal ook de werkgever bij het advies worden betrokken. Dit gebeurt uiteraard alleen met toestemming van de betreffende werknemer.

Voor een aantal specifieke categorieën werknemers is de werkgever op grond van het Arbobesluit verplicht de werknemers een onderzoek aan te bieden. Deze arbobesluiten zijn weer gebaseerd op specifieke EU-richtlijnen. Ook hiervoor geldt dat er voor de werknemers geen verplichting bestaat aan het onderzoek mee te werken. Deze wettelijk voorgeschreven categorieën werknemers waaraan preventief medisch onderzoek moet worden aangeboden, zijn:
– jeugdige werknemers;
– werknemers die arbeid in nachtdienst verrichten;
– personen die worden belast met het werken met kankerverwekkende stoffen of gevaarlijke processen;
– werknemers die met vinylchloridemonomeer in aanraking kunnen komen;
– blootgestelden aan asbeststof of aan lood en loodwit;
– werknemers die arbeid verrichten met biologische agentia;
– beeldschermwerkers (dit onderzoek heeft in ieder geval betrekking op de ogen en het gezichtsvermogen);
– werknemers in lawaai;
– zij die duikarbeid, caissonarbeid en overige arbeid onder overdruk moeten uitvoeren.

Hoewel het bij het PMO in de meerderheid van de gevallen om onderzoek gaat dat voor de werknemer vrijwillig is, omvat het ook onderzoek waaraan de werknemer zich **moet** onderwerpen op grond van wet- en regelgeving buiten de Arbowet (bijvoorbeeld de Wet Luchtvaart, het Besluit Personenvervoer, de Spoorwegwet, het Besluit Stralingsbescherming). Deze 'verplichte medische keuringen' hebben een doelstelling die nog iets ruimer is dan de eerdergenoemde kerndoelen: het gaat soms niet alleen om de bescherming van de gezondheid en veiligheid van de werknemer zelf, maar ook van die van derden. Niet altijd is duidelijk welke rechtsgevolgen er aan de uitslag van de keuring zijn verbonden. Vandaar dat de NVAB ook voor deze verplichte keuringen tijdens dienstverband een leidraad heeft opgesteld.

Literatuur

Hulshof CTJ, Sluiter JK. Screening bij werknemers. Bijblijven. Tijdschrift Praktische Huisartsgeneeskunde 2009-7 (Bevolkingsonderzoeken):63-68.
Kauppinen T, Toikkanen J. Health and hazard surveillance-needs and perspectives. Scand J Work Environ Health 1999; 25 Suppl. 4:61-67.
Koh D, Aw TC. Surveillance in occupational health. Occup Environ Med 2003; 60(9):705-10.
Roessel K. van et al. Leidraad verplichte medische keuringen van werknemers tijdens hun dienstverband. Utrecht: NVAB, 2007.
Weel ANH. Leidraad preventief medisch onderzoek van werkenden. Utrecht: NVAB, 2005.

Bijlage

Websites en omschrijving

www.arbo.nl
Website van Arbo Platform Nederland, een netwerkorganisatie van sociale partners, ondersteund door TNO-arbeid, die tot doel heeft informatie te verstrekken over arbeid en gezondheidsproblemen in brede zin. Onderdeel van het Europese en mondiale netwerk van 'websites' op het gebied van arbeid en gezondheid. Log in als arboprofessional.
Informatie over wet- en regelgeving, links naar alle andere Europese landen en Europese organisaties op terrein van arbeid en gezondheid.

www.beroepsziekten.nl
Website van het Nederlands Centrum voor Beroepsziekten, AMC, Amsterdam.
Informatie over richtlijnen voor het vaststellen van beroepsziekten.

www.nvab-online.nl
Website van de Nederlandse Vereniging voor Arbeids- en Bedrijfsgeneeskunde. Onderdeel van www.artsennet.nl.
Informatie over de richtlijnen voor bedrijfsartsen over onder andere begeleiding van zieke werknemers, aanstellingskeuringen en preventief medisch onderzoek (PMO).

www.uwv.nl
Website van UWV.
Informatie over sociale verzekeringen, onder andere over het Claim- en Beoordelingssysteem waarmee arbeidsongeschikten worden beoordeeld. Cijfers over de instroom in de WIA.

www.ser.nl (MAC-waarden)
Website van de Sociaal-Economische Raad.
Informatie over de lijst met MAC-waarden, de in Nederland maximaal aanvaarde concentraties van giftige stoffen op de werkplek. De MAC-waarden-

lijst is te vinden door de search-button te gebruiken. De lijst bevat meer dan 700 stoffen.

www.toxnet.nlm.nih.gov
Website van de National Library of Medicine in de Verenigde Staten, die ook PubMed beheert.
Informatie over een aantal databases met informatie over giftige stoffen, onder andere Hazmap met informatie over giftige stoffen voor professionals.

www.cdc.gov/niosh/database.html
Website van NIOSH, National Institute of Occupational Safety and Health in de Verenigde Staten, onderdeel van de Centers for Disease Control and Prevention van de Amerikaanse overheid.
Informatie over een aantal databases op het gebied van arbeid en gezondheid, zoals de NIOSH pocket guide to chemical hazards.

Register

aanpassing werk-rustschema	98	arbeidsanamnese	13, 46
aanpassingsstoornis	54	arbeidsconflict	100
aanstellingskeuring	154	arbeidsgeschiktheid	14
achillespeesruptuur	61	arbeidshygiënische strategie	137
actinomyceten	31	arbeidshygiënist	150, 155
acuut myocardinfarct	71	arbeidsinhoud	2
adequaat ziektegedrag	61	Arbeidsinspecteur	151
administratief medewerker	65	Arbeidsinspectie	146
aërobe verbranding	87	arbeidsomstandigheden	2
aërosolen	125	–, beleid	160
agrarische sector	48	arbeidsongeschiktheid	53, 57, 63
agressie	148	–, beoordeling	8, 11
airconditioning	112	arbeidsongeschiktheidspercentage	18
ALARA-principe	122	arbeidsongeschiktheidsuitkering	11
alcoholintoxicatie	41	arbeidsongeschiktheidsverzekering	164
alfa-amylase	21	arbeidsrehabilitatie	13
Algemene Richtlijn Aanstellingskeuring (ARA)	173	arbeidsverhoudingen	2
allergene eigenschappen	35	arbeidsvoorwaarden	2
allergenen	174	arbo-audit	147
allergisch contacteczeem	34	Arbobeleidsregels	160
allochtone werknemer	145	Arbobesluit	156, 160
aluminiumindustrie	29	arbodienst	152
alveolitis, extrinsiek, allergisch	30	–, extern	155
aminen	29	–, intern	152
amosiet	43	–, contract met	151
anaërobe stofwisseling	91	ArboInformatiebladen	160
anafylactische shock	36	Arboregeling	160
angina pectoris	9, 70	Arbouw	152
angineuze klachten	70	Arbowet	154, 156, 159
angst		arbozorg(systeem)	150
–, bewegings	64, 72	armklachten	49
angststoornis	53, 55, 101	aromatische aminen	45
antibiotica	29	arseen	45
arbeids- en organisatiekundige	155	arsenicum	129

asbest	19, 42, 45	beroepshuidaandoening	34
Asbestinstituut	24, 44	beroepslongziekte	26
asbestose	32	beroepsziekte	2, 14
asbeststof	32	–, definitie	4
asfalteren	46	–, vijfstappenplan	6
aspecifieke klachten	3, 11, 41, 73	–, vóórkomen	19
aspecifieke lage rugpijn	65	beryllium	45
aspecifieke rugpijn	63	beschermingsmiddelen	
asthma bronchiale	21	–, persoonlijk	149
astma	163	beslisruimte (Karasek)	55
atopie	33	beslissingsschema beroepsziekte	44
audiometrisch onderzoek	106, 157, 179	bestraling	41
audit	156	bestrijding aan de bron	137, 149
automatisering	90	bestrijdingsmiddel	
autospuiterij	40	–, huidopname	45, 47, 125
		betonstaalvlechter	92
bacteriën	135	betonwerker	110
bakkerij	21, 29	bewakingsdienst	69
barrier crèmes	37	beweging	94
bedrijfsarts	159	bewegingsangst	64, 72
–, consult	16	bewegingsapparaat	49
–, vertrouwenspositie van	59	–, pijnklachten	49, 74
bedrijfsgezondheidszorg, evidence-based	19	bewegingsziekte	109
bedrijfsmaatschappelijk werker	61	bijstandsmaatschappelijk werker	53
bedrust	70	bijzondere eisen	173
behandelend arts vs. keurend arts	171	bijzondere groepen	145
belastbaarheid	175	bioaccumulatie	127
belastende factor	3	bio-hygiënische strategie	137
belasting		biologisch gezondheidsrisico	135
–, lichamelijk	144	biologische agentia	160
–, hitte-	113	biologische enzymen	29, 135
–, koude-	113	biomechanica	86
–, lichaamseigen	3	biomechanische modellen	96
–, lichaamsvreemd	3	biometrisch onderzoek	163
–, opklimmend	63, 66	biomonitoring	132
–, stralings-	115	biotransformatie	126
belastingsgevolg	3	blaaskanker	24, 45
belastingsvermindering	60	bleekselderij	25
belastingsverschijnsel	3	bloed	48
beleid giftige stoffen	134	bloeddruk	88
benzeen	45	bloedvormend weefsel	118
benzidine	45	bloemenkweker	124
beoordeling	18	blootstelling	
beperking van activiteiten	9	–, enkelvoudig	134
berenklauw	36	–, gelijktijdig	133
beroepsastma	26, 27, 168	–, giftige stof	131
beroepsethiek	59	–, lawaai	145
beroepsgeheim	77	–, lood	159
		–, straling	118, 160

… Register

boer	31
boete	147, 148
borstkanker	74
borstvoeding	160
bosbouw	48
bouw	110, 113
bouwnijverheid	45
bouwvakker	31, 35, 95
brandweervrouw	163
bronchiale hyperreactiviteit	167
bronchuscarcinoom	42
brucellose	48
buitenlandse werknemer	85
burn-out	53, 67, 101, 143
bus	110
buschauffeur	9, 175
cadmium	45, 129
cadmiumoxide	131
caissière	95
capaciteiten	175
carcinogene dampen	144
carcinogene stoffen	46, 47, 128
cardiovasculaire risicofactoren	181
carpaletunnelsyndroom	50
celculturen	135
cementeczeem	35
Centraal Bureau Rijvaardigheid (CBR)	176
certificering (van arbodienst)	156
cervicobrachiaal syndroom	50
champignonkweker	31
champignonkwekerij	30
checklist	96
chemiekaart	146
chemische stoffen	14, 145
chemotherapie	41, 74
chlooramine-T	27
chromosoomafwijkingen	117
chronisch eczeem	35
chronische pijnklachten	58
chronisch-vermoeidheidssyndroom (CVS)	12
chroom	29, 34–35, 45
chrysotiel	43
claimbeoordeling	59
clausulering	172
Cochrane Collaboration	19
Cochrane Occupational Health Field	20
cognitieve gedragsmatige interventie	67
collectieve maatregelen	149
coloncarcinoom	73
Commissie Klachtenbehandeling Aanstellings-keuringen (CKA)	173
compartimentenmodel	126
compensatie	24, 52
–, financieel	25
computergebruik	48, 49
concentratieproblemen	105
concentratiestoornissen	74
conflict	66
constitutioneel eczeem	33
consult van bedrijfsarts	16
contacteczeem, allergisch	34
–, ortho-ergisch	34
contract met arbodienst	151
crisisfase	67
crocidoliet	43
cumulative trauma disorder	49
dagboekje	95
dakbedekken	46
darmepitheel	118
De Quervain, ziekte van	50
decibel (dB)	104
decompensatie	53
degeneratie	50
–, van lumbale wervelkolom	109
depressie	53, 72, 101
–, vs. overspannenheid	54
depressieve stoornis	67
deterministisch effect	117
detoxificatie	126
diabetes	175
dierenverzorger	173
dierlijke producten	135
di-isocyanaten	29
dioxinen	129
directief advies	67
discjockey	105
discriminatie	100
DNA-beschadiging	129
doorgroeimogelijkheid	103
dosimeter	106
drempeldosis	118, 122
drukkerij	38, 158
duwen	94, 96

Ebola-virus	137	furocoumarinen	36
eczeem	33	fysiotherapie	64
–, constitutioneel	33	fysische factoren	160
eenogigheid	165	fysische gezondheidsrisico's	103
effecten van giftige stoffen	127		
eigen verklaring	76	gammastraling	116
eis tot naleving	146	garnalen	29
elektromyografie (EMG)	96	gedrag zieke werknemer	76
emotionele belasting	100	gedrag, hygiënisch	131
emotionele problemen	74	gehandicapte	85
endoparasieten	135	gehoorbeschermingsmiddelen	106, 145
endotoxine	23, 31, 137	gehoorbeschermingsprogramma	106
energetische belasting	87, 89	gehooronderzoek	158
enkelvoudige blootstelling	134	gehoorschade	106
environmental monitoring	131	gehoorverlies, perceptief	38
epicondylitis	50	gelaatsscherm	149
epicutane huidtest	34	gelijktijdige blootstelling	133
epilepsie	175	geluid	2, 160
epileptisch insult (chauffeur)	175	geluidsniveau	40, 104, 144
Epstein-Barr-virus	137	genetische screening	168, 172
equivalent geluidsniveau	104	genotoxisch effect	47
ergometrie	71	gericht werkplekonderzoek	80
ergonomie	49, 87, 98	gevaarlijke stoffen	144, 160
ergonomische aanpassingen	93	geweld	148
ergonoom	90	gezondheidsrisico, biologisch	135
EU-richtlijnen	184	gezondheidszorg	48
evaluatieonderzoek	19	–, beroepsziekte in	29
evidence-based bedrijfsgezondheidszorg	19	giftige stoffen	46
externe arbodienst	155	–, effecten	127
extrinsieke allergische alveolitis	30	–, -beleid	134
		graan	29
fall-out	120	graded activity	65, 75
familiaire hypercholesterolemie	172	greenhouseworker	31
farmaceutische industrie	29	groenvoorziening	110
fibrose	32	grondverzetmachine	110
fietsergometer	164		
financiële compensatie	25	hand-arm vibration *zie* hand-armtrillingen	108
flexibilisering van arbeid	100	hand-armtrillingen	51, 108
fluoride	29	hand-arm-vibratiesyndroom	50
fluorkoolstof	31	handeczeem	34
formaldehyde	35, 129	handschoenen	149
fotoallergische aandoeningen	36	handschoenen (preventief)	37
fototoxische aandoeningen	36	handschoengebruik	29
frequentie	104	hart- en vaatziekten	100, 105
functie-eisen	174	hartfrequentie	88
functionele mogelijkheden	17	–, maximaal	89
functionele-mogelijkhedenlijst (FML)	11, 18	hartfrequentiemeting	88, 90
functioneringsgesprek	83, 103	hartinfarct	69

hartrevalidatie	70, 71, 72	infarctgrootte	70
heftruck	110	infectie	47
heftruckchauffeur	108	influenzavirus	137
heier	105	informatieverstrekking	174
helikopter	110	inhalatiekoorts, toxisch	23
hellend tafelblad	93	injectienaald	47
hepatitis B	47, 137	inname (van een stof)	125
–, vaccinatie	138	inspanningsfysiologie	86
–, virus	137	inspanningsvermogen	70, 72, 165
hepatitis C	48	instelbaar meubilair	93
–, virus	137	International Classification of Functioning, Disability and Health (ICF)	11
herkeuring	174		
hernia nuclei pulposi (HNP)	63, 64, 109	International Labour Organization	182
hitte	47	interne arbodienst	152
hittebelasting	113	interventie, cognitief gedragsmatig	67
HIV	47, 137	invaliditeitsbeleving	71
hobby	15	inzagerecht	174
hoekmeter	95	ioniserende straling	47, 116
hoge bloeddruk	105	irritant contact eczema	34
hooi	31	isocyanaten	31
hoortoestel	157	isoniazide	48
houding	94		
houtstof	45	jeugdige werknemer	84
houtzagerij	29		
huid	118	kaas	31
–, -aandoening	25, 33	kanker	42, 74
–, -contact	125	–, huid-	45
–, -kanker	45	–, latentietijd	46
–, -opname van bestrijdingsmiddel	126	–, neus-	45
–, -priktest	34, 36	kapper	35, 95
huidtest RAST	26	Karasek	55, 100
huidtest, epicutaan	34	kernenergie	120
huisschilder	40	Kernenergiewet	122
huisvuilbelader	86	kernpersoneel	152
hulpmiddelen	98	ketenzorg	17
human resources	151	keukenpersoneel	48
hygiënisch gedrag	131, 138	keurend arts vs. behandelend arts	171
–, bevordering	138	keuringsprocedure	170
hyperesthetisch-emotioneel syndroom	53	keuringsuitslag	174
hyperthyreoïdie	55	kinetisch proces	127
hypotheek	172	kinkhoest	139
hypothyreoïdie	55	klachten, aspecifiek	3, 11, 41, 73
		klachten van arm, nek en schouder (KANS)	95
ICF-model	8	kleurstoffen	45
inadequaat ziektegedrag	65	klimaat	160
individuele gevoeligheid	7	klinische arbeidsgeneeskunde	17
individuele maatregelen	149	knalgeluid	105
industrie	110	kobalt	31

kolenstof	32	life-events	56
koorts, toxisch	30, 31	lijm	158
koudebelasting	113	longkanker	32, 44
kraakbeendegeneratie	52	lood	22, 47, 129
krachtopnemer	95	–, blootstelling	159
krachtsuitoefening	94	loopbaanbeleid	66, 69, 103
kwaliteit van leven	12	loopbaanmogelijkheden	67
kwarts	32	luchtbevochtiger	22, 31
kwik	22, 47	luchtbevochtigerskoorts	23
		luchtsnelheid	112, 114
laag geboortegewicht	47	luchttemperatuur	112
laboratorium	29	luchtvochtigheid	112, 113
lachgas	47	lumbale wervelkolom	25
lage rugpijn, aspecifiek	65	–, degeneratie	109
lage-rugklachten	143	Lyme, ziekte van	48, 139
landbouw	110, 113		
lapjesproef	34	maatregelen	
laryngectomie	75	–, collectief	149
Lasègue, proef van	63	–, individueel	149
Lassa-virus	137	maatschappelijk werker	12
lasser	1, 45, 92, 110	maatwerkregeling	153
latentietijd	32, 44	MAC-C(eiling)	133
–, kanker	46	machinefabriek	146
latex	35	MAC-waarde	7, 41, 79
latexallergie	36	magazijnbediende	95
latexdeeltjes	29	malaria	139
lawaai	14, 19, 40, 104, 158	manlijke gonaden	118
–, -blootstelling	145	Mantoux-test	48
–, -dip	38	maximaal aanvaarde concentratie (MAC)	133
–, -doofheid	19, 22, 38	maximaal leverbare kracht	92
–, -meting	145	maximaaltest	89
–, -niveau	2	maximale hartfrequentie	89
leefstijladvies	66	maximale volhoudtijd	92
legionellose	139	maximale zuurstofopname ($VO_{2\,max}$)	89
Leidraad Aanstellingskeuringen	173	mechanisatie	90
leptospirose	48	mechanische belasting meten	96
leraar	98	mechanische werkbelasting	94
letselschade	24	medisch student	137
leukemie	45	medische beoordeling, versneld	77
levensverzekering	167, 172	medische diagnostiek	120
levensverzekeringsmaatschappij	172	medische geschiktheid	169
leverbare kracht, maximaal	92	meel	21, 29
lichaamseigen belasting	3	meetstrategie	114
lichaamstrillingen	25, 52	menstruatiestoornissen	47
lichaamsvreemde belasting	3	mentale belasting	99
lichamelijk belastend werk	160	mentale belasting meten	101
lichamelijke belasting	144	mesothelioom	19
lichamelijke handicap	176	metaalconstructiebedrijf	1

metaaldampkoorts	31, 131
metastase	63
meten	
–, mechanische belasting	96
–, mentale belasting	101
–, peak flow	27
metselaar	170
meubelstoffeerder	110
micropauze	93
middenoorontsteking	157
midlifecrisis	67
migraineaanval	170
mijnen	32
mild chronic toxic neuropathy	41
minerale oliën	45
misconceptie	64
mobbing	100
model ziektegevolgen	8
moeheid	74, 75
monitoring (omgeving)	131
morele intimidatie	100
motorische coördinatie	109
motorkettingzaag	50, 110
muisarm	23
multidisciplinaire beoordeling	65
musicus	49
mutagene stoffen	47
mutaties (lichaamscelllen)	117
Mycobacterium tuberculosis	137
myocardinfarct, acuut	71
naaiatelier	91
Nationaal Vergiftigingen Informatie Centrum	135
natuurlijke stralingsbelasting	115
Nederlands Centrum voor Beroepsziekten	26
Nederlandse Vereniging voor Arbeids- en Bedrijfsgeneeskunde (NVAB)	159
nekklachten	49
neurastheen syndroom	41, 53
neuropsychologische test	41
nierschade	131
nikkel	29, 34, 45
NIOSH-formule	96
occupational exposure	19
Ombudsman Levensverzekering	172
omgevingsfactoren	10
ondernemingsraad (OR)	151

ongewenste intimiteiten	148
ontspanningsoefeningen	66
ontsteking aan pezen/peesscheden	95
oogdouche	146
oorsuizen	1, 39
opklimmende belasting	63, 66
opleiding en training	103
oplosmiddel	148, 158
–, organisch	40
orderpicker	93
organic affective syndrome	41
organisatiedeskundige	61
organisatorische verbeteringen	93
organisch oplosmiddel	40
organisch psychosyndroom	40
organisch stof	31
oriënterend werkplekonderzoek	80
orkest	105
ortho-ergisch contacteczeem	34
osteoartrose	50, 52, 109
oudere werknemer	84
oven	115
overbelasting	67
–, spieren	91
overdracht-/transmissiebeheersing	138
overgevoeligheidsreactie	34
overspannenheid	53, 66, 100, 170
–, vs. depressie	54
overspanning	101
overuse-syndroom	49
overwerktheid	53
paradoxale opdracht	67
participatieprobleem	9
pauzetijd	14
peak flow-meting	26, 27
pees(schede)aandoeningen	50
peesdegeneratie	61
pensioenfonds	164
pentaan	42
perceptief gehoorverlies	38
perceptieslechthorendheid	1
periodiek arbeidsgezondheidskundig onderzoek (PAGO)	152, 158, 180
periodiek audiometrisch onderzoek	106
permanentvloeistof	35
personal air sampling (PAS)	131
personeelsbeleid	103

personeelsfunctionaris	61	proportionaliteit	183
persoongebonden factoren	10	prostaatspecifiek antigeen	181
persoonlijke behandeling	138	psychiatrische patiënt	13
persoonlijke bescherming	138	psychiatrische stoornis	101
persoonlijke beschermingsmiddelen	149	psychische problemen	53, 66
persoonsdosimetrie	121	psychofysiologie	86
pesten	100	psychofysiologische maat	102
piekbelasting	89	psychologisch gezondheidsrisico	99
piekeren	66	psycholoog	61
piekersessie	66	psychose	12
pijnklachten		psychosociale factoren	51
–, bewegingsapparaat	49	psychosociale problemen	64, 148
–, chronisch	58		
plan van aanpak	151, 157	Quervain, ziekte van De	50
plantaardige producten	135		
plantenallergenen	35	racisme	100
pleura	42	radiologisch laborant	115
plicaatzuur in hout	29	radiologische werkzaamheden, risico van	123
ploegendienst	5, 72, 139	radiotherapie	74
ploegendiensttoeslag	69	radon	45
pneumatische hamer	50	radongas	120
pneumoconiosen	32	Ramazzini	23, 38
polycyclische aromatische koolwaterstoffen		RAST (huidtest)	26
(PAK's)	45, 46	rationale geven	68
polyurethaan	29	ratten	29
popband	105	rattenurine	27
positief etiketteren	68	Raynaud, fenomeen van	109
post-exposure profylaxe	48, 138	reactieve depressie	53
posttraumatische stressstoornis	55, 67, 101	recommended weight limit (RWL)	96
presbyacusis	157	recruitment	39
prestatiemaat	102	redelijkerwijs-bepaling	150
preventief medisch onderzoek	179	regelmogelijkheden	99
–, van werkenden	182	re-integratie	13, 61
preventief sportmedisch onderzoek	167	relatieve vochtigheid	112
preventiemedewerker	153, 157	relaxatietraining	68
preventieve beheersingsmaatregelen	137	repeterende bewegingen	23
prikkelbaarheid	105	repeterende handelingen	95, 97
prionen	135	repetitive strain injury (RSI)	49, 50, 95
probleemanalyse	61	respirabel stof	125
proces-verbaal	148	revalidatie-instelling	61
proef van Lasègue	63	RI&E	81, 157
proefdierastma	168	rijbewijs	175
proefdierbedrijf	173	rijbewijskeuring	175
proefdieren	35	rijgeschiktheid	176
proefdierverzorger	26, 27	rioolwaterzuiveringsinstallatie	135
professionele standaard	170	risico van radiologische werkzaamheden	123
profylaxe, post-exposure	138	risicoberoepen	182

risicofactoren (levensverzekering)	172	sociaal-medisch team (SMT)	77
risicogedrag	72	sociale ondersteuning	66, 100
risico-inventarisatie en -evaluatie (RI&E)	81, 151, 154, 157	sollicitatieformulier	172
		sollicitatieprocedure	164, 169
risicoselectie	168	solvent team	42
risicowering	168	somatisatie	49, 53
risque social	24	somatisatiestoornis	55
ritmestoornissen	71	somatische fixatie	66
roken	45	spanningsklachten	101
röntgenfoto	43	specificiteit	167
röntgenstraling	116	spierarbeid	87
rotatorcuffsyndroom	50	spiervermoeidheid	91, 109
roulatie	90	sportkeuring	167
–, taak-	90	sportmedisch onderzoek, preventief	167
rubber	35, 45	staand werk	91, 92
rugklachten	52, 109	stand van de wetenschap	149
–, begeleiding	62	statische werkbelasting	91
rugpijn	62	stewardess	115
–, aspecifiek	63	stikstofdioxide	47
		stochastisch effect	117
sabbatical year	103	stoornis	9
SARS	48	straling	
schadevergoeding	44	–, ioniserend	47
scheepsbouw	42	–, gamma-	116
schilder	31, 46	–, ioniserend	116
schimmels	135	–, röntgen-	116
schoonmaakmiddel	27, 174	stralingsbeschermingsregelingen	122
schouderklachten	49	stralingsblootstelling	118
schrijfkramp	50	stralingsenergie	116
schrijfopdracht	66, 68	stralingsniveau op werkplek	121
screeningsprogramma	180	stralingstemperatuur	112, 114
second opinion	77	stratenmaker	92, 105, 110
secretaresse	48, 148	stress	55, 67, 99, 105
secundaire ingestie	126	stressgerelateerde stoornis	101
seksuele intimidatie	100, 148	stressmodel van Karasek en Theorell	100
sensibilisatie	29	stressoreninventarisatie	66
sick building syndrome	112	stresstheorie	67
siderose	33	stresstolerantie	70, 71
silica, vrij	32	styreen	42
slachterij	48, 113	subcontractor	152
slagerij	50	subsidiariteit	183
slechthorendheid	1	surmenage	53
slijper	31	Sv (sievert)	116
sloopbedrijf	150	systematic review	19
sloophamer	109		
sloopwerkzaamheden	44	taakroulatie	90, 93, 98, 103
sloper	50	tabak	31
snel bewegen	94	tekenbeet	48

telefonist	157	verandering van werk	28
telegrafists cramp	23	verdiencapaciteit	18
tenniselleboog	8	verf	29, 46
teratogeen effect	47	–, watergedragen	46
teratogeniteit	129	vermijdingsgedrag	64
therapeutisch advies	60	vermoeidheid	88
thermisch klimaat	112	verpleegkundige	95
thoraxfoto	43	versnelde medische beoordeling	77
thuiswerk	160	vertrouwenspersoon	148
thuiswerker	82	vertrouwenspositie van bedrijfsarts	59
tijdgewogen gemiddelde (tgg)	133	vervoer	110, 113
tilinstructie	98	verzekeringsgeneeskundige	75
tillen	65, 94	verzuimbegeleiding	154
tolueen	42, 46	verzuimreglement	76
toxicokinetiek	125	verzwijgen	170
toxicologie	125	vetoplosbare stoffen, verdeling	126
toxische encefalopathie	40, 41	vibration-induced white fingers disease (VWF)	109
toxische inhalatiekoorts	23	video-opname	95
toxische koorts	30, 31	vijfstappenplan beroepsziekte	6
training	93	virus	
–, tillen	98	–, Ebola-	137
transmissieaccident (prik)	138	–, Epstein-Barr-	137
transportsector	95	–, hepatitis-B-	137
treiteren	100	–, hepatitis-C-	137
trekken	94, 96	–, influenza-	137
trichloorethaan	42	–, Lassa	137
trillend gereedschap	50	vliegreis	120
trillingen	14, 108, 160	vliegtuigbelader	95
trillingsbron	111	vloeistofscintillatieteller	121
tuberculose (TBC)	48	$VO_{2\,max}$	89
tuin- en bosbouw	110	vochtigheid, relatief	112
typist	111	volhoudtijd, maximaal	92
		voorlichting	93, 106, 144, 157, 171
uitscheiding	127	voorspellende waarde	167
uitslag van keuring	174	voorwaarts roteren	139
uitstraling in het been	63	vrachtwagen	110
uitwendige kracht	94	vrachtwagenchauffeur	172, 175
uitzendkracht	82	vragenlijst	95, 102
ulcus duodeni	5	vriescel	115
		vrij silica	32
vaccinatie		vroeggeboorte	47
–, hepatitis B	138	vrouwelijke werknemer	84
vangnetregeling	153	vruchtbaarheid	47
vegetatieve reactie	105	vruchtbaarheidsstoornissen	46
veiligheidsinstructie	157		
veiligheidskundige	155	wasmiddelenindustrie	29
veiligheidsrisico	167	watergedragen verf	46
ventrikelfibrilleren	71	Weil, ziekte van	137

welzijn bij arbeid	99	xyleen	40, 42, 46
werkbelasting, mechanisch	94		
werkbelasting, statisch	91	ziek melden	76
werkdruk	66, 99	zieke werknemer, gedrag	76
werkgerelateerde aandoening	7	ziekenbezoeker	76
werkgeversaansprakelijkheid	25	ziekte van De Quervain	50
werkhervatting	60	ziekte van Lyme	139
werkhervattingsadvies	61	ziekte van Weil	137
werkhouding	94, 96, 158	ziektecontrole	58, 76
werkonzekerheid	100	ziektegedrag	60, 62
werkoverleg	144	–, adequaat	61
werkplek, stralingsniveau	121	–, inadequaat	65
werkplekonderzoek	80	ziektegevolgen, model	8
werkrelatie	23	ziekteverzuim	57, 77
werkzaamhedenanalyse	106	ziekteverzuimbegeleiding	153, 158, 159
Wet op de medische keuringen	164, 169, 173	zittend werk	92
Wet op het bevolkingsonderzoek (WBO)	181	zuuranhydriden	29
Wet werk en inkomen naar arbeidsvermogen (WIA)		zuurstofopname	88
		zuurstofopname, maximaal ($VO_{2\,max}$)	89
–, systeem	25	zwaar werk	88
–, uitkering	12	zwangerschap	47, 85, 110, 137, 160
white spirit	42	zwangerschapsproblemen	46
whole-body vibration	108	zwangerschapsverlof	47
winkel	113	zware metalen	22, 47
work-hardening	61	zwavelkoolstof	129
wortelprikkeling	63		

GPSR Compliance

The European Union's (EU) General Product Safety Regulation (GPSR) is a set of rules that requires consumer products to be safe and our obligations to ensure this.

If you have any concerns about our products, you can contact us on

ProductSafety@springernature.com

In case Publisher is established outside the EU, the EU authorized representative is:

Springer Nature Customer Service Center GmbH
Europaplatz 3
69115 Heidelberg, Germany

www.ingramcontent.com/pod-product-compliance
Ingram Content Group UK Ltd.
Pitfield, Milton Keynes, MK11 3LW, UK
UKHW051250180426
11947UKWH00020B/1630